哈佛医生

营养通识

讲义

〔美〕守卿·雅米内　〔美〕保罗·雅米内◎著　　黄　山◎译

U0239884

北京科学技术出版社

PERFECT HEALTH DIET: Regain Health and Lose Weight by Eating the Way You Were Meant to Eat
Original English Language Edition Copyright © 2012 by Paul Jaminet, Ph.D. and Shou-Ching Jaminet, Ph.D.

All rights reserved.

Published by arrangement with the original publisher, SCRIBNER, a Division of Simon & Schuster, Inc.
Simplified Chinese Translation Copyright © 2023 By Beijing Science and Technology Publishing Co., Ltd.

著作权合同登记号　图字：01-2019-3457

图书在版编目（CIP）数据

哈佛医生营养通识讲义 /（美）守卿·雅米内，（美）保罗·雅米内著；黄山译. —北京：北京科学技术出版社，2023.5（2023.7 重印）
　　书名原文：Perfect Health Diet
　　ISBN 978-7-5714-2544-9

Ⅰ.①哈…　Ⅱ.①守…　②保…　③黄…　Ⅲ.①营养学　Ⅳ.① R151

中国版本图书馆 CIP 数据核字（2022）第 159719 号

策划编辑：孙东燕
责任编辑：孙东燕
文字编辑：吴佳慧
责任校对：贾　荣
封面设计：源画设计
图文制作：天露霖文化
责任印制：李　茗
出 版 人：曾庆宇
出版发行：北京科学技术出版社
社　　址：北京西直门南大街 16 号
邮政编码：100035
电话传真：0086-10-66135495（总编室）　　0086-10-66113227（发行部）
网　　址：www.bkydw.cn
印　　刷：三河市国新印装有限公司
开　　本：720 mm × 1000 mm　1/16
字　　数：439 千字
印　　张：23
版　　次：2023 年 5 月第 1 版
印　　次：2023 年 7 月第 2 次印刷
ISBN 978-7-5714-2544-9

定　　价：89.00 元

序 言

我撰写《原始蓝图》(*The Primal Blueprint*)的目的是改善人类——那些渴望自己变得更加健康、快乐、强壮和高效的人——的整体健康水平。其实，大多数疾病、疼痛以及你与你的父母、朋友、祖父母、同事所担忧的事情并不是不可避免的。只要你对自己的生活方式做一些简单的调整，大多数健康问题都可以迎刃而解。

我希望通过分享我和其他无数人的成功经验来引导你走向自我改变的道路。我是个通才，这个世界需要通才。当然，这个世界也需要深入钻研医学知识与科学文献的人，需要探索特定疾病和健康问题的解决之道的人，因为这些事关我们的生活质量和寿命。

作为训练有素的科研人员，保罗·雅米内和守卿·雅米内夫妇也许是我们所需的专家中的典范。这本书和他们的博客文章是他们对 5 年科研成果综合分析的结果。为了解决自身快速恶化的健康问题，他们对相关文献进行了梳理，从中寻找线索、提示和知识。最初，他们总结出的方法只针对自身的健康问题。但他们很快对其进行改进，使之更具有普适性，从而能够帮助其他许多人重获健康。因此，对几乎所有人，尤其是对那些传统医疗方法无法解决自身健康问题的人而言，雅米内夫妇的饮食建议十分有益。

请不要把我误认为反传统医学人士，我不是。传统医务工作者是优秀的技术人员和机械操作人员，为了让你活下去，他们可以对你的身体修修补补，并将出了故障的"旧零件"及时清除出去，给你换上"新零件"。此外，他们还会开各种具有特殊用途的强效药物，且其中不少都很有用。要做到这些，他们需要大量的知识储备。但传统医务工作者——至少其中很大一部分人——丢失了人类原有的健康大局观。

读了雅米内夫妇撰写的这本书，你将不再迷失。他们将人类祖先健康的饮食与现代医学联系了起来：针对前者的论述基于哲学和人类直觉，且论述基础广泛；而针对后者的论述完全基于各类研究数据。两位作者是不折不扣的科研人员、天体物理学家和分子生物学家，他们一只手持有基于冰冷数据的科学权杖，另一只手则在向基于传统、人类祖先和进化的健康理论致敬。

我们很幸运，能遇到包括雅米内夫妇在内的"清醒头脑们"，学习他们提供的人类自古以来的健康知识。书中提及的饮食方式意在帮助我们治愈疾病、提高生活质量，让我们按照让身体感觉更舒适的方式生活。

在总结了人类各种类型的饮食之后，我们最终还是找到了适合人体的营养配方。在最近的几十年甚至更长的时间里，人们尝试并推翻过各种不同的饮食方式，通过自己身体的反馈来调整饮食结构，直到逐渐接近正确答案。

如今，我们正处在距离正确答案一步之遥的时刻。一些运动员、科研人员、医生和怀疑论者各自就饮食和营养进行探索，找到了适合他们的饮食方式，并且写成文字推荐给其他人。其他人阅读了他们的文字，开始采纳他们的建议，健康状况逐渐得到改善。虽然我仍然不确定这些方法是否已经成熟，但我可以确定的是，它们正变得越来越成熟、越来越适应人体，这是不容否认的事实。

这本书是潮流的引领者，意在发起一项全新（但仍然源自人类祖先）的、激进（但合理）的运动，从而改善人类的健康状况。在此，我与即将阅读这本书的你一起期待美好未来的到来。

马克·西森（Mark Sisson）
《原始蓝图》作者

目　录

第四部分　如何摄取足够的营养？ 　　　　　　　　　　223

第五部分　健康生活的秘诀 　　　　　　　　　　　　　293

引　言

我们是两名不幸的科研人员。我们的饮食习惯很差，还忽略了自身健康状况正在恶化这一事实，所以 40 岁的我们就遇到了令人不安的健康问题：

- 保罗患了神经系统疾病，记忆力丧失，情绪不稳，身体反应迟缓，长了酒渣鼻；
- 守卿染上了令人痛苦的子宫内膜异位症，长了卵巢囊肿和子宫肌瘤，还受到甲状腺功能减退、过敏、便秘、胃酸反流和腹胀等问题的困扰。

医生们对此束手无策。我们所做的一切努力根本没有奏效，接受手术治疗之后，守卿的健康状况甚至恶化了。医学专家甚至无法解释我们为什么会遇到这些问题。随着时间的推移，我们的健康状况就好比王小二过年——一年不如一年。

到了 2005 年，我们开始尝试服用中药，即用细枝、树皮、种子和叶子在家熬成的类似茶汤的药汤。中药最初有些效果，但随后的药物反应迫使我们不得不停药。

但我们因此萌生了一个想法：既然药物治疗没有效果，而由各种植物熬成的"茶"却有效，那么我们未来康复的秘密可能就隐藏在饮食之中。

彼时，保罗正在研究一种新的经济学理论，即关系与社会网络理论。通过经济学家克雷格·纽马克（Craig Newmark），保罗了解到经济学家阿特·德瓦尼（Art de Vany）提出了低碳水化合物的旧石器时代饮食法。

旧石器时代饮食法认为，在约 260 万年的进化史中，人类一直靠猎杀动物和采摘植物生存，因此这些食物应该仍然最有利于我们的健康。这一观点有强有力的考古证据支持：旧石器时代的人类骨骼十分强健；但进入农业社会之后，人类骨骼便没那么健康了，甚至有了蛀牙。[1] 此外，现代采猎者，比如以椰子、山药、芋头和鱼类为食的巴布亚新几内亚基塔瓦人仍然没有心血管疾病的困扰。[2] 鉴于此，我们决定尝试旧石器时代饮食法。

在采用该饮食法之后，保罗的身材逐渐精壮起来，守卿的过敏和消化问题也随之消失了。很显然，这些都是旧石器时代饮食法的功劳。

但新的问题接踵而至：保罗得了全身性真菌感染；在接下来的一年里，他的认知和神经系统问题恶化了；此外，在坚持实行极低碳水化合物饮食法一年之后，他还患上了维生素 C 缺乏症（又名坏血病），体重一度只剩 66 kg。

坏血病给我们敲响了警钟：某种营养素摄入不足可能引起连锁反应，导致其他营养素摄入不足。作为科研人员，我们很自然地开始翻阅生物医学文献，以期得到答案。由于我们的生活质量受到了威胁，我们查阅文献的同时尝试改变饮食，以便确定身体的最佳营养需求。这一查，就是 5 年。

2009 年，保罗发现自己的神经系统问题源于慢性细菌感染。于是他接受了一个疗程的抗生素治疗，并成功解决了细菌感染的问题。随着身体状况越来越好，我们感觉自己似乎回到了二十多岁的样子。

完美健康饮食法（PHD）的问世

5 年的艰苦研究终于促使我们养成了健康的饮食习惯。我们认为，我们的工作可以帮助他人，而且我们有义务将自己的发现公之于众。因此，我们于 2010 年 6 月开通了博客，并出版了一本书，以便详细阐述我们的观点以及得出该观点的理由和依据。

在读过这本书之后，自然疗法师克里斯·克瑞瑟（Chris Kresser）在他的博客上写了一篇书评——《我最推崇的营养与健康之书》（*My new favorite book on nutrition and health*）。我们因此很快有了数百名读者，其中不少人有慢性病。不久，我们陆续接到了一些读者健康状况得到改善的喜讯。

随着消息逐渐传开，在接下来的一年半里，越来越多的人分享了他们成功的故事，涉及的疾病和问题五花八门，包括肥胖症、偏头痛、胃酸反流、睡眠障碍、情绪不稳、抑郁症、焦虑症、边缘型人格障碍、甲状腺功能减退、痤疮、眼睛干涩、创伤性脑损伤、多囊卵巢综合征、闭经、不孕不育、过敏、便秘、肠道疾病、关节炎、高血压、雷诺综合征等。我们在此特意选了几则有代表性的故事。

- 在尝试了各种节食法、体重起起伏伏多年但仍然没有找到一种既不会让自己饿到发昏又能成功减肥的秘诀之后，杰伊·赖特（Jay Wright）采取了本书推荐的饮食法。在随后的 7 个月内，他成功减重 36 kg，而且不必再忍饥挨饿。他的体重也恢复到了 77 kg 的正常水平，并在过去的一年里毫无困难地维持了这一成果。在成功减肥几个月后，杰伊给我们发邮件说："这是有史以来最棒的饮食法！"当时他正在一家餐厅享用一份用香醋和橄榄油调味的沙拉、一份 200 g 左右的牛排和一份黄油酸奶烤土豆，外加柠檬水。他对自己说："我都不敢相信我吃这么多还能成功减肥！"

- 凯特·马丁斯（Kate Martins）有 15 年的严重偏头痛史，而且还受到焦虑症的困扰。她为此服用过大量处方药，调整过饮食，还服用过各种补充剂，但无一例外都失败了。令她不可思议的是，在实行了生酮版 PHD、服用了我们推荐的补充剂以及实施了间歇性禁食法之后，她的偏头痛在一周之内就有所减轻，不久便完全消失了；同时消失的还有焦虑症。凯特在信中称："PHD 确实对治疗头痛有特效！"

- 琼（J. C.）的妹妹在成年后一直患有慢性疲劳综合征和湿疹。在开始实行 PHD、补充我们推荐的补充剂仅 10 天之后，琼就向我们报告了喜讯："24 小时后，她的湿疹就有了很大的改善……现在 10 天过去了……她的湿疹已经完全消除了，皮肤看起来很光洁……不仅如此，我妹妹慢性疲劳综合征的一些症状也有所改善。持续发作的头痛也没那么严重了，心律不齐更是几乎完全消失，所以她现在的活动量也比之前大了……她不再感到绝望，也不再听天由命，这一切都要归功于你们给了她对美好未来的期望。此番恩情，千言万语不足以表达其万一。"

- 在成功减掉 16 kg 体重之后，布莱恩（Brian）给我们写了一封感谢信。他称自己"同时在热量和饮食均衡方面得到了改善"，他对我们的饮食法感到"非常满意"。在信的结尾，他写道："我有充分的理由相信，PHD 在我妻子自然受孕的过程中发挥了关键的作用，从而让我们不用再受下一轮体外受精（IVF）之苦。"

两个身患遗传疾病的小男孩的故事也许最令人动容。他们是神经退行性变性疾病伴脑铁沉积（NBIA）患者。NBIA 患儿通常在 3 岁左右便失去行走能力，无法直立，且吞咽困难。患儿很容易在青少年时期早夭。由于肌肉不受控制地痉挛，NBIA 患儿生命的最后几年将在极度痛苦中度过。

其中，一位两个小男孩的母亲给我们写了一封信：

> 我儿子马蒂亚斯今年 6 岁，目前在坚持实行生酮版 PHD。由于手部肌肉放松，他已经恢复了指向能力（此前这个能力已经丧失）……
>
> 柴克今年 13 岁，病情已经得到了很大的改善。他从 2010 年 10 月下旬开始实行生酮版 PHD，这种饮食法十分奏效……
>
> 柴克能够仰头了——他从 9 岁颈部严重向后弯曲之后就不再能仰头，能使用手指（而非手掌）指物了，能拉着物体或其他人自行坐起来了，右臂也能移动了。这些能力在他 9 岁以后就丧失

了。最近，柴克开始能活动他多年不听使唤的左臂了。

　　两个男孩都露出了久违的笑容……

没有什么事情比收到这样一封邮件更加令人欣慰了！

完美饮食策略

　　本书的写作目的是引导读者通过踏上追寻健康的征途找到重获健康的策略。我们的目标是帮助读者消除营养不良、清除全部食物毒素以及做到饮食适量。

　　PHD 是一种极为有效的策略。大多数慢性疾病都存在多重诱因，虽然每种诱因的危害都很小，但这些危害累积起来会造成巨大的伤害。因此，只有消除这些诱因才能彻底治愈疾病。

　　完善饮食不仅能够治愈众多疾病，我们认为，完善饮食也是实现健康减肥、保持身材和长寿的最佳策略。

有关疾病、健康与衰老的理论

　　我们认为，疾病和健康状况不佳主要是由下列三大因素造成的。

- 营养不良。
- 毒素——大多源自食物。
- 由细菌、病毒、真菌、原生动物和寄生虫引起的慢性感染。营养过剩会加重这些感染。此外，当免疫功能因营养不足或昼夜节律紊乱而受损时，感染也会愈发严重。

　　大多数人的饮食会造成一些营养素缺乏、另一些营养素过剩（过剩的通常是会滋养病原体的营养素），且饮食中的毒素含量较高。正是这些因素引发了健康问题。

　　这也是希波克拉底（Hippocrates）提倡"以食为药"的原因。只要饮食合理，人体就会展现出惊人的恢复能力。

　　我们认为，饮食疗法将在医学领域掀起一场革命。困扰现代人的大多数慢性和退行性疾病只有在人们解决饮食问题之后才能被治愈。实际上，人们所认为的"衰老"大多是由于饮食不良而引发的疾病的表现。相比之下，当人坚持进行健康饮食时，免疫系统会自发地战胜许多疾病，抗生素类药物也会产生更加神奇的效果。

本书的科学依据

我们希望帮助读者达成重拾健康、保持健康以及延年益寿的梦想。我们想给身陷疾病和肥胖泥潭的人以希望。同时，我们渴望说服其他医生和科研人员，从而掀起一场医疗革命。

这是一本基于各种科学研究和合理推断的科学读物，因为只有科学才能最终说服科研人员和医生。此外，慢性疾病患者通常也是经验丰富的怀疑论者，他们热衷于"对一切事物加以证明，坚信好的永远是好的"。作为科研人员和曾经的慢性疾病患者，我们深知阐述哪些内容能够说服患者改变旧的生活方式。于是，本书便应运而生。

基于科学研究的观点本身已经很有说服力了，但我们还是努力将其趣味化，只为内容更加通俗易懂，希望本书能对那些只关心"我应该吃什么"的人有所帮助。

为此，本书的行文以确保读者能够轻易找到实用指南为原则。本书共分为 5 个部分，每个部分分别对一些实际问题进行了探讨，比如什么食物该吃、什么食物不该吃、如何通过食物或补充剂获得营养，以及如何实现健康生活。此外，每一章末尾还会总结一些实用的建议。

PHD 科学依据

我们将深奥的科学知识和有趣的解释性文字放在名为"PHD 科学依据"的"专栏"里。如果不感兴趣，你可以跳过或略读这些内容。

PHD 简介

最健康的饮食应该由低至中等水平的碳水化合物（供能比为 20%~35%）、高水平的脂肪（供能比为 50%~65%）和中等水平的蛋白质（供能比为 15%）构成。但如果按重量计算，饮食中的植物性食物应占 65%，剩余 35% 则为肉类和油脂。

应该吃的食物

- 每天吃大约 450 g 有益淀粉类食物（如白米、土豆、红薯、芋头、冬瓜等）、450 g 含果糖植物性食物（如水果、甜菜、胡萝卜等），以及你爱吃的其他低热量植物性食物。为了补充矿物质，记得吃一些海菜。总体而言，你每天需要吃 900~1 400 g 植物性食物。

- 每天吃 225~450 g 含有脂肪的肉类、海鲜和蛋类。每周吃一次三文鱼或其他冷水鱼，以获取 ω–3 脂肪酸。

- 每天吃 2~4 汤匙健康油脂。这么多的油脂足以让你的食物可口而不油腻。黄油、酸奶油、牛油、鸭油、椰子油、橄榄油和坚果是最佳脂肪来源。可以使用调料，包括盐。此外，多吃一点儿酸性调料，如醋、柠檬汁和酸橙汁对你有利。

- 根据个人胃口调整食量，但要保持饮食中植物性食物和动物性食物的比例不变。可以通过调整脂肪、碳水化合物和蛋白质的比例来使饭菜更加可口。

需谨慎食用的食物

- 谷物（包括小麦、燕麦和玉米，但不包括白米）或者一切由这些谷物制成的食品（包括面包和意大利面）。但由米粉、土豆淀粉和木薯淀粉制成的无麸质食品是可以食用的。

- 糖、玉米糖浆或含有此类成分的食品（如汽水和甜食）。

- 豆类和花生（如大豆、芸豆、刀豆和黑白斑豆）。

- 富含 ω–6 脂肪酸的植物油（如大豆油、玉米油、红花籽油、花生油和菜籽油）。

尽量少吃的食物

- 奶，但要吃发酵乳制品和高脂肪乳制品——黄油、酸奶油、冰激凌、奶酪和酸奶。

小结

- 食用各种"补充剂型"食物，如牛肝、贝类、肾脏、蛋黄、骨头汤、海菜和发酵蔬菜以获取关键的微量营养素。根据需要补充其他营养素，特别是镁、碘、维生素 C、维生素 D 和维生素 K。

- 在 8 小时的进食窗口期进食，从而养成间歇性禁食（16/8 禁食法）的习惯。

- 早起锻炼；多晒太阳；晚上避免强光照射，避免饮食过量；睡个好觉。

PHD 餐盘图

这里，我们还为喜欢通过图像直观获取信息的人准备了 PHD 餐盘图。餐盘图是一个完整的苹果的形状，其中整个苹果餐盘代表一餐的饮食，将苹果分为阴阳两部分是为了说明饮食中的植物性食物和动物性食物应该保持均衡。苹果的叶子和蒂部分的食物是可适量食用的安慰性食物。处于苹果阴影中的是需谨慎食用的食物（包括白米以外的谷物，豆类、花生等豆科植物，糖及汽水等蔗糖类食物，以及富含 ω-6 脂肪酸的植物油）。

最后，祝你一切安好。愿我们的理念能够帮助你重获健康！

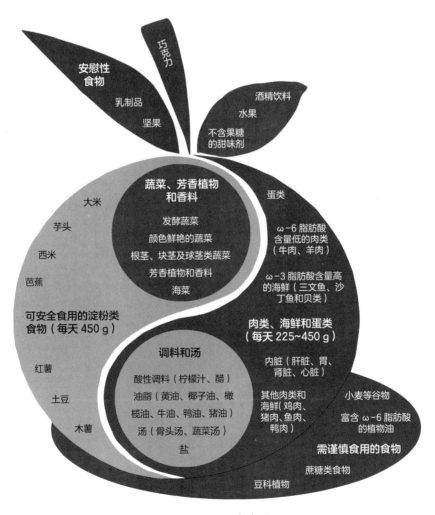

图 0-1　PHD 餐盘图

第一部分

健康饮食之人类进化视角

第一章

采取进化视角的必要性

为什么树立大局观对个人健康至关重要?

盲人摸象是一个古老的印度寓言故事,讲的是 6 个盲人想知道大象长什么样子,但他们每个人摸的是大象的不同部位,因而对大象产生了不同的认知。

诗人约翰·戈弗雷·萨克斯(John Godfrey Saxe)用一首诗描述了这个故事,诗歌的结尾写道:

> 于是,这几个印度盲人,
>
> 大声争执不休。
>
> 每个人都各执一词,
>
> 固执己见。
>
> 尽管他们说得都有点儿道理,
>
> 但是所有人都说错了。

盲人之间的大象之争和专家之间的饮食之争如出一辙!

那么,为什么确定最优饮食法如此困难?

因为和寓言中的盲人一样，饮食专家们在开始的时候对"大象"的样子并没有一个清晰的认知，他们穷尽一生也只能掌握部分证据。例如，生物医学文献数据库PubMed收录了3 300多万篇论文，而且论文的数量还在以每年上百万篇的速度增长，但科研人员每人每年的最大阅读量只有1 000篇。因此，无论一位科研人员的职业生涯有多长，其阅读的文献数量也不可能超过该数据库文献总量的0.1%。况且他们大部分时间阅读的都只是和自己专业有关的论文——"大象"的局部。

而人类生物学的复杂性使这一问题更加复杂。人类需要从食物中获取许多营养素——也许多达数百种，但食物中除了这些营养素，还有成千上万种毒素。因此，食物既能滋养人类，又能对人类造成伤害。鉴于食物中所含有的能滋养或伤害人类的物质如此之多，而人类组合食物的方式又如此多样，回答"哪种饮食方式最健康"就像做一道有数十亿个选项的多项选择题一样，一不小心就会出错。

面对所有的这些"选项"就像面对一幅被拆得七零八落却没有图纸的拼图，我们很难确定如何把这些"碎片"拼在一起。

树立值得信赖的大局观

我们真正需要做的是树立大局观，即拥有对"大象"的完整认知。我们需要一个可靠的指南来确保自己在初始阶段就接近真相，从而找到最优饮食法。这个指南是引导我们走出迷宫、防止我们走错方向的"北极星"。

这就是采取进化视角的重要之处。我们知道，健康的人和动物更有机会在变迁中生存下来并繁衍后代。这意味着进化会选择健康的行为，包括健康的饮食。

要想找到一种经人类进化验证过的健康饮食法，实行旧石器时代饮食法便是一个好的开端。在长达约260万年的时间里，人类为了适应环境对旧石器时代的饮食进行了高度优化。而在过去的1万年里，由于人口不断增长，基因突变开始越来越普遍[1]，但大多数有益突变根本没有机会得到广泛传播。这是一个基因呈现多样化的时期，是人类向现代生活过渡但尚未完全适应现代生活的时期。这意味着，如果我们希望了解对全人类健康都有益的环境、饮食法和生活方式是什么样的，一定绕不开旧石器时代。

读者反馈：精力和健康状况均得到改善

自从实施了 PHD，我取得了不小的进步。现在，我一整天都能保持精力充沛（在实施素食饮食的 4 年里，我的精力像坐过山车一样一直上下波动）。我不再嗜糖。在过去的 10 个月里，我只患过一次感冒，而以前我每年起码会患两三次。此外，我无须刻意就能轻松保持体重稳定。我的饮食从每日 6 餐减为每日 3 餐，而即使这样我也不会产生饥饿感。这类改变不胜枚举！

理查德·麦克布莱恩（Richard McBride）

PHD 科学依据

现代人身上为何仍保留着旧石器时代的特征？

旧石器时代始于约 260 万年前（其标志是人类发明出简单的石制工具），终结于 1 万多年前。持续了 10 万代人的旧石器时代以人口稀少为特征，当时的人口总数往往只有数万或数十万。到了旧石器时代末期，人口总数才达到 300 万的规模。相比之下，现代社会人口众多（目前人口总数已超过 70 亿），但人类进入农业社会的时间不长（人类自进入农业文明以来繁衍了尚不足 500 代人），进化的效果还没有显现出来。

我们能够计算出每一个可能发生的突变出现在某人身上某个部位所需的时间。所有儿童携带的突变基因的数量相当——在人类基因组的 30 亿个碱基对中，大约有 175 个新的点突变。[2]

- 在旧石器时代，每一代人里只有 1 万名儿童，而每一次基因突变需要 8 000 代人（即 16 万年）才能完成。
- 如今，每一代人里有超过 10 亿名儿童。因此，每一个可能发生的点突变在一代人中会出现数十次；换言之，每年都会出现突变。
- 我们还可以使用公式 $\ln(N)/s$ 计算出一次有益的基因突变形成固定基因或遍及整个人类所需的时间。其中 N 表示种群大小，s 为选择系数。该公式用于衡量突变对预期儿童数量的有益程度。[3]
- 在旧石器时代，一个能使人类多生一个孩子的概率增加仅 0.1% 的突变基因需要 46 万年的时间才能成为固定基因。因此，一次选择优势为

0.1% 的突变可能在 16 万年前就已经出现，并在 46 万年后突变基因才能成为固定基因——此时距离旧石器时代结束还有很长的时间。

- 在现代，类似的基因突变每年都会发生，而突变基因的固定需要长达 20 万年的时间。但人类进入农业社会的历史还不足 1 万年，所以在此期间发生突变的基因还没有足够的时间演变成固定基因。其结果是，我们的基因还没有完全适应现代生活环境——农产品、城市生活、政府和复杂的机构等构成的环境。而现代人的基因比以往任何时候的人类的基因都更多样。

由于针对现代生活方式的突变尚未在现代人群中固定下来，所以旧石器时代饮食比现代饮食更适合现代人。

第二章

旧石器时代饮食法

- 吃新鲜的天然食物：收割时间短的植物和宰杀时间短的动物。
- 饮食以植物性食物为主，但须为低碳水化合物食物！
- 植物性食物中的淀粉类食物，以地下淀粉类食物为佳。
- 不必畏惧摄入脂肪！采猎者正是靠着高脂肪饮食才"人丁兴旺"的。

旧石器时代的人类采猎到的食物是最有益于人类健康的食物，而农产品可能危害人类健康，这是我们倡导旧石器时代饮食法的原因。

目前已经有确凿的证据支持这一观点。旧石器时代饮食具有优越性的直接证据来自骨骼化石研究。研究发现，在现代医学将人类传染病发病率降低之前，旧石器时代是人类历史上最健康的时代。

一些动物研究也表明，野生食物是最健康的。

- 32% 的宠物猫和宠物狗有肥胖症 [1]，但肥胖在野狼和野虎中极为罕见。宠物肥胖并不仅仅是由宠物本身造成的：生活在城市里、以人类丢弃的食物为食的野鼠也会随着肥胖症在人类社会的迅速蔓延而变得越来越胖。[2]

- 动物园，如肯尼亚安博塞利国家公园（Amboseli National Park）圈养的大象的寿命只有野生大象的一半 [3]，而且动物园圈养的大象的肥胖率比野生大象的高得多。大象是一个很好的例子，因为它们在野外很少遭到捕食。

那么，什么是"野生人类"的饮食呢？顾名思义，"野生人类"的饮食和野生动物获取食物的方式并无二致，人类旧石器时代的祖先同样过着狩猎和觅食的日子。

读者反馈：我的肠易激综合征（IBS）已被治愈

我今年 62 岁，在过去的 25 年间，我和身边的人饱受肠易激综合征的折磨。为了缓解病情，我尝试过几乎所有的营养补充剂，均以失败告终。但开始实行 PHD 不到 1 周的时间，我的症状就消失了，而且此后再也没有复发过。借用比利·克里斯托（Billy Crystal）的话说就是"真的太神奇了"。在此向你们表示诚挚的谢意。

杰克·克朗克（Jack Cronk）

进入新石器时代后，人类的健康状况反而恶化了

骨骼化石研究发现，旧石器时代的人类身材高大、强壮，这表明当时的人类非常健康。旧石器时代的人类高瘦精壮，龋齿、骨骼营养不良和承受压力的迹象极为少见，肌肉紧密附着在骨骼上，而且缺乏证据证明他们曾被感染或患恶性肿瘤。[4]

到了新石器时代，农业的出现从根本上改变了人类的饮食方式，随之而来的便是人类健康状况的急剧恶化。为了给一家人提供一年的口粮，并为来年春耕提供种子，农民需要尽力利用好每一粒种子，尽可能多地收获高热量的粮食作物。这就需要人类大量食用谷物和豆类，而这些食物是具有毒性的，我们将在下文阐述。

进入农业社会之后，人类的身高也下降了。变小的肌腱附着面积表明人类肌肉正在变弱。骨骼和牙齿发生病变，如龋齿和骨质疏松，也变得更加普遍。发育不良说明营养不良在那个时期较为常见。此外，感染和炎症也很常见。

PHD 科学依据

进入新石器时代以后，人类健康状况开始恶化

大量期刊论文、人类学博士学位论文和图书都对"人类因种植并食用谷物而健康状况恶化"的观点做过讨论。[5] 以下是部分研究结论。

- 人类平均身高下降，并在公元前 3000 年左右达到最低，彼时男性平均身高约为 1.6 m，女性平均身高约为 1.5 m——比旧石器时代早期人类的平均身高低了 12.7 cm。[6]

- 在研究伊朗境内一处名为"甘吉达雷"（Ganj Dareh）的新石器时代遗址中的人类遗骸时，人类学家阿纳格诺斯蒂斯·阿格拉基斯（Anagnostis Agelarakis）发现这些遗骸的牙齿有发育不全的迹象，这表明遗骸的主人在年轻时营养不良。此外，他还观察到了耳部感染、牙龈发炎、骨折和关节炎的迹象。这说明，从饱受困苦的童年熬到中年，这些人的日子并不好过。[7]

- 埃及博物馆（Museum of Egyptian Antiquities）展出的 16 具出土自青铜时代的木乃伊中，有 9 具生前患有动脉粥样硬化症，且 45 岁之后死亡的 8 人中有 7 人是动脉粥样硬化症患者。[8]

人类身高的下降贯穿整个农业时代，一直持续到近代。直到 20 世纪，随着财富的增加和许多传染病被消除，人类的健康状况才重新回到旧石器时代的水平。

由此可知，旧石器时代人类的饮食相当健康，农业时代人类的饮食就没有那么健康了。

所以我们最好探究一下旧石器时代健康的采猎者们都吃了些什么！

旧石器时代的植物性食物：稀树草原上的淀粉类食物

许多人认为人类的祖先与生活在森林里、爱吃水果的类人猿黑猩猩和大猩猩相似，但这是一个误区。

事实上，人类的祖先曾长久居住在开阔的林地和稀树草原上。在发现人类祖先化石的地方，树木的覆盖率通常低于 40%，有些地方树木的覆盖率甚至只有 5%。[9]

化石研究表明，旧石器时代的人类生活在开阔的草地上。古人类不像生活在森林中的类人猿那样拥有坚硬的脊柱和长而有力的手臂。相反，古人类似乎在两足行走上花费了大量时间，就像是草原上的居民。[10] 类人猿两足行走的历史悠久。生活在距今约 440 万年前的地猿始祖种在大部分时间里都通过两足行走[11]，同样采用这种方式行走的还有生活在距今 1 000 万年至 700 万年前的山猿[12]。此外，还有一种两足行走的人科动物可以追溯至 2 160 万年前。[13] 人类和黑猩猩、大猩猩的共同祖先很可能都是生活在开阔地带的两足猿，但黑猩猩和大猩猩在进化上与人类分道扬镳之后便适应了森林生活。

　　人类的祖先不仅在稀树草原上生活，而且从草原上获取食物。这一点已经被科学家们巧妙地通过测定骨骼化石的"同位素特征值"证明了。结合原始人牙齿的结构和同位素特征值提供的证据，科学家们得出结论：人类的祖先吃的是稀树草原上植物的块茎、根和球茎——类似于现代的土豆和芋头。为了吃到这些淀粉类食物，他们还发明了挖掘棒！

PHD 科学依据
我们是如何得知旧石器时代的人类吃地下淀粉类食物的

　　碳有重同位素（碳 –13）和轻同位素（碳 –12）这两种形式，而草原上的植物往往比其他地区的植物含有更多的碳 –13，这些碳 –13 也会富集到以它们为食的动物体内。因此，骨骼化石中碳 –13 与碳 –12 的比值可以告诉我们该生物所食用的食物有多少来自草原植物或以草原植物为食的动物。[14]

　　不同时期人类骨骼化石中碳 –13 与碳 –12 的比值存在显著差异。但一般而言，草原植物在旧石器时代和更早期人类的饮食中占主导地位。这就产生了一个谜题，即"C_4 谜题"：南方古猿非洲种和南方古猿粗壮种等原始人的牙齿并不适合食草，而且人们并不认为他们会捕杀植食性动物。但骨骼化石研究显示，他们所摄取的碳元素来自草。所以，"C_4 谜题"的答案只能是那些原始人从 C_4 植物的地下贮藏器官——类似于现代土豆和芋头的块茎——中获取碳元素。[15]

　　整个旧石器时代的人类的饮食均侧重于植物的根、块茎、球茎和根茎。从旧石器时代晚期遗址中出土的食物残渣的历史可以追溯至 3 万年前，这表明把含淀粉的根和根茎磨成粉、制成食物在那时已经是一种普遍的做法了。[16] 从 4.4 万年前的尼安德特人牙齿上发现的微化石表明，他们食用了很多根和块茎，其中一些还为他们已经进行烹饪提供了证据。[17] 尼安德特人食用淀粉类食物的历史可追溯至至少 25 万

年前。[18]

生活在缺乏淀粉类食物环境中的现代采猎者，能通过交易从其他地方获得淀粉类食物。人类学家托马斯·黑德兰（Thomas Headland）认为，如果没有这种交易，人类不可能在森林中生存。人们为此提出了"野山药问题"[1]。[19]

读者反馈：成功减肥并恢复精力

曾经有 10 年的时间，我一直面临衣橱危机，因为我的所有衣服都很宽大。我说的"宽大"可不是有点儿宽松，而是我的衣服让我看起来像是要去参加 M. C. Hammer[2] 服装大赛一般。

但在过去的几个月里，我已经成功减重 11 kg。这是一件好事。作为改变生活方式的成果之一，成功减肥让我感觉自己比 20 岁时更加精力充沛。

可以毫不夸张地说，PHD 改变了我的生活。

珍妮弗·富尔威勒（Jennifer Fulwiler）

人类祖先吃淀粉类食物的观点也得到了遗传学的支持。黑猩猩有 2 份唾液淀粉酶基因拷贝，这种酶能够消化淀粉。在全世界范围内，人类平均拥有 7 份唾液淀粉酶基因拷贝。相比之下，尚处于原始社会发展阶段的低淀粉饮食者，如生活在刚果盆地热带雨林的比亚卡人（Biaka）和姆布蒂人（Mbuti）平均携带 5.4 份唾液淀粉酶基因拷贝。[20] 因此，我们可以推测，旧石器时代的人类携带 5~6 份唾液淀粉酶基因拷贝的原因，就是他们的饮食中含有一定量的淀粉类食物。自新石器时代谷物种植普及以来，人类的唾液淀粉酶基因拷贝数进一步增加。

旧石器时代的动物性食物

旧石器时代始于约 260 万年前石器的发明。当时的人类使用石制工具捕猎动物、切肉、砸碎骨头以获取其中的骨髓。人类食用骨髓的历史可以追溯至 190 万年前。[21] 由于骨髓近乎完全由脂肪构成，旧石器时代早期的人类食用骨髓表明动物脂肪在当时就已经很受欢迎了。

---

[1] 野山药问题：采猎者在热带雨林生态系统中独立生活得怎么样？——译者注
[2] M. C. Hammer：美国著名说唱歌手、舞者。他的着装风格非常夸张。——译者注

到距今 175 万年时，人类的活动范围已经扩至植物性食物相对稀少的北纬地区。所以，这些地方的人类的饮食很可能以肉食为主。

我们可以断定，4 万年前的尼安德特人（猎食包括猛犸象在内的植食性动物）和同时期的其他智人（猎食多个物种，以鱼类为主）已经进化成了顶级肉食性动物。旧石器时代晚期的人类并不从植物中获取蛋白质——那时候他们还不知道豆子是什么东西！他们是比狼和北极狐更加高级的肉食性动物。[22]

PHD 科学依据
蛋白质来源的氮同位素特征

蛋白质含氮，氮也有轻（氮 –14）和重（氮 –15）之分。动物摄入蛋白质后会吸收氮 –15，同时呼出或排出氮 –14。因此，动物体内重、轻氮同位素的比率会随着食物链上环节的增加逐步增大。

不幸的是，氮 –15 没那么稳定，只能在骨骼和牙齿中保存 5 万年。所以我们无从得知南方古猿或智人处于食物链的哪一级。但重、轻氮同位素的比率表明，尼安德特人和同时期的其他智人都处于食物链顶端，因为他们摄入的蛋白质几乎都来自动物性食物。

动物灭绝是旧石器时代人类大量狩猎的另一个证据。随着人类在旧石器时代踏足澳大利亚和美洲，那里的大型动物相继灭绝。人类的猎杀也是更早些时候生活在欧亚大陆和非洲的猛犸象、剑齿虎等动物灭绝的一大原因。

其实动物灭绝从很早就开始了。在 190 万至 150 万年前，直立人的出现导致已知的 29 种非洲大型动物中的 23 种灭绝。[23] 幸存下来的 6 个物种中属于"超级肉食性动物"，如只吃肉的狮子和花豹；而灭绝的 23 个物种均为杂食性动物，如灵猫科的一种形似果子狸的大型动物，它们以各种食物为食。人们认为，上述的这些大型杂食性动物灭绝的原因是，它们与原始人在食用腐肉方面存在直接竞争关系。[24]

在人类的后续发展过程中，动物灭绝成了司空见惯的事情。约 40 万年前黎凡特（Levant）地区大象的灭绝，也可能是由当时的人类狩猎造成的。[25]

动物性食物与植物性食物的比例应是多少？

人类学家对旧石器时代人类饮食中动物性食物与植物性食物的比例是多少—

直有争议。不幸的是，人们并没有发现能够回答旧石器时代早期人类饮食中两者比例的直接证据。

但我们已知的事实表明，在旧石器时代，人类的脑容量有了显著增加，这可能要归功于人类食用了新的高热量食物。主要理论有以下两种。

- 使用石器和合作狩猎使旧石器时代的人类能够获得脂肪含量较高的动物性食物。[26]
- 学会了用火使旧石器时代的人类能够烹饪含淀粉的植物，降低其毒性，并使其更易于消化。这大大提高了人类从植物性食物中获得的热量水平。[27]

第二个理论是理查德·兰厄姆（Richard Wrangham）在其著作《星火燎原：烹饪如何让我们成为真正的人类》（Catching Fire: How Cooking Made Us Human）中提出的。但大多数人类学家更倾向于前一种说法。石器的使用与人类脑容量的增加存在关联。虽然已知人类的用火历史最早可以追溯至 100 万年前[28]，但火的日常使用可能直到 40 万至 30 万年前才被普及[29]，而更为复杂的用火方法（如工具的热处理）可能始于 16.4 万年前[30]。

因此，旧石器时代推动人类脑容量增加的食物很可能是脂肪含量较高的动物性食物。

目前已有确凿的证据表明，现代采猎者的饮食很可能与旧石器时代晚期人类的饮食极为相似。所以，现代采猎者的饮食可以为我们提供最有价值的指南，告诉我们现代人该如何实行旧石器时代饮食法。

采猎者的饮食

默多克（Murdock）于 1967 年出版的《民族志图集》（Ethnographic Atlas）是人类学家在量化现代采猎者饮食方面的首次尝试。1999 年，格雷（Gray）对该书做了修订。[31] 书中的研究共调查了 229 个仍然处于原始社会发展阶段、过着较原始生活的现代采猎者群体。

洛伦·柯丹（Loren Cordain）及其同事通过分析书中的数据发现，现代采猎者从动物性食物——肉类、鱼类和蛋类——中获取了大部分热量[32]。

- 85% 及 85% 以上的热量来自肉类、鱼类和蛋类的现代采猎者群体共有 46 个，但通过植物性食物获取 85% 及 85% 以上热量的采猎者群体数量为零。换言之，现代采猎者中不存在所谓的素食者。
- 65%~85%（含 65%，不含 85%）的热量来自肉类、鱼类和蛋类的现代采猎者群体共有 133 个，但通过植物性食物获取 65%~85%（含 65%，不含

85%）的热量的现代采猎者群体仅有 8 个。

- 通过取中位数可知，动物性食物和植物性食物分别为现代采猎者群体提供了 70% 和 30% 的热量。

植物性食物的主要成分是碳水化合物和脂肪。热带的现代采猎者食用的植物性食物最多，其中许多食物，如坚果、椰子和棕榈果，都含有丰富的脂肪。绝大多数现代采猎者碳水化合物的摄入水平远低于 35%。

由于《民族志图集》中的数据早已过时，有人认为其不足为据。[33] 幸运的是，研究人员最近对真正的采猎者的饮食做了详细的研究，证实了《民族志图集》中的结论。我们在博客上对由人类学家希拉德·卡普兰（Hillard Kaplan）、金·希尔（Kim Hill）、简·兰开斯特（Jane Lancaster）和安娜·玛格达莱娜·乌尔塔多（Ana Magdalena Hurtado）开展的一项涵盖了 9 个采猎者群体的研究做了回顾。这 9 个群体分别为安达曼群岛的昂格人（Onge）、澳大利亚北部的安巴拉人（Anbarra）和阿纳姆人（Arnhem）、巴拉圭东部的阿切人（Aché）、哥伦比亚东南部的努卡克人（Nukak）、委内瑞拉的希维人（Hiwi）、非洲南部卡拉哈里沙漠的布须曼人（!Kung Bushmen）、博茨瓦纳的布须曼人（Gwi Bushmen）和坦桑尼亚中北部的哈扎人（Hadza）。[34]

参与研究的所有采猎者均食用大量肉类。动物性食物为他们提供了 50%~85% 的热量。卡拉哈里沙漠的布须曼人食肉量最少，但每人每日的平均食肉量仍然达到了260 g。

根和其他地下植物性食物是采猎者饮食中最重要的植物性食物。除了卡拉哈里沙漠的布须曼人之外，其他采猎者都不大量食用富含脂肪的坚果。他们吃的"水果"通常比我们熟悉的甜水果含有更多的脂肪。例如，努卡克人食用含油量高的棕榈果，哈扎人则吃大量脂肪含量高的水果。只有博茨瓦纳的布须曼人食用大量甜水果，主要为瓜类。

在上述 9 个采猎者群体中，有 8 个从植物的根（而非水果）中获取热量。博茨瓦纳的布须曼人饮食中的水果和根类食物比重相当。

采猎者饮食中碳水化合物的供能比 ① 通常较低，脂肪的则通常较高。昂格人、安巴拉人、阿纳姆人、阿切人、努卡克人、希维人和卡拉哈里沙漠的布须曼人饮食中碳水化合物的供能比为 10%~20%。博茨瓦纳的布须曼人饮食中的大部分热量来自碳水化合物，哈扎人饮食中碳水化合物的供能比为 40%。由此可知，大多数采猎者饮食中脂肪的供能比为 40%~70%。

---

① 供能比指饮食中某宏量营养素所提供的热量占饮食总热量的比例。——编者注

植物性食物与动物性食物保持均衡

虽然碳水化合物只为许多采猎者提供了一小部分热量，但这并不意味着它们不重要。事实上，碳水化合物是现代采猎者饮食的一个重要的组成部分。

刚果（金）的姆布蒂人用两个词来区分不同的饥饿，即"蛋白质饥饿"（ekbelu）和"卡路里饥饿"（njala）。在刚果（金）东北部伊图里河流域偏远的采猎者营地里，姆布蒂人的猎获极为丰富，从而为贸易提供了大量肉类。但他们无法获得淀粉类食物。因此，姆布蒂人经常称自己正在遭受"卡路里饥饿"。同样，居住在亚马孙盆地的马库人（Maku）猎获的肉也吃不完，但木薯却常常断顿。所以他们也在"挨饿"。[35]

读者反馈：不吃碳水化合物的我差点儿"干死"

为了减肥，我不吃谷物，只吃黄油和奶油，同时吃少量水果。但在过去的一个多月里，我开始感到自己的身体由内而外都在变干。正当我希望通过调整饮食改善健康时，我有幸读了这本书，并且发现其中讲的关于黏蛋白的重要性的内容十分有用。我发现我的饮食中缺乏你们推荐的高碳水化合物食物，如红薯、大米等。此外，我摄入的蛋白质和饱和脂肪也许有些过量……

通过调整饮食，我的健康状况每天都在改善。我很兴奋能亲身实践你们的理念并取得很好的成效。在此向两位作者表示感谢。

来自佐治亚州亚特兰大市的多丽丝·哈梅斯（Doris Hames）

由此我们可以自然而然地得出结论，健康的饮食包括一定量的植物性食物以与动物性食物保持平衡。与动物性食物相比，同等重量的地下淀粉类食物所含的热量要少得多。即使采猎者只想通过它们提供的碳水化合物获得每日所需总热量的 15% 的热量，他们需要吃的植物性食物也比动物性植物多。

本章小结

所谓的旧石器时代饮食即以脂肪为主且碳水化合物含量较低的饮食。因此，旧石器时代的人类通过饮食摄入的热量主要来源于含脂肪的动物性食物，不过植物性食物也是他们饮食中不可或缺的一部分，而且通常在重量上占大头。

- 饮食中的碳水化合物为旧石器时代的人类提供的热量占饮食总热量的 15%~20%，有时占比高达 50%，具体取决于食物的供应情况。他们的大部分热量来源是脂肪含量较高的动物性食物。
- 旧石器时代的人类饮食中的植物性食物主要有地下的高碳水化合物食物（如根、根茎、块茎和球茎）和地上的高脂肪食物（如椰子、棕榈果和坚果）。他们的饮食极少以甜水果为主。

正是靠着这种主要由动物性食物和地下淀粉类食物构成的高脂肪低碳水化合物饮食，我们的祖先得以从一个（可能）濒临灭绝、脑容量很小的非洲猿人小种群进化成一个区域人口数量达数百万、遍布全地球且站在食物链最顶端的高智商物种。

我们的祖先在旧石器时代已经统治地球，他们有着高大的身材、健康的牙齿和骨骼。但当其饮食发生变化后，他们的健康状况便立刻恶化了。因此，我们可以得出一个毫无争议的结论，即以地下淀粉类食物和肉类为主的低碳水化合物、高脂肪的旧石器时代饮食对人类而言是健康的饮食。

第三章

禁食与自噬饮食法

与其说"人如其食",不如说你需要"量己为食"。

在旧石器时代及之后的时期里,食物并不充沛,甚至有时候还会因此爆发战争。经过进化,人类(和动物)已经能够很好地适应食物匮乏的日子。

事实上我们知道,过去的采猎者经常挨饿,但他们依然活得很好。1636 年,耶稣会传教士保罗·勒琼(Paul LeJeune)在描述他与加拿大的一个采猎者群体——蒙塔格奈人(Montagnais)一起生活的场景时,谈到了采猎者对非自愿禁食的态度。

尽管生活艰苦,疲于劳作,他们仍然愉快地忍受着……我也有过一段极为痛苦的经历,那时他们对我说:"由于食物匮乏,我们有时两三天都吃不上东西。所以孩子,你要鼓起勇气,让你的灵魂坚强起来,去忍受磨难和艰辛。不要悲伤,因为这只能让你生病。你看,我们虽然没有吃的,还不是一样笑着面对吗?"[1]

人类早已很好地适应了饥饿

从勒琼等人的描述中我们可知，在以狩猎和采集为生的族群中，长时间非自愿禁食是常见现象。

饥荒时期也是死亡率较高的时期。发生饥荒时，传染病致死率也会急剧上升。[2]采猎者倾向于冒险猎取食物，从而导致意外事故死亡率增加。这些都是采猎者的常见死因。感染（主要是疟疾）和意外（主要是捕捞海鲜时溺水以及采摘椰子时从椰子树上摔下来）是导致现代采猎者基塔瓦人死亡的主要原因。[3]

暴力致死率在食物短缺时也会上升，这是合理现象。因遭到暴力袭击而死亡在采猎者中较为常见。劳伦斯·基利（Lawrence Keeley）曾撰文称，在他挖掘的第一个遗址中，"大约 5% 的人类骨骼上带有嵌入的箭头"[4]。据他估计，在旧石器时代晚期，20%~30% 的人类死亡是由暴力造成的。位于埃及努比亚撒哈巴山（Gebel Sahaba）的旧石器时代晚期墓地的历史可以追溯至距今 1.4 万至 1.2 万年前，其中超过 40% 的死者骨骼上有石头弹丸留下的痕迹。一些成年人身上有多处伤口（有的多达 20 处），许多人的前臂骨折（暴力造成的常见创伤）后又愈合，这说明死者一生中经历过不止一次暴力事件。[5]青铜器时代的提洛尔冰人奥茨（Ötzi）之死就是一个例证。奥茨死于箭伤。他随身携带着一把铜战斧、一把燧石刀、一把弓和 14 支带燧石箭头的箭。另外，他的箭头、刀和衣服上还沾有另外 4 个人的血迹。[6]

在饥荒时期，旧石器时代的人类似乎经常面临死亡的威胁。经过长期饥荒的淘汰，人类的狩猎、采集、战斗和抗感染能力都得到了极大的提高。

饥荒时期的营养供应

在饥荒时期，人类的身体会进行自我消化——启动自噬机制。此时，人体的某些组织会被分解，其原料则被释放出来供其他组织利用。

饥荒时期人体自动开启的"自噬饮食"虽不是最有利于人体健康的饮食，但这种营养供给方式能够将人体保持在近乎最佳的状态，保持人体相对健康。

我们也可以通过食用含有人体组织在饥荒时期被分解的成分的食物来复制这种自噬机制。这种复制型自噬饮食不仅有利于健康，而且具有可持续性，因为它不需要人体牺牲任何自身组织。

那么，我们能够从复制型自噬饮食中获得哪些营养呢？

人体的成分

以一个体重约 70 kg 的人为例，其身体一般由 42 kg 水、13.5 kg 脂肪、10.6 kg 蛋白质、3.7 kg 矿物质和约 0.5 kg 糖原（葡萄糖的一种储存形式，主要储存在肌肉和肝脏中）构成。[7]

如果这个人身体中的这些成分被转换为热量，按每克脂肪 9 kcal[①]、每克蛋白质或糖原 4 kcal 计算，那么我们可以得到表 3-1。

表 3-1　人体内脂肪、蛋白质、糖原的供能比示例

身体成分	质量（kg）	热量（kcal）	供能比
脂肪	13.5	121 500	73.2%
蛋白质	10.6	42 400	25.6%
糖原	0.5	2 000	1.2%

但这种计算方式具有误导性。脂肪和蛋白质分子大，结构复杂，都不能直接作为能量被消耗，而且它们分解后都会产生部分碳水化合物。

脂肪、蛋白质和碳水化合物进入人体后分别被分解为脂肪酸、氨基酸和葡萄糖，并参与人体能量代谢。脂肪酸、氨基酸和葡萄糖通常通过"混"在更复杂的大分子中进入人体，其游离态则可能因为有较高的反应活性而对人体有害。

脂肪和蛋白质的构成

脂质主要以甘油三酯和磷脂等形式储存在人体内。当这些分子被人体分解以提供能量时，85%~90% 的热量以脂肪酸的形式存在，剩余的 10%~15% 的热量则以由甘油一步步分解而来的葡萄糖的形式存在。蛋白质也由复杂的分子构成。人体中的许多蛋白质是糖蛋白（蛋白质糖基化的产物），这意味着它们是由糖类分子和氨基酸结合而成的。有些蛋白质中糖类分子的含量甚至比氨基酸的含量还高。例如，黏蛋白 -2——消化道黏液中的主要蛋白质——中糖类分子和氨基酸的重量比分别为 80% 和 20%。

---

① 1 kcal ≈ 4.19 kJ。——编者注

如果将脂肪和蛋白质分解成脂肪酸、氨基酸和碳水化合物，那么身材精瘦的人体内这三大成分的供能比参见表3-2。

表3-2　人体内脂肪酸、氨基酸、碳水化合物的供能比示例

身体成分	热量（kcal）	供能比
脂肪酸	106 900	64.4%
氨基酸	37 300	22.5%
碳水化合物	21 700	13.1%

上述比例跟旧石器时代采猎者饮食中宏量营养素的供能比非常接近！

我们无法仅仅通过食用动物性食物来完美地实行自噬饮食法，因为动物死亡后不久，其体内的碳水化合物和蛋白质就会被分解，产生葡萄糖，动物的细胞会通过厌氧代谢机制将这些葡萄糖消耗掉。所以，肉类中的碳水化合物会通过这种方式流失。但动物性食物中的蛋白质和脂肪是膳食碳水化合物的隐蔽来源。

量己为食，让禁食更加容易

对大多数人而言，禁食意味着挨饿和痛苦。且不论禁食3天，仅仅禁食4小时就足以让一些人感到饥饿和抓狂了！

实行旧石器时代饮食法之后，人们常常会惊讶地发现禁食变得容易和舒适了许多，虽然禁食的过程仍然谈不上令人愉悦，但也远非难以忍受。

之所以会出现这种现象，是因为身体正在适应我们的饮食方式。这通常需要一个过程，因为葡萄糖、脂肪酸和氨基酸的代谢是由不同的细胞、酶和维生素共同参与完成的。

一旦饮食提供的葡萄糖、脂肪酸和氨基酸的比例与身体自噬所释放的比例相同，我们就为禁食做好了充分准备，此时禁食便会容易许多。

但如果我们通过饮食所摄入的营养素的情况与身体自噬时的情况存在较大差异，禁食就会困难得多。实行高碳水化合物饮食法的话，身体需要代谢大量碳水化合物，从而造成脂肪酸代谢不足。这类饮食法的实行者如果开始禁食，身体通过自噬所获得的能量有65%来自脂肪酸，仅有13%来自葡萄糖。由于所获得的葡萄糖水平远低于平时的水平，细胞会因无法适应这种状况而陷入饥饿状态。

读者反馈：PHD 和禁食帮我重塑体格

在实行"标准 PHD"（也称"极低碳水化合物 PHD"）大约 6 个月后，我在 3~4 个月的时间里进行间歇性禁食，取得了很好的成效——体重减轻了，肌肉量却未明显减少。

我每周都会进行一次举重训练，并会在训练当天将碳水化合物的摄入量增加到 200 g 以上。相比之下，我在非锻炼日的碳水化合物摄入量仅为每天 60~90 g。我的蛋白质摄入量较为稳定，保持在每天 130~150 g。而且我一直坚持实施 16/8 禁食法。

通过限制热量摄入（锻炼日为 2 000 kcal，非锻炼日为 1 600 kcal），我在 9 个月内成功减重 11 kg。每隔一段时间，我会休息几周，并通过食用纯脂肪食物的方式弥补 400 kcal 的热量差（在此期间每天摄入约 2 000 kcal 热量）。这样看起来我摄入了过量的热量，但实际上我的体重一点儿都没增加。重新开始实行"1 600 / 2 000"式饮食法后，我会严格限制每日热量摄入量。在此期间，我的力量没变，有时还有所提高（可通过体重及 / 或负重时间检测）。

所以，我成了 PHD 的拥趸。虽然我以前也很瘦，但我的体脂率从来没有像现在这样低过。

来自加利福尼亚州帕洛阿尔托市的约翰·达维（John Davi）

所能提供的宏量营养素的比例与人体组织中的比例相当的饮食方式最天然。因此，你应该遵循"量己为食"的原则，从而使身体为禁食做好准备，减轻禁食期间的饥饿感。

本章小结

和其他疾病一样，肥胖症也是由多种因素造成的。但无论是什么因素，通过饮食摄入与人体组织中的比例相当的宏量营养素都会令减肥变得更加容易。

瘦肉组织中的细胞更倾向于吸收可以用作结构性分子的营养素，即它们只接受特定的结构性分子。

按照瘦肉组织中宏量营养素的比例进食能够让所有细胞（不仅仅是脂肪细胞）吸收更多的热量。此时，多余的热量会转化为有用的人体组织（如新的肌肉），而非形成多余的脂肪囤积在腰部。由于肌肉是主要的能量处理组织，而脂肪组织是储存能量的场所，将多余的热量引向肌肉有利于生肌，从而成功地消除多余的热量。

　　但如果你的营养素摄入比例不正确，瘦肉组织会排斥多余的热量，这些热量最终会以脂肪的形式在脂肪组织中储存起来。如果脂肪组织发生病变导致脂肪无法从脂肪组织转移到肌肉进行处理，脂肪便会堆积。

　　所以，"量己为食"是在帮身体的忙：身体更容易形成有益的组织，无用的脂肪组织也会更容易消失。

第四章

母乳对人类饮食的启示

脂肪并不可怕。

什么是婴儿的最佳食物？答案我们都知道，是母乳。一般而言，在婴儿刚出生的 4~6 个月内，母乳可以说是婴儿唯一的食物；在之后的一段时间里，母乳依然是婴儿饮食的一部分。

成分经优化的母乳

刚出生不足 6 个月的婴儿仍然相当脆弱。即便在人类已掌握各种能成功降低婴儿死亡率手段的今天，在 58 岁以下的人群中，婴儿的死亡率也高于其他年龄段人群的死亡率。[1]

史前时期的婴儿生命更脆弱。现代采猎者族群中婴儿的死亡率为 10%~30%[2]，这一数字在旧石器时代应该更高[3]。考虑到婴儿的高死亡率，任何能提高婴儿存活率的基因突变都会成为人类进化的方向。母乳的成分在很大程度上是由母体基因决定的，因此婴儿的死亡率自然也会受到进化选择的影响。可以肯定的是，人类进化会优化母乳的成分，使其成为营养全面的、适合婴儿的完美食物。

母乳通常是优选

与配方奶喂养的婴儿相比，母乳喂养的婴儿在健康方面更具优势。母乳喂养的婴儿的传染病死亡率要低得多。一项来自巴西的研究发现，非母乳喂养的婴儿因腹泻和呼吸道感染而死亡的概率分别是纯母乳喂养婴儿的 14.2 倍和 3.6 倍。而部分母乳喂养的婴儿因腹泻和呼吸道感染而死亡的概率分别是纯母乳喂养婴儿的 4.2 倍和 1.6 倍。[4]

母乳喂养还能带来长期有益的影响。促进母乳喂养的干预试验（PROBIT）发现，母亲遵循世界卫生组织关于母乳喂养的倡议的孩子 6 岁时的 IQ 比母亲未遵循该倡议的孩子的 IQ 高 5.9 分，前者的学业成绩也比后者的更加突出。[5] 另一项研究表明，母乳喂养的孩子 8 岁时的 IQ 比配方奶喂养的孩子的 IQ 高 8.3 分。[6]

母乳的成分

除了水之外，母乳的主要成分还包括以下几种。[7]

- **乳糖（由葡萄糖和半乳糖组成，二者均为单糖）**。母乳中乳糖的含量一般为 70 g/L。
- **脂肪**。母乳中脂肪的含量一般为 40 g/L。
- **人乳低聚糖**。人乳低聚糖是一类特殊的糖。和膳食纤维一样，人类无法消化这种糖，但它们能为肠道菌群提供食物。母乳中人乳低聚糖的含量一般为 15 g/L。
- **蛋白质**。母乳中蛋白质的含量一般为 8 g/L。

接下来，我们将根据母乳中的各种成分来探究什么才是最适合婴儿和成年人的食物。

宏量营养素

母乳中各种宏量营养素的供能比分别为：脂肪 54%，碳水化合物（人乳低聚糖不计）39%，蛋白质 7%。[8]

由此可见：

- 母乳中的大部分热量来自脂肪；
- 碳水化合物所提供的热量居第二位；

- 蛋白质提供的热量最少。

不仅仅是人类，所有哺乳动物都是如此。例如，牛奶中脂肪、碳水化合物和蛋白质的供能比分别为 52%、29% 和 19%。

从这个层面来说，母乳与旧石器时代人类的饮食结构相似，当时的饮食也是脂肪的供能比最高，碳水化合物和蛋白质的供能比次之。

脂肪酸

母乳中的脂肪通常以多种脂肪酸的形式存在。下面是人分娩后第 16 天母乳中所含的脂肪酸。[9] 我们将这些脂肪酸分为 5 种。

- **短链和中链饱和脂肪酸**。这两种脂肪酸在人体内不具备任何结构性作用，它们会直接进入肝脏，并在肝脏中转化为酮体，为大脑提供营养。
- **长链饱和脂肪酸和单不饱和脂肪酸**。这两种脂肪酸是人体全身细胞的细胞膜所含的主要脂肪酸。
- **ω–6 多不饱和脂肪酸和 ω–3 多不饱和脂肪酸**。多不饱和脂肪酸在人体内发挥着重要的作用，能够提高细胞膜的流动性，同时还是氧化应激的信号分子和传感器。

母乳中约 72% 的脂肪是长链饱和脂肪酸和单不饱和脂肪酸，二者都是细胞膜的主要成分，也是人体中含量最丰富的脂肪酸。

由表 4–1 可知，母乳中含有较高水平的多不饱和脂肪酸，它们能够促进婴儿大脑的发育。我们通常可以在快速发育的婴儿大脑中检测到较高水平的多不饱和脂肪酸。27.1% 的大脑脂肪酸为多不饱和脂肪酸，其中 ω–6 多不饱和脂肪酸的占比为 15.4%，ω–3 多不饱和脂肪酸的占比为 11.7%。[10] 相比之下，身体其他部位所含的多不饱和脂肪酸要少得多。

对大脑不再发育的成年人来说，饮食中多不饱和脂肪酸的最佳供能比应低于母乳中多不饱和脂肪酸的供能比，即应低于 9.6%。

令人惊讶的是，母乳中含有大量的短链和中链饱和脂肪酸，但它们在人体中并不发挥任何结构性作用。（事实上，短链饱和脂肪酸对肠道菌群而言十分危险，因为肠道菌群会将它们整合到细胞中；而一旦进入细胞，短链饱和脂肪酸会破坏肠道菌群的细胞膜，从而导致细胞死亡。这也是短链和中链饱和脂肪酸具有抗炎作用的原因。）母乳中的短链和中链饱和脂肪酸会在婴儿肝脏中转化为对神经具有保护作用的酮体，为婴儿大脑的发育提供支持。

表 4-1　母乳中各类脂肪酸的占比和供能比

脂肪酸类型	在母乳脂肪中的占比	供能比
短链和中链饱和脂肪酸	10.4%	5.6%
长链饱和脂肪酸	34.2%	18.5%
单不饱和脂肪酸	37.6%	20.3%
ω–6 多不饱和脂肪酸	14.6%	7.9%
ω–3 多不饱和脂肪酸	3.2%	1.7%

PHD 科学依据
酮体对大脑的作用

　　短链和中链脂肪酸被输送到肝脏后，经肝脏代谢产生酮体。（酮体是一种水溶性小分子，脂肪代谢能产生酮体，酮体也可以像脂肪一样代谢产生能量。）然后，酮体被运输至人体各处，并主要作为合成胆固醇和饱和脂肪酸的原料被大脑吸收，为大脑提供能量。

　　事实证明，酮体是一种对婴儿的生存至关重要的物质。丧失酮体利用能力的小鼠在出生后 48 小时内便会死亡，即便补充葡萄糖也无济于事。[11] 对人类而言，大脑的主要脂质成分（如胆固醇）几乎都是利用酮体"制造"的。而且轻微提高酮体的水平似乎能够极大地改善婴儿的大脑功能。[12]

　　生酮饮食法（可产生大量酮体的饮食方式）对许多大脑疾病和神经系统疾病都有治疗作用，这也是酮体对婴儿大脑如此重要的原因。少量或偶尔食用能生酮的食物有助于预防阿尔茨海默病和帕金森病等疾病。

人乳低聚糖

　　母乳中含有约 200 种不同的人乳低聚糖。人乳低聚糖是一类特殊的糖，起着类似成年人饮食中的膳食纤维的作用。虽然母乳中的人乳低聚糖无法直接被消化，但它们不仅能为肠道中的有益菌提供食物，还可以抑制病原体附着在肠壁上。[13]

　　母乳中人乳低聚糖的含量最高达 23 g/L，因此母乳喂养的婴儿每天能从母乳中获得 10~17 g 人乳低聚糖。[14] 事实上，这种"膳食纤维"在母乳中的含量比蛋白质的含量还高！

肠道菌群"吃"了这些人乳低聚糖后会释放出短链脂肪酸（如丁酸）。这些短链脂肪酸所提供的能量占婴儿每日所需总能量的3%。这些短链脂肪酸赋予了婴儿饮食生酮的特性。

益生菌

母乳中含有乳酸菌。据悉，母乳中的乳酸菌来自母亲的肠道，它们被从肠道运输至乳腺中的白细胞内，从而进入母乳。这些乳酸菌寄生在婴儿的消化道中，能抑制致病菌生长。[15]

胆固醇

母乳富含胆固醇，含量至少为 100 mg/L。下午或晚上分泌的母乳中胆固醇的水平甚至能达到 220 mg/L。[16]

母乳喂养的婴儿每日胆固醇的摄入量为 100~200 mg，按体重比例换算，这比美国成年人正常胆固醇的摄入量足足多 10 倍。

PHD 科学依据
胆固醇恐惧症是如何毁掉配方奶粉的？

人们可能认为，婴儿配方奶粉肯定是对母乳完美还原的产物。不幸的是，事实并非如此。

婴儿配方奶粉中缺乏胆固醇。胆固醇在配方奶粉中的含量通常为 10~30 mg/L，仅为母乳的 1/10 左右。[17]

胆固醇缺乏会带来一定的后果。到 6 月龄时，母乳喂养的婴儿的血清胆固醇即可达到正常水平，但同月龄配方奶喂养的婴儿却严重缺乏胆固醇。[18] 胆固醇对神经功能和人体免疫系统的建立十分重要，缺乏胆固醇可能是配方奶喂养的婴儿 IQ 较低、传染病死亡率较高的原因之一。[19]

基于"饮食中的胆固醇可能引发心脏病"这一不实假设，人们将胆固醇妖魔化已有数十年之久。我们最好将进化选择作为判断某种物质是否有益健康的准绳。

婴儿与成年人营养需求的异同

在详细讲解母乳对现代人的饮食的启示之前，我们先来看看婴儿与成年人在营养需求方面的异同。

婴儿与成年人的主要区别是婴儿有"大脑袋"。

新生儿的体重只有成年人体重的 5%，但他们大脑的重量却已达到成年人大脑重量的 28%。1 岁婴儿大脑的重量为成年人大脑重量的 75%；在 6 岁时，这一比例会进一步增至 90%。[20] 因此，相对于身体而言，婴儿的大脑非常大；且婴儿在 1 岁之前，大脑的发育速度也比身体其他部位的发育速度快。

婴儿的大脑需要大量的能量。新生儿大脑的重量仅占体重的 11%，但却消耗了 74% 的能量。相比之下，成年人大脑的重量仅占体重的 2%，消耗的能量比例则仅仅为 23%。[21]

然而，大脑与身体其他部位对能量来源的需求存在着显著差异。大脑并不会利用大量脂肪为其提供能量，因为脂肪进入大脑的速度太慢，无法正常燃烧。

PHD 科学依据
大脑为什么不将脂肪作为能量来源？

"血脑屏障"指为大脑供血的血管的特殊行为。一般而言，血管会帮助包括脂肪在内的营养素进入组织。但在大脑中，血管的行为更加谨慎。

其中一个原因是，身体希望借此预防大脑感染。大多数病原体都有富含脂肪的细胞膜，即使是病毒也常常被包裹在"脂质容器"中。病原体通常通过脂肪颗粒的进出途径在细胞间传播。由于血脑屏障对这些途径加以限制，病原体很难进入大脑。（这也是大脑感染往往意味着血脑屏障被破坏的原因。）

但将病原体拒之门外是要付出代价的：大脑因此无法快速利用脂肪。由于脂肪进入大脑的速度太慢，大脑如果依赖为数不多的脂肪获得能量会引发风险。所以，大脑一般不会利用脂肪为其提供能量；相反，大脑的主要能量来源是葡萄糖和酮体。[22]

因为婴儿的大脑比成年人的大脑消耗更多的能量且大脑的能量来源为葡萄糖和酮体，所以婴儿对葡萄糖和酮体的需求量比成年人的需求量大得多。相对于成年人，婴儿需要：

- 通过饮食摄入更多的碳水化合物；
- 更多的短链和中链脂肪酸，二者是酮体的前体。

如果"旧石器时代饮食和自噬饮食是成年人的最优饮食"的说法是正确的，那么母乳的成分之所以如此安排也就不足为奇了。表 4-2 展示了这两种饮食与母乳中各宏量营养素的供能比。

表 4-2　旧石器时代饮食 / 自噬饮食与母乳中宏量营养素的供能比

宏量营养素	旧石器时代饮食 / 自噬饮食	母乳
碳水化合物（人乳低聚糖不计）	13%~20%	39%
短链和中链脂肪酸	约 3%	8%
其他脂肪酸	约 60%	46%
蛋白质	15%~25%	7%

与旧石器时代饮食和自噬饮食相比，母乳中碳水化合物和短链、中链脂肪酸的供能比确实较高，其他脂肪酸和蛋白质的供能比则相对较低。母乳中人乳低聚糖的存在证实了能生酮的脂肪对婴儿的重要性：经过肠道菌群的发酵，这些低聚糖会转化成短链脂肪酸，每日为婴儿提供约 3% 的能量。

读者反馈：PHD 利于哺乳

实行你们推荐的饮食法后，我收效甚大。多年来我一直苦于无法在满足母乳喂养需求和减肥之间保持平衡。过去的 6 年我是在母乳喂养或怀孕中度过的。我发现在母乳喂养期间实行低脂肪或低碳水化合物饮食法会减少泌乳量。多年来，我一直试着减少碳水化合物和脂肪的摄入，控制每日总热量的摄入，但结果都一样——乳汁不足，孩子嗷嗷待哺。自去年 12 月开始实行 PHD 以来，我的体重已经减掉了 7 kg（我还想减 5~7 kg）。但减肥并没有导致我的健康状况恶化，泌乳量也很正常。此外，我发现我的乳汁成分也发生了变化，因为孩子们（一个 2 岁，一个 10 个月大）似乎不需要我经常喂奶，他们的排便也很健康。

梅格（Meg）

本章小结

母乳成分分析能为我们提供有关最适合婴儿的饮食的一切信息，能为我们提供最适合儿童的饮食的大量信息，还能为我们倡导的成年人饮食理念提供依据。

由母乳成分可知，饮食中每日碳水化合物的供能比应为 39%，这一比例随着婴儿长大成人逐渐下降。但母乳并不能告诉我们成年人的最佳碳水化合物摄入量，因此我们需要更多的证据。但可以肯定的是，自噬饮食中碳水化合物的供能比太低，旧石器时代饮食中碳水化合物的供能比可能也不足，旧石器时代成年人饮食中碳水化合物的供能比为 20%~35%。

母乳为我们提供了成年人多不饱和脂肪酸最佳摄入范围的上限。虽然母乳中多不饱和脂肪酸的供能比仅为 9.6%，但婴儿急需多不饱和脂肪酸来为快速发育的大脑提供支持。脑容量稳定的成年人对多不饱和脂肪酸的需求则少得多。

母乳的成分向我们证明，所有年龄段的人都应该将饱和脂肪酸和单不饱和脂肪酸作为其最大的热量来源。因此，我们没有理由畏惧脂肪！

第五章

其他哺乳动物的饮食
对人类饮食的启示

与植食性动物的饮食类似的饮食有助于保持健康，但素食却不能！

守卿信佛的朋友过去经常劝她改吃素，同时还会举例："你看牛和马多壮实，为什么不吃素，变得和它们一样强壮呢？"

但狮子、老虎和狼都是肉食性动物，它们也很强壮，所以这个论点也就不攻自破了。

然而，上述现象引出了一个有趣的话题。为什么动物的饮食如此多样？人类能从动物的饮食中获得什么启示？如果动物的饮食与人类的饮食毫无关联，那么科研人员为什么还要花那么多时间去研究小鼠？难道他们都没事干？（请不要回答最后一个问题。）

如果我们告诉你所有哺乳动物的饮食结构几乎相同，你可能认为我们疯了，因为羊吃草，狮子吃肉，它们的饮食结构怎么看都不同。

但如果这些动物的饮食差异只是表面现象呢？请看下列事实。

- 牛奶，准确来说应该是人之外的所有哺乳动物的奶，在宏量营养素组成方面与人乳十分相似——脂肪的供能比最高。

- 哺乳动物各身体成分的构成比例相似——它们细胞组成成分中脂肪和蛋白质的比例大致相同，且在饥饿状态下都会启动自噬机制。所以，哺乳动物启动自噬机制时所消耗的脂肪、蛋白质和碳水化合物的比例相似。

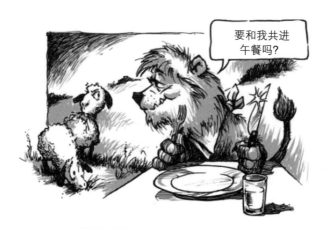

狮子和羊永远吃不到一块去……还是？

由上述事实可知，哺乳动物对各宏量营养素的需求量相当。那么，为什么它们吃的食物会有如此大的差异呢？

食物转化为营养素被吸收的过程

造成上述差异的根源在于消化过程。食物是哺乳动物吃下的东西，营养素则是食物经过消化被身体利用的东西。换句话说，食物被消化道转化成了营养素。

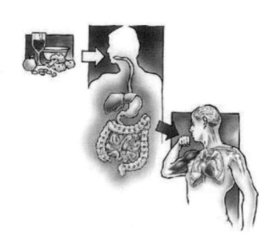

食物向营养素的转化是一个简单的过程。消化道不仅将食物分解成营养素，还把某些营养素转换成其他营养素。

在大多数哺乳动物的消化道内，最重要的营养素转化过程是肠道菌群将碳水化合物（包括膳食纤维）发酵成脂类物质，尤其是短链饱和脂肪酸，如丙酸和丁酸。之后，这些短链饱和脂肪酸被运送至身体各处，既可以延长为能够供组织利用的饱和脂肪酸，也可以通过分解生成能够提供能量的酮体。

所有素食或主要以植物为食的哺乳动物的消化道内都有专门用于细菌发酵的场所。根据发酵位置，可将这些动物分为前肠发酵动物和后肠发酵动物。反刍动物——牛、绵羊和山羊——属于前肠发酵动物，它们主要在专门用于发酵的瘤胃里消化食物。就其他动物（诸如大猩猩）而言，发酵一般发生于消化道的后半部分，即结肠中。

我们先来研究各种哺乳动物吃下去的食物在消化之后的情况。

西部低地大猩猩

以100 g食物为例，野生西部低地大猩猩饮食中宏量营养素的组成情况如表5–1所示。[1]

表 5–1　野生西部低地大猩猩的饮食结构

宏量营养素	质量（g）	单位热量（kcal）	热量（kcal）	供能比
脂肪	0.5	9	4.5	2.3%
碳水化合物（不含膳食纤维）	7.7	4	30.8	15.9%
蛋白质	11.8	4	47.2	24.4%
膳食纤维	74	1.5	111	57.4%

野生西部低地大猩猩的饮食看起来类似于低脂饮食，不是吗？因为脂肪的供能比只有2.3%。

但上表提供的数据是野生西部低地大猩猩吃进去的（食物中的）营养素而非经消化道转化后吸收的营养素的数据。

请注意野生西部低地大猩猩饮食中真正重要的成分：膳食纤维。因为膳食纤维进入野生西部低地大猩猩身体后会被肠道菌群发酵。在发酵膳食纤维的过程中，肠道菌群可以从每克膳食纤维中获取4 kcal的热量，并将其中1.5 kcal的热量返还给野生西部低地大猩猩。虽然膳食纤维的能量密度极低，但鉴于野生西部低地大猩猩所摄入的膳食纤维极多（100 g食物中含有74 g膳食纤维），由它们转化而成的短链饱和脂肪酸能提供约 57% 的热量。

膳食纤维被转化成短链饱和脂肪酸。短链饱和脂肪酸还可以进一步转变为中链和长链饱和脂肪酸或不饱和脂肪酸。所以，经过身体转化，饱和脂肪酸和单不饱和脂肪酸为野生西部低地大猩猩提供了 58% 的热量（表 5-2）。

由于短链脂肪酸无法转化成多不饱和脂肪酸，因此多不饱和脂肪酸只能从饮食中获取。从表 5-1 可知，野生西部低地大猩猩饮食中脂肪的供能比仅为 2.3%，虽然我们尚不清楚野生西部低地大猩猩饮食中各类脂肪酸的确切含量，但多不饱和脂肪酸的供能比肯定不高于 2%。

与旧石器时代的采猎者和母乳喂养的婴儿一样，野生西部低地大猩猩所需的大部分热量也是由饱和脂肪酸和单不饱和脂肪酸提供的，少部分热量来自碳水化合物和蛋白质。

表 5-2   野生西部低地大猩猩经身体修正后的饮食结构

宏量营养素	供能比
多不饱和脂肪酸	<2%
饱和与单不饱和脂肪酸	58%
碳水化合物（不含膳食纤维）	15.9%
蛋白质	24.4%

牛、绵羊和山羊

反刍动物进化出了专供细菌消化植物性食物的器官。在这些器官中，细菌会将发酵碳水化合物得到的热量全部吸收，同时将具挥发性的短链脂肪酸作为副产品释放出来。这些短链脂肪酸被输送至肝脏，肝脏则利用它们提供能量并制造糖类、酮体和脂肪，供身体其他部位使用。

理查德·鲍恩（Richard Bowen）博士是这样总结牛、绵羊和山羊获取能量的方式的：

> 瘤胃发酵产生大量挥发性脂肪酸（VFA），这些挥发性脂肪酸至关重要，因为它们为反刍动物提供了 70% 以上的能量……
>
> 在肝脏内，丙酸是葡萄糖异生作用的重要底物，而葡萄糖异生作用对反刍动物极为重要，因为几乎没有葡萄糖能够抵达小肠并被吸收。[2]

经过肠道处理后，饮食为反刍动物提供的宏量营养素的供能比大致如下所示：

- 碳水化合物的供能比为 0%；
- 蛋白质的供能比为 18 %；
- 丙酸、丁酸和其他短链脂肪酸的供能比为 70%；
- 长链脂肪酸的供能比为 12%。

之后，肝脏将短链脂肪酸转化为酮体、葡萄糖、饱和脂肪酸和单不饱和脂肪酸，以满足身体的需求。

所以，反刍动物的饮食也是一种多不饱和脂肪酸供能比较低的高脂肪饮食。

狼、犬科和猫科动物

大多数野生肉食性动物几乎所有的能量来源都是动物肉。例如，狼从掉落的水果中获得的热量仅占 5% 左右，90% 以上的热量来源于动物肉。

你可能认为野生肉食性动物的饮食是一种高蛋白质饮食，但其实它们更喜欢吃猎物的脂肪部分。巴里·格罗夫斯（Barry Groves）指出："这一点在鬣狗身上尤其明显，它们的下颚和牙齿能咬碎长骨和头骨，从而获取骨髓和大脑内丰富的脂肪。"[3] 肉食性动物常常只吃猎物的脂肪部分，将瘦肉丢给腐食性动物。所以我们可以得出一个结论：肉食性动物饮食中脂肪和蛋白质的比例至少与复制型自噬饮食中的比例相同——脂肪和蛋白质的供能比分别约为 74% 和 26%。

如果猎物的脂肪中有 15% 的成分是多不饱和脂肪酸[4]，那么肉食性动物饮食中各宏量营养素的供能比通常如下所示：

- 碳水化合物的供能比为 5%；
- 蛋白质的供能比为 23%；
- 饱和脂肪酸和单不饱和脂肪酸的供能比为 61%；
- 多不饱和脂肪酸的供能比为 11%。

猫科动物通常不通过饮食摄入碳水化合物。肉食性动物的肝脏通常能够利用蛋白质制造葡萄糖，从而满足神经细胞和免疫细胞的需求。

小鼠

啮齿类动物是杂食性动物，会在野外吃很多种子，而种子通常含有大量脂肪。

实验用小鼠通常被喂以谷物，但谷物淀粉含量很高。所以实验用小鼠的饮食属于高碳水化合物饮食。

但小鼠自身到底想吃什么呢？当科研人员不加限制地让小鼠自行选择食物（高碳水化合物食物、高脂肪食物或高蛋白质食物）时，大多数品系的小鼠都会选择脂肪作为热量的主要来源。在一项涵盖 13 个小鼠品系的研究中，9 个品系的小鼠选择了脂肪作为热量的主要来源，仅有 2 个品系的小鼠选择了碳水化合物。[5]

当科研人员让一种因采用 "40% 碳水化合物来源的热量 +40% 脂肪来源的热量" 的饮食方式而患上肥胖症和糖尿病的野生小鼠自行挑选食物时，它们饮食中碳水化合物、脂肪和蛋白质的供能比分别为 5.5%、82.5% 和 12.0%。经证明，这种饮食方式可以很好地控制肥胖症和糖尿病的发展。在同一项研究中，因接受基因改造而更容易患肥胖症和糖尿病的转基因小鼠选择的饮食中碳水化合物和脂肪的供能比分别为 2.2% 和 85.1%。结果发现，"它们的肥胖症发病率……仍然比进行高脂肪、高碳水化合物的西式饮食的小鼠的肥胖症发病率低……而且没有表现出高血糖的迹象。它们的进食次数更少，且空腹血糖水平也降低了。"[6]

我们虽然无法从通过选择高脂肪饮食（饮食中 85.1% 的热量来自脂肪）来避免肥胖的转基因小鼠身上做出推论，但我们可以发现，大多数野生小鼠倾向于选择通过食用高脂肪食物来获取大部分热量，而饮食中的碳水化合物和蛋白质为其提供的热量较少——这一模式与我们从人之外的哺乳动物的饮食、人类的饮食和所有哺乳动物的母乳中反复观察到的宏量营养素的构成模式相同。

小结：哺乳动物饮食中各宏量营养素的供能比

无论哺乳动物吃的是什么，这些食物为其身体提供的各宏量营养素的供能比均相当：

- 碳水化合物的供能比为 0%~16%；
- 蛋白质的供能比为 15%~25%；
- 饱和脂肪酸和单不饱和脂肪酸的供能比为 56%~77%；
- 多不饱和脂肪酸的供能比为 1%~11%。

不过，人体所需的碳水化合物应该更多（因为需要为大脑提供能量），而所需的蛋白质和脂肪应该更少。据此我们可以推断：人类的最优饮食中碳水化合物的供能比应约为 20%，蛋白质的供能比应约为 15%，饱和脂肪酸和单不饱和脂肪酸的供能比应约为 60%，多不饱和脂肪酸的供能比应约为 5%。

为什么人类需要从其他哺乳动物的饮食中获得启示？

消化道和肝脏负责将食物转化为人体所需的营养素。肠道能将膳食纤维转化为短链脂肪酸；肝脏则将某些营养素转化成其他营养素。

如果一种生物丧失了转化营养素的能力，会造成什么后果？

这种情况已经在人类身上发生：与类人猿和其他哺乳动物相比，我们"失去了"我们的肠道。

表5-3展示了人类与其他灵长类动物的大脑、肝脏和肠道所占身体比例的情况。[7]

表5-3 人类与其他灵长类动物大脑、肝脏和肠道的占比

器官	占比	
	人类	其他灵长类动物（根据体形计算）
大脑	2.0%	0.7%
肝脏	2.2%	2.5%
肠道	1.7%	2.9%

与其他灵长类动物相比，人类的肝脏和肠道所占身体的比例分别小了大约1成和4成。这意味着人类将营养素搭配不当的食物转化为维持健康所需的营养素的能力较弱。

在将膳食纤维转化为短链脂肪酸方面，人类的表现更加糟糕。在灵长类动物体内，这一过程是在大肠的结肠段完成的。小肠是易消化的营养素——葡萄糖、氨基酸和脂肪酸——被吸收的场所。人类和类人猿的部分消化器官，特别是小肠与大肠在肠胃中所占的比例如表5-4所示。[8]

表5-4 人类和类人猿的大肠、小肠、胃在肠胃中的占比

物种	大肠	小肠	胃
大猩猩	60%	14%	26%
黑猩猩	57%	23%	20%
人类	17%	66%	17%

结肠较小的人类最多只能从膳食纤维中获取7%的能量[9]，人类消化膳食纤维的能力远远不如黑猩猩和大猩猩，它们能从膳食纤维中获取60%的能量。目前已知的人类每日饮食中，膳食纤维最多只有86 g（约130 kcal）——供能比仅约为6%。[10]

旧石器时代饮食几乎能满足人体的全部营养需求，以至于人类不再需要庞大的消化道。通过进化，人类的结肠容量降低了80%，肝脏也缩小了不少。

这意味着，和其他哺乳动物一样，当我们的消化道向身体输送大量脂肪、少量碳水化合物和少量蛋白质时，我们将处于最佳状态。但与其他哺乳动物不同的是，

人类缺乏将营养素搭配不当的食物转化为适当比例营养素的能力，特别是通过发酵将大量蔬菜成分转化成脂肪的能力。

与其他哺乳动物相比，人类更需要进行天然饮食，即高脂肪低碳水化合物低蛋白质饮食。

PHD 科学依据
人类饮食的多样性

所有人都应该实行相同的饮食法吗？

所有哺乳动物所需的营养素的比例相当，但消化道的差异决定了它们需要食用哪些食物以获得这些营养素。

如果最优饮食是由消化道决定的，那么我们有理由相信人与人之间的最优饮食同样存在差异。人都有相同的营养需求，但如果不同的人的消化道存在差异，那么不同的人的最优饮食方式可能也有所不同。

事实上，有证据表明人类在消化道结构上存在差异。与欧洲人相比，非洲人的结肠略大，这表明非洲人在进化过程中更注重植物性食物，他们将膳食纤维发酵成短链脂肪酸的能力也更强。欧洲人的结肠略小，这表明他们在进化过程中更注重动物性食物。[11]

我们在前文提到过唾液淀粉酶基因拷贝数的差异情况，唾液淀粉酶有助于淀粉的消化。在全世界范围内，人类平均拥有 7 份唾液淀粉酶基因拷贝，但因存在个体差异，人类该基因的拷贝数介于 2~15 之间。[12] 个体拥有的唾液淀粉酶基因拷贝越多，对淀粉的消化能力和对血糖的调节能力就越强。

疾病和肠道菌群也会影响人类最优饮食的选择

所有人的肠道菌群都是独一无二的。肠道菌群可以帮助肠道消化食物并改变其免疫功能，因此个体之间的肠道菌群的差异会造成他们的最优饮食存在差异。

疾病和感染会破坏人的消化能力，从而使其最优饮食发生改变。我们一直倡导的观念是"健康的人都是相似的，而不健康的人各有不同"。[13]

从某些方面而言，人的最优饮食会因疾病而发生变化是一个好消息，因为这样人就可以通过改变饮食治疗疾病。

结论

由于消化道、唾液淀粉酶基因拷贝数、肠道菌群和所患疾病等不同，不同的人的最优饮食确实存在差异。但这些差异可能很小。膳食纤维的供能比极低，所以即使一个人的结肠比另一个人的大 20%，也不会造成多大影响。同样，几乎所有人的消化道都能分泌足够的淀粉酶来充分消化淀粉。

因此，对人类健康最有益的饮食极有可能并不存在巨大的个体差异。也就是说，我们没有理由认为人类的最优饮食会随着血型或消化道之外的器官发生生理变化而变化！

三种食性的哺乳动物的饮食策略

虽然哺乳动物通过饮食所获得的各宏量营养素的比例相似，但我们仍然可以梳理出杂食性动物、植食性动物和肉食性动物饮食方面的一些异同。

为了满足身体对营养素的需求，不同食性的动物的饮食都拥有一套独特的策略。

- 杂食性动物通过饮食摄入足量的碳水化合物来满足身体对葡萄糖的需求。
- 植食性动物可以从食物中获取少量葡萄糖，但其每日所需 70% 的热量来源于肠道菌群发酵生成的短链脂肪酸。含有偶数个碳原子的短链脂肪酸可以在肝脏中转化为酮体，从而为神经元提供营养，减少身体对葡萄糖的需求；含有奇数个碳原子的短链脂肪酸则可以用来制造葡萄糖。
- 肉食性动物极少或从不通过饮食直接摄入碳水化合物，相反，它们利用蛋白质制造葡萄糖来满足身体对葡萄糖的需求。

上述三种策略确保这些动物在进化上取得了成功，这表明它们都能使哺乳动物保持良好的健康状况。哺乳动物的饮食策略对人类的启示如下。

- 大多数哺乳动物通过肝脏制造而非直接从食物中获得葡萄糖，从而满足自身对葡萄糖的需求。这表明，通过饮食直接获得的葡萄糖略少于人体的需求以维持较低的血糖水平对健康可能更有利。因此，低碳水化合物饮食可能对人体更有益。
- 哺乳动物饮食中短链和中链脂肪酸的供能比跨度较大——0%~70%，这说明人类可以放心摄入短链和中链脂肪酸。因此，由短链和中链脂肪酸提供大部分热量的生酮饮食，如椰子油（其中 58% 是中链脂肪酸）含量高的饮食，可能是可行的人类饮食策略。而且生酮饮食还有助于治疗某些疾病。

　　我们认为，人类最优饮食的秘密一直就蕴藏在哺乳动物身上！哺乳动物的饮食为我们提供了可靠的指南，告诉我们身体的营养需求，从而帮助我们确定该吃什么。

本章小结

　　细胞的基本结构——富含蛋白质的细胞内腔被脂肪膜包围着——数十亿年来没有发生丝毫改变。饥饿状态下，细胞通过自噬获取能量的模式也没有改变。因此，所有哺乳动物都有相似的宏量营养素需求也就不足为奇了。

　　哺乳动物的饮食确实存在差异——有的只吃植物，有的只吃肉，但这是消化道差异造成的，而不是因为它们的身体有不同的营养需求。

　　所有哺乳动物的饮食所提供的宏量营养素的比例大体相似，即大量的脂肪以及少量的碳水化合物和蛋白质。在典型的哺乳动物饮食中，碳水化合物的供能比为10%，蛋白质的供能比为20%，饱和与单不饱和脂肪酸的供能比为65%，多不饱和脂肪酸的供能比为5%。由于人类的脑容量更大，因此我们需要对这一比例进行调整。在此基础上进行调整后的人类最优饮食中，碳水化合物的供能比为20%~30%，蛋白质的供能比为15%，饱和与单不饱和脂肪酸的供能比为50%~60%，多不饱和脂肪酸的供能比为5%。

　　这与旧石器时代饮食、自噬饮食和优化后的母乳中各宏量营养素的供能比惊人地相似！

第六章

可口的饮食

健康的食物味美可口，每一餐都应该是可口的！

"若无进化之光，生物学毫无道理。"这是特奥多修斯·杜布赞斯基（Theodosius Dobzhansky）的名言。其实，我们的味觉也是如此。

为什么有些东西尝起来很苦？我们能感知食物中有毒物质的存在，而苦味使我们远离这些有毒的食物。

食物可口的根源是什么？为什么我们的大脑进化得只对特定的食物搭配产生享受感？

觅食效率与健康

毫无疑问，经过进化，人类倾向于最大程度提高采集效率。人类饮食的主要组成部分是易获得的食物，这一观点又被称为"最优觅食理论"。（其实，将其称为"懒惰觅食理论"或者"困难最小觅食路径理论"似乎更加贴切。）但我们不能据此得出"简单的食物收集是影响人类饮食的唯一因素"的结论。迈克尔·希恩（Michael

Sheehan）曾说："人类做出的决定是为了将净能的利用效率最大化。"[1]

但这种言论失之偏颇，因为进化同样选择了健康饮食。仅仅追求能量效率是不够的，动物还要摄入比例适当的营养，要避免摄入毒素，要选择对肠道有益的细菌（如某些食物中的益生菌），要避开可能致病的腐烂食物。

经过进化，大脑形成了一套引导我们健康饮食的奖赏机制。这套奖赏机制会让人对有益的食物产生喜欢和渴望之情：吃了健康的食物或健康饮食后，大脑会产生愉悦感；而对健康食物的渴望则会推动我们努力获得更多健康的食物。

假如你是旧石器时代的人。你是喜欢立等可取的腐肉呢，还是喜欢花半个小时才能捕获的新鲜动物肉呢？如果你选择了后者，那是因为你体内的食物奖赏机制完胜懒惰觅食机制。

食物奖赏机制可靠吗？

如果体内的食物奖赏机制能够一直引导我们吃健康的食物，那我们就可以高枕无忧了。但不幸的是，这套机制并不完善。

饮食失调者的食物奖赏机制会发生紊乱，进一步促进他们以不健康的方式进食。

但即使饮食健康，体内的食物奖赏机制有时候也会误导我们进食。

以碳水化合物的摄入为例。我们已经知道，旧石器时代的采猎者很容易通过狩猎获得肥肉，但他们很难得到高碳水化合物的食物。他们饮食中碳水化合物来源的热量通常只占总热量的 10%~20%。假设碳水化合物来源的热量的最优占比应为30%，采猎者体内的食物奖赏机制便会让采猎者生出一种对碳水化合物的渴望，从而诱导采猎者付出额外的努力去摄入足够的碳水化合物。

读者反馈：我需要摄入碳水化合物

我终于如愿以偿地补充了一些碳水化合物。现在，我每天吃半个小红薯也能继续减肥！你们的观点是对的，补充碳水化合物虽然会造成体重增加（约 2 kg），但这只是暂时的，一段时间后体重就会减轻。之前，我甚至担心自己是不是一辈子都要进行极低碳水化合物饮食！

补充了适量的碳水化合物后，我的视力提高了，头发又开始长了出来。当我把头发扎成马尾辫时，我注意到原来发生斑秃的地方长出了新的绒发。更不可思议的是，这些问题竟然在如此短的时间内——应该连一个月都不到——就得到了解决。

梅拉妮（Melanie）

　　人类的味蕾偏好甜食（甜味），对脂肪的反应则弱得多。这表明进化在试图强化人对碳水化合物的需求，但并未就脂肪建立相同的内在机制。

　　但在糖很容易获得的现代社会，又会发生什么呢？我们在进化过程中仍然需要碳水化合物（人仍然会被糖的甜味吸引），但我们不再像旧石器时代的人类那样在付出漫长而艰苦的努力之后仍然无法获得足够的碳水化合物。食物奖赏机制仍然鼓动我们去摄取碳水化合物，但懒惰觅食机制不再受到抑制。

　　其结果可能是，生活在现代社会的我们摄入了过量的碳水化合物，尤其是果糖。图 6-1 体现了世界各国饮食中碳水化合物的供能比相对人均 GDP 的变化情况。[2]

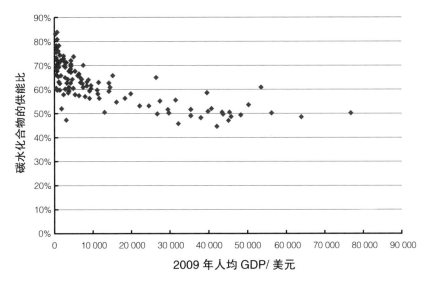

图 6-1　碳水化合物的摄入与收入

　　在贫穷国家，人们多进行高碳水化合物饮食，因为他们只能吃到小麦、玉米、大米和高粱之类的谷物。随着收入的增加，人们会购买更多的动物性食物，碳水化合物的摄入也随之减少。但高收入人群所摄入的碳水化合物减少得有限，且摄入水平逐渐趋于平稳。即便人们能够自由选择食物，饮食中碳水化合物的供能比仍高达45%~50%。

　　如果我们基于母乳成分的进化推理是正确的，那么婴儿每日通过碳水化合物摄入 39% 的热量，而成年人的这一比例应为 30% 左右。这表明全球所有人的碳水化合物摄入量都已经超标。

　　我们推断，之所以会这样，是因为食物奖赏机制有时也会"越界"。由于进化压力的存在，旧石器时代人类碳水化合物的摄入不足（饮食中碳水化合物的供能比低于 15%），于是碳水化合物对他们而言是美味、香甜、有益的代名词。但在现代社会，碳水化合物很容易获得，食物奖赏机制会对摄入碳水化合物给予过度奖赏，从而导致大多数人过量摄入碳水化合物。

PHD 科学依据
肥胖是由大脑和食物之间脱节造成的吗？

2011 年 11 月，电视节目《60 分钟》（60 Minutes）做过一次题为"调味师"（The Flavorists）的有趣报道。这篇报道讲述了奇华顿（Givaudan）食用香精香料公司是如何让加工食品变得诱人的。

奇华顿的调味师们深入果园和田野，寻找可以用化学方法分离出来的天然香料，以将其添加到食物中，使食物更加可口。作为他们发现的天然香料之一，海狸香是海狸在标记领地时随尿液一起分泌的物质，味道与树莓和香草的相似。因此，含有海狸香的食品外包装上会标注"天然树莓口味"。

数十年来，食品生产商一直在学习如何使用最便宜的（但不一定是最健康的）材料制作食品，并添加经化学手段分离出的香料来改善食品的口感。这也是包装食品的成分如此复杂的原因。

许多研究人员认为，这些加工食品是造成肥胖症多发的罪魁祸首。这一观点似乎是合理的：肥胖症开始流行于 20 世纪 70 年代，当时的人们很少在家做饭，加工食品的食用量也开始增加。自那以后，加工食品与天然食物之间的差异变得越来越大。

人们普遍认为，加工食品会导致肥胖，因为它们是"超级美味"，以至于人们在吃饱之后仍然管不住自己的嘴。（你是否有过这样的经历：在餐厅吃了牛排和土豆，摸摸肚子说"我一口都吃不下了"，但当甜点上桌后，又忍不住大快朵颐起来？牛排和土豆确属美味，但甜点是"超级美味"。）垃圾食品通常都披着"超级美味"的外衣：你只消尝一片多力多滋超浓芝士味玉米片，不知不觉就会吃掉一整袋，然后还会去商店买更多袋回来。

这里有一则有关现代食品具有高度奖赏性的短评：

> 在现代"致肥环境"中，食物的高度奖赏性（而非饥饿）成了人们进食的主要驱动力。尽管会引发健康问题，但人们仍然很容易过量食用可口的食物——它们通常含有大量热量、糖或脂肪。[3]

另一则评论称：

> 这些发现均表明，当食物的适口性或奖赏性大大超出基因的适应能力时，肥胖便开始在动物和人类中间蔓延。[4]

尽管这些观点有确凿的实验依据——没有什么比"自助式饮食"（cafeteria diet）提供的"超级美味"（垃圾食品）更能让大鼠发胖的了，但我们认为大量食用加工食品造成的营养不良同样值得引起重视。

经过进化，大脑的食欲调节机制倾向于让身体得到良好的营养供应。人类进化出了复杂的机制来优化自己的各种活动。例如，人类进化出了感知身体营养状况的机制，该机制会在人体营养不足时促进食欲，并在人获得良好的营养支持之后抑制食欲。

在这一机制下，可口的食物本身并不会致使人长期暴饮暴食。可口但营养丰富的食物可能暂时导致人饮食过量，但在上述机制的调节下，人的食量随后便会下降。只有当食物可口但营养不足，无法满足人体的营养需求时，人才会出现长期暴饮暴食的现象。不幸的是，许多现代加工食品严重缺乏天然食物（即天然植物性和动物性食物）所含有的营养素。

无论加工食品导致肥胖的原因是什么，我们都可以用一个简单的办法来解决问题：不吃没有营养的加工食品。在包装食品生产商开始用天然原料（可食用的植物性和动物性食物）生产食品之前，只有拒绝这些包装食品才能维持身体健康。这意味着你需要去超市的角落采购新鲜的植物性和动物性食物，然后回家做饭。

好消息是，如果我们吃天然的食物，我们的奖赏机制就是一个可靠的向导。和旧石器时代的时候一样，它会告诉我们什么才是对自己有益的。

读者反馈：好吃又管饱

在实行 PHD 期间，我从没感到过饥饿。现在的我可以做到享用自己能够吃的食物，而且不再怀念那些自己不该吃的食物。

大卫·S.（David S.）

> 我坚持实行 PHD 有一段时间了，这种饮食法确实抑制了我对那些"超级美味"的渴望。
>
> 怀亚特（Wyatt）

因此，食物奖赏机制确实是一个很好的饮食向导，虽然谈不上完美。我们还发现，如果我们吃的食物为身体提供的营养素人类在旧石器时代轻易就能获得，那么食物奖赏机制就能够将我们的食量调到最优。

蛋白质就是一个很好的例子。

蛋白质的摄入

一个人或一只动物每天应该摄入多少蛋白质呢？

膳食蛋白质在人体内有两大用途：

- 合成自体蛋白质；
- 转化成葡萄糖或代替葡萄糖作为能量来源。

蛋白质的摄入应该以满足身体的上述两大需求为准。为了便于讨论，我们假设每天摄入 200 kcal 蛋白质来源的热量和 600 kcal 碳水化合物来源的热量可以满足人体对蛋白质和碳水化合物的需求。因此：

- 即使碳水化合物来源的热量摄入超过 600 kcal，我们的身体还是会"渴望"摄入 200 kcal 蛋白质来源的热量；
- 如果碳水化合物来源的热量摄入低于 600 kcal，我们的身体则会"渴望"摄入 200 kcal 蛋白质来源的热量来满足人体合成自体蛋白质的需求，以及额外的蛋白质来弥补碳水化合物摄入不足带来的热量亏空——少摄入多少碳水化合物，人体就需要额外摄入多少蛋白质。

这一模式已在大鼠身上得到验证。研究人员向大鼠投喂含蛋白质和碳水化合物的食物，并观察它们停止进食时碳水化合物和蛋白质的摄入情况，结果发现：当碳水化合物摄入充足时，大鼠会在其蛋白质摄入量达到 4.6 g 时停止进食，而在此之前，它们会一直摄入碳水化合物。而且，当碳水化合物摄入充足时，大鼠的蛋白质摄入量不会超过 4.9 g。当碳水化合物摄入不足时，大鼠会额外增加蛋白质的摄入量。它们得到的碳水化合物越少，主动摄入的蛋白质越多。[5]

我们可以用两条线对数据进行拟合，如图 6-2 所示。当碳水化合物的摄入量达到约 12 g 之后，大鼠便不再在意饮食中的碳水化合物了，而是一直进食，直到蛋白质的摄入量达到 4.6 g 为止。但如果通过饮食摄入的碳水化合物低于 12 g，大鼠会额外补充蛋白质。其原因可能是，大鼠会用这些额外的蛋白质代替碳水化合物来制造葡萄糖。

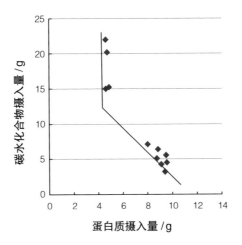

图 6-2 大鼠蛋白质和碳水化合物的摄入

PHD 科学依据
实行低碳水化合物饮食法时，身体用什么来代替葡萄糖？

大鼠每日碳水化合物和蛋白质的最佳摄入量分别为 12 g 和 4.6 g。当碳水化合物摄入量小于该阈值时，蛋白质的摄入量就会相应增加。饮食中如果不含任何碳水化合物，大鼠会摄入大约 12 g 蛋白质。

如果用于合成自体蛋白质的膳食蛋白质的用量保持在 4.6 g 不变，那么这意味着只有 7.4 g 膳食蛋白质用于代替碳水化合物来制造葡萄糖。所以，理想情况下，蛋白质只能制造出约 60% 的葡萄糖。亏空的 40% 的葡萄糖则需要通过燃烧脂肪产生酮体来弥补了。

大鼠似乎知道需要吃多少食物才能满足自身对碳水化合物和蛋白质的需求。人体内同样具有类似的机制。[6]

事实上，当碳水化合物摄入量大于阈值时，蛋白质的摄入量仍然固定不变，此时蛋白质的摄入量与碳水化合物的摄入量无关。这一现象十分有趣，表明蛋白质的摄入情况是决定大鼠食欲的主要因素。大鼠和人都需要获取一定量的蛋白质，都会为此不停地进食，直到满足需求为止。

这也是很多流行的饮食减肥法，如阿特金斯饮食法（Atkins Diet）和杜坎纤食法（Dukan Diet），都提倡吃高蛋白质食物的原因。尝试高蛋白质饮食的人会发现，一旦他们的蛋白质摄入达到奖赏机制希望的水平，他们的食欲就会减退，进而降低食量。这种食欲抑制持续一段时间后，他们的体重就会迅速减轻。这段时间也是节食者的兴奋期，他们甚至会告诉朋友："这种减肥法确实有效！"

不幸的是，除了蛋白质，我们还需要其他营养。在坚持实行某种饮食减肥法一段时间之后，大脑会意识到身体缺乏某些营养。于是，为了弥补缺乏的营养，这些节食者的食欲又开始提高。因此，这些饮食减肥法只能在短期内通过抑制食欲达到瘦身的目的，我们不推荐将其用作长期减肥策略。

盐的摄入

盐是受食物奖赏机制控制的另一种营养物质。

盐是一种有益的营养物质，对动物和人类来说都是如此。事实上，动物会在山里挖深洞采盐。肯尼亚埃尔贡山国家公园的奇塔姆洞（Kitum Cave）深达 213 m。人们认为，该洞之所以如此之深，是大象不断从岩壁上刮盐造成的。[7]

大猩猩咀嚼烂木头的原因一度让科研人员感到困惑，后来人们才知道了原来它们是为了得到其中的钠。[8]

美国心脏协会（American Heart Association）呼吁人们将钠的日摄入量保持在 1 500 mg 以下，但几乎没人听从这一建议。[9] 一项涵盖 33 个国家的调查发现，尽管各国的饮食习惯存在巨大差异，但钠的日摄入量均在 3 700 mg 左右[10]（约 1.6 茶匙盐）。

人类知道自己每天需要多少盐，这是有生物证据支持的。当人体内的钠水平降低时，为了保存钠，肾素和醛固酮的水平就会升高。如果盐的日食用量低于 1.5 茶匙，这些激素的水平会显著提升。[11]

因此，人体的生物机制和食物奖赏机制似乎都在向我们传递同样的信息：我们每天需要食用约 1.6 茶匙盐，或摄入 3 700 mg 的钠。

《美国医学会杂志》（The Journal of the American Medical Association）最近发表的一项研究证实了这一点。研究人员通过尿钠排出量来检测盐的食用量，并对受试者进行了为期 5 年的随访以评估其死亡率。研究发现，钠日摄入量为 4~6 g 的人死亡率最低；而钠日摄入量不足 3 g 或超过 7 g 的人死亡率都较高。[12]

PHD 科学依据
少吃盐，专家说对了吗？

多年来，人们不断地被警告要少吃盐。美国心脏协会建议人们将钠的日摄入量控制在 1 500 mg 以下。该建议基于的假设是，多吃盐会导致血压轻微升高，而高血压与心脏病和脑卒中都密切相关。所以多吃盐可能更容易引发心脏病和脑卒中。

专家给出的建议通常基于未经证实的假设，他们忽视了人类进化的选择。事实上，进化要求人类保持一定的钠摄入量。而且，研究结论并不支持少吃盐的建议。早在 2011 年夏天，在《美国医学会杂志》发表上述研究之前，一项 Cochrane 系统评价就已经发现人们尚未对吃盐造成的影响进行过长期研究；已有的短期研究并未发现减少盐的食用量对人体有明显的益处。[13]

《美国医学会杂志》发表的上述研究表明，钠日摄入量小于 2 g 的人 5 年心血管疾病的死亡风险增加了 37%。所以，任何听从美国心脏协会建议严格控制钠摄入量的人都将面临较大的死亡风险。

营养均衡搭配

营养均衡将极大地提升食物的奖赏性。例如，甜点通常既含有碳水化合物又含有脂肪。

你可能已经发现：烤土豆搭配黄油、醋和盐，非常可口；但如果让你分别单独吃烤土豆、黄油、醋和盐，你可能根本无法下咽。

所以，是进化为我们设计了食物奖赏机制，让我们把食物搭配起来吃。这种说法是有道理的，对吧？

确实如此，因为将多种食物搭配食用不仅增加了营养，还降低了毒素摄入水平。

为了获得良好的营养支持，我们需要均衡饮食，即同时摄入多种营养素。没有哪种食物包含人体所需的全部营养素。如果我们每餐都食用多种植物性和动物性食物，很容易就能达到营养均衡。食物奖赏机制鼓励我们这样做。

产生毒性是饮食不均衡引发的另一个问题。帕拉塞尔苏斯（Paracelsus）有一条著名的毒理学名言：只要剂量足，万物皆有毒。少量的毒素是无害的，但大量毒素则十分危险。这条规则同样适用于不少食物：每天吃少量白菜有益健康，但一下子吃约

1 kg 会有生命危险。最近就有一位女性因吃了太多白菜而住院 4 周。[14]

所以，食物奖赏机制鼓励我们混合搭配食用各种食物，每种食物只需适量食用即可。

搭配食用各种食物还有利于人体摄入淀粉类碳水化合物。你可能听说过"升糖指数"（GI）这一概念。这是一个反映人进食后血糖升高程度的指标。一般来说，血糖低于 140 mg/dL 是安全的，但一旦高于该水平，葡萄糖的毒性便会逐渐增强。因此，高 GI 食物更有可能造成血糖升高至危险水平。

但如果我们混合搭配食用各种食物，GI 值会急剧下降。[15]

- 脂肪有助于降低 GI 值。例如，在法式面包上涂抹黄油后食用可以使 GI 值从 95 降至 65。
- 膳食纤维也有助于降低 GI 值。例如，向玉米淀粉和大米中添加多糖可使其 GI 值分别从 83 和 82 降至 58 和 45。
- 酸性食物（如醋）同样有助于降低 GI 值。例如，寿司米饭的 GI 值低是因为其中添加了醋。由于腌制食物中含有由细菌释放的乳酸，将腌制食物拌入米饭食用能将米饭的 GI 值降低 27%。

传统美食中的酱汁通常既含有酸性食物（如柠檬汁、醋），又含有油脂（如橄榄油、椰子奶）。这些酱汁能够很好地降低食物的 GI 值，进而减小其诱发高血糖毒性的风险。（酱汁本身也具有营养价值。）

本章小结

人体内的食物奖赏机制是朝着促进人体健康的方向进化的。事实上，从营养均衡搭配、盐和蛋白质的摄入方面来看，食物奖赏机制确实在将我们的饮食向最优化方向引导。因此，根据我们天生的口味选择的食物才是最健康的。

因此，你应该吃味美可口的食物，因为它们有益于身体健康！

但有些研究人员担心，可口的食物可能导致人们饮食过量。

如果吃的是毫无营养价值的垃圾食品，研究人员的这种担心确实有道理。因为吃垃圾食品会导致营养缺乏，大脑会刺激人吃下更多的食物以满足营养需求。

但我们认为，大多数实行旧石器时代饮食法（食用天然食物，即植物性和动物性食物）的人不会饮食过量，因为天然食物不仅营养丰富，而且饱腹感很强。所以，无论天然食物多么可口，你在吃饱之后都不太可能有继续进食的欲望。

所以，放心去吃牛排和土豆吧！这对你的健康很有好处。

避免饮食过量的一些策略

如果你确实发现自己会过量食用味美可口的食物，以下是一些有效的控制热量摄入的方法。

- "饭吃八分饱"是一条古老的儒家名言。在吃到八分饱之后，你应主动离桌。
- 间歇性禁食是一种行之有效的且对健康有益的控制热量摄入的方法。采用这种禁食法时，你可以通过不吃早餐或晚餐，将隔夜禁食的时间延长到 16 小时。而且你会发现，进行低碳水化合物饮食的话，你很容易做到这一点。
- 在禁食期间，你可以吃一勺中链甘油三酯（MCT）或椰子油。心理学家赛思·罗伯茨（Seth Roberts）在《香格里拉食谱》（*The Shangri-La Diet*）中称，摄入这种"没什么味道的热量"能够抑制食欲。

你还可以采取一些健康的方法来增加热量的消耗，如锻炼或让自己保持凉爽。所有这些平衡体内热量的方法都比直接拒食美食更加健康。

第七章

人类的本源饮食方式

进化的相关证据为我们描摹出了 PHD 的轮廓，表 7-1 是对 PHD 中宏量营养素概况的总结。

表 7-1　PHD 中宏量营养素的概况

宏量营养素	PHD 建议摄入量（供能比）
碳水化合物（不含膳食纤维）	成年人 20%~30%，儿童 30%~40%
蛋白质	成年人 10%~20%，婴儿 7%
碳水化合物 + 蛋白质 *	成年人 30%~50%，婴儿 46%
脂肪 + 膳食纤维 **	50%~70%
多不饱和脂肪酸	2%~5%
膳食纤维	1%~3%

* 建议成年人饮食中碳水化合物和蛋白质的总供能比为 30%~50%，婴儿饮食中两者的总供能比则为 46%。
** 建议饮食中脂肪和膳食纤维的总供能比为 50%~70%。

其他膳食指南包括：

- 吃天然食物——植物性和动物性食物；
- 吃味美可口的食物；
- 坚持每餐吃八分饱，像旧石器时代的人类一样实施间歇性禁食。

读者反馈：健康状况改善了，胆固醇水平降低了，衣服尺码也小了

虽然我已经 54 岁了，但我感觉自己比以前精力充沛，身体也更加灵活（我一周做 3 次瑜伽），而且我的健康状况处于几十年来的顶峰。我的医生是个坚定的素食主义者，他告诉我要将我现在正在做的事情坚持下去——降低胆固醇水平、降低促甲状腺激素（TSH）水平（我患有甲状腺功能减退）、成功减肥（将衣服尺码减小 5 码）然后把衣柜里所有的衣服都扔出去！但我担心体重反弹，因为毫不隐瞒地说，我多年前就有过这样的经历。当时我遵循的是低碳水化合物饮食法，虽然这种饮食法减肥效果不错，但却不是一个好的长期饮食策略。当我改为实行 PHD 后，一切进展得都很顺利。总体而言，PHD 让我取得了巨大的进步。

来自纽约伊萨卡的西莉（Cili）

对人类的最优饮食，我们现在已经有了基本的概念。随着我们对科学研究的深入探索，这种基于人类进化历程提出的饮食法将成为引导我们走出困境的"北极星"。

但在此之前，我们需要思考以下问题：遵循人类的本源饮食究竟有多重要？如果我们偏离了这种天然饮食习惯，又会如何？

进行天然饮食对大猩猩很重要

数十年来，动物园给大猩猩投喂的食物与它们在进化过程中所吃的食物（天然饮食）大不相同。

大猩猩的天然饮食主要包括低热量的高膳食纤维蔬菜和野生水果。它们每日摄入的 57% 的热量来源于从膳食纤维转化而来的短链脂肪酸。相比之下，碳水化合物在大猩猩天然饮食中的供能比只有 16%。

但动物园给大猩猩提供的标准饮食——饼干和人工种植的甜味水果——则打破了大猩猩的这一饮食习惯：每日只有 14% 的热量来源于膳食纤维，碳水化合物的供能比则超过了 50%。[1]

结果呢？动物园圈养的大猩猩中超过 1/3 的大猩猩死于心脏病。甚至不少圈养的大猩猩正值壮年就表现出健康恶化的迹象，如患有肥胖症、高血压、高胆固醇血症、高甘油三酯血症，出现心脏纤维化问题。此外，它们还做出一些不正常行为，如反刍（反刍综合征）、拔掉并吃下自己的毛发。

2005 年，21 岁的大猩猩布鲁克斯在美国的克利夫兰城市动物园因心力衰竭死亡。

之后，动物园方和凯斯西储大学的生物学家开始研究能否改善大猩猩的饮食。

他们将每天供应饼干替换为每天供应约 5 kg 蔬菜，包括欧洲菊苣、蒲公英叶、罗马生菜、四季豆和苜蓿干草。在实行新饮食法之后，动物园仅存的两只大猩猩比贝卡和莫科洛的体重分别减轻了约 17 kg 和 32 kg。它们的异常行为——反刍和拔毛行为消失了，心血管相关生物指标也得到了改善。[2]

美国人的饮食偏离了天然饮食

标准美式饮食（SAD）中，各种宏量营养素的供能比分别为：碳水化合物 52%、脂肪 33%、蛋白质 15%。[3]

标准美式饮食与美国政府和美国心脏协会等组织多年来倡导的饮食——碳水化合物、脂肪和蛋白质的供能比分别为 55%、30% 和 15%——几乎如出一辙。[4]

此外，这些营养素的供能比与麦当劳超大芝士汉堡、炸薯条和汽水的套餐中的营养素的供能比基本相同。[5] 是的，就其中这三大宏量营养素的供能比而言，标准美式饮食和美国政府所倡导的饮食其实与快餐没什么区别。

读者反馈：我的血压降下来了

在过去的几年里，我的血压一直在 135 / 90 mmHg① 左右徘徊，但是我的伙食不错，而且我经常放纵自己。在实行 PHD 仅仅一个月后，我的血压就能维持在 115 / 75 mmHg 左右了。

史蒂夫·赖卡特（Steve Reichard）

我很高兴地告诉你们，在大幅增加饱和脂肪的摄入，同时采取书中建议的一些预防措施之后，我的血压从 130 / 85 mmHg 降低到了 118 / 74 mmHg。我的静息心率也降了下来。现在的我睡得可香了。

J. B.

---

① 1 mmHg = 0.133 kPa。——编者注

为了确保圈养的大猩猩摄入基于进化理论确定的最佳比例的营养素，人们需要将它们饮食中碳水化合物来源的热量削减40%，改由脂肪供应。同样，美国人需要将饮食中碳水化合物来源的热量削减30%，改由脂肪供应。

和大猩猩一样，美国1/3的死亡病例死于心脏病。

那么，美国人是否和圈养的大猩猩一样能从进化选择的天然饮食中受益呢？

根据PHD实行者的经历，和大猩猩比贝卡和莫科洛一样，在实行PHD几周后，人类的心血管疾病风险指标得到了显著改善。通常，血压和血脂的改善是PHD实行者最先注意到的效果。有些人甚至因此治好了动脉粥样硬化症和代谢综合征。

继续前进

至此，人类天然饮食的整体进化论我们已经阐述完毕。对营养师有关少吃盐、高脂肪食物和味美可口的食物的建议，你应该基于这一理论坚决拒绝采纳。

从现在起，你有两大任务需要完成：

- 了解你应该吃的食物有哪些；
- 详细了解食物是如何维持人体健康和使人患病的，这样我们就可以基于生物科学知识对人类的饮食做出进一步改进。

本书第二部分将着重讨论可以为人体提供大部分热量的食物：有益的淀粉类食物等植物性食物、肉类、鱼类、蛋类和健康的油脂。

第二部分

什么样的饮食能提供能量？

第八章

营养经济学释义

第一部分提供的进化论相关证据为我们揭开了最优饮食的面纱。现在，我们需要了解人类最优饮食的确切性质，而了解营养生物学将帮助我们达成这一目标。

由前文可知，食物会直接作用于消化道，因为它们进入人体后很快会被分解成各种营养物质来滋养人体。

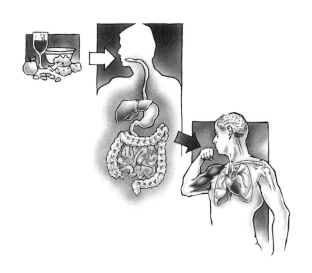

要想研究饮食方式，自然绕不开食物对消化道的影响以及营养物质（和食物被消化后产生的毒素）对身体其他部位的影响。

营养物质不等于食物

尽管我们会用相当大的篇幅讨论营养学问题，但有一点需要明确：营养物质不能代替食物——可食用的植物和动物。

迈克尔·波伦（Michael Pollan）将这一点归纳为极有说服力的"饮食规则"。他认为，追求"营养物质主义"，即认为各种营养物质可以取代天然食物，是一种灾难性行为。

这一观点有大量证据支持。例如，研究人员对大鼠和小鼠的饮食做过对比研究。其中，实验组的大鼠和小鼠被喂以种子、谷物、豆类和苜蓿——饮食与野生啮齿类动物的饮食（天然饮食）相似；对照组的大鼠和小鼠则被喂以营养物质（营养素饮食），成分如下：

> 蛋白质、左旋胱氨酸、玉米淀粉、麦芽糊精 10、蔗糖、纤维素、大豆油、猪油、矿物质合剂、磷酸二钙、碳酸钙、柠檬酸钾、维生素合剂、胆碱和诱惑红（食用色素）。[1]

对照组大鼠和小鼠的饮食中涵盖了蛋白质、碳水化合物（淀粉、膳食纤维等）、脂肪、维生素和矿物质。但也仅此而已，这种饮食中缺乏天然食物所含有的其他大量生物活性物质。

研究发现，进行营养素饮食的啮齿类动物通常比进行天然饮食的同类健康状况差。营养素饮食还会令啮齿类动物发胖。（新闻报道中提及的"高脂肪饮食"指的是脂肪的供能比为 30%~60% 的营养素饮食。）

所以，营养素饮食极有可能是一种不健康的饮食，因为这种饮食会导致营养不良。上述研究中啮齿类动物所吃的营养素饮食显然是缺乏营养的，而提高饮食中胆碱的含量 [2]、铜和锌的含量 [3] 或锌、铬和硒的含量 [4] 可以改善这种饮食引发的健康问题。更重要的是，食物中还含有很多功效未知的营养物质。人类与动植物在生物学上具有不少相同的特性，因此动植物的组织中含有对人体有益的生物活性物质，但我们可能无法从营养素饮食中充分获取这些物质。

不可思议的是，不少人一边减肥一边吃着纯营养的能量棒和减肥奶昔，而这正是使啮齿类动物发胖的饮食！

加工食品的成分一般都十分复杂，这些成分与啮齿类动物营养素饮食中的成分极为相似。在过去的半个世纪里，人类饮食中相当大的一部分从天然食物转向了使用提纯原料生产的加工食品。肥胖症的发病率于 1970 年前后开始走高并不是巧合，因为正是从那时起，加工食品在人类饮食中的比重逐渐增加。

作为对"营养物质主义"的回应，波伦提出了3条简单的饮食规则，即"吃天然食物""少食""多吃植物性食物"。[5]

对于波伦提出的饮食规则，我们表示赞同，具体原因见第二部分结尾。值得注意的是，第一条规则——"吃天然食物"——最重要。

尽管波伦提出的饮食规则具有合理性，但我们还需要进行更深入的研究，因为这些规则太笼统，不能就应食用食物及食用比例为我们提供具体指导。例如，采取由天然植物性食物组成的纯素食饮食和由肉类、蔬菜组成的低碳水化合物饮食都符合"多吃植物性食物"的饮食规则。要想知道应该吃哪些食物，我们需要从营养学研究着手。

读者反馈：进行天然饮食能战胜病魔

我坚持实行 PHD 已经有一年多了。我希望你们能将我的经历写进"读者反馈"，因为我不但成功减重 7 kg，不再嗜吃不健康的食物，而且我的胃食管反流病（GERD）、心悸、惊恐发作和其他折磨人的病痛也消失了。至今我都感到不可思议，没想到看似不起眼的方法——进行天然饮食竟然能够对我的健康产生如此深远的影响。

来自宾夕法尼亚州的谢利（Shelley）

营养物质是选择食物的向导

我们的策略是：让营养物质成为我们选择最佳食物时的向导。我们会在这部分研究人类的营养需求，再反过来寻找能够满足这些需求的食物。如果我们吃的食物中含有我们已知的必需营养素，那么它们很可能也含有对健康有益的未知成分。

从营养物质层面研究饮食具有两大优势。

- 这种研究利用了生物学的优势。人体是由细胞构成的，所以我们可以通过实验研究细胞的营养需求。但由于没有消化系统，细胞是无法直接吃食物的。因此，如果不从营养物质层面去研究食物，我们就无法获得实验研究和分子生物学的相关信息。
- 营养物质的种类比食物的种类要少，所以研究营养与身体的相互作用比研究食物与身体的相互作用更简单。

研究营养物质（而非食物）对健康的影响方式，我们可以基于更少的变量获得更多的信息。所以，使用这种方法，我们更有可能找到人类的最优饮食，而不用纠结于食物的种类或类别（如"红肉"和"天然谷物"）。

尽管研究营养物质比研究食物更容易，但研究过程仍然相当复杂。我们需要找到正确的方法。

完美饮食之谜

完美饮食应该：

- 能为人体提供各种营养物质，且这些营养物质含量充足；
- 毒素含量最低且不会造成营养过剩，不会给病原体可乘之机，不会成为癌症或肥胖症的帮凶。

这样，我们就能获得营养物质能为身体提供的一切可能的益处，且不会因毒素或营养过剩受到负面影响。

营养学的复杂之处在于，我们需要以正确的比例摄入各种营养物质——种类或许多到超过 100 种。营养配比很重要，因为只有营养配比合理才能维持人体健康。举个例子，如果一个细胞只有脂肪膜但缺乏蛋白质，或者只有蛋白质但缺乏脂肪膜，那么这个细胞注定死亡。

由于人体内的各种营养物质需要维持一定的比例，我们很难确定每种营养物质的最佳摄入量。如果某项研究显示维生素 A 对人体有害，这是否就意味着人们应该减少摄入维生素 A？另外，如果研究发现受试者缺乏维生素 D 且维生素 A 和维生素 D 必须保持一定的比例，那么这是否意味着我们应该在继续摄入维生素 A 的同时增加维生素 D 的摄入量？

所以，各营养物质之间存在相互作用，而这使得我们很容易得出错误的结论。不幸的是，营养学家也常常受其误导，这也是为什么他们经常被迫推翻自己之前提出的建议。

这不仅令那些只想知道自己该吃些什么的人感到困惑，也令科学家们感到困惑。我们夫妇就有这样的体会！

了解经济学有助于我们解决营养学问题

幸运的是，另一门学科——经济学——可以帮助我们理性地思考人体的营养学问题。

和人体的构成一样，经济体也是通过各方配合建立起来的。具体来说，正如生产要素——人、资源和机器——通过配合构建一个富有成效的经济体一样，营养物质也需要通过配合创造出一个健康的生物体。

边际效用递减规律是我们能够从经济学中借用的一个最重要的概念。

- 在经济学上，企业雇佣第一名员工做最重要的工作，第二名员工做次重要的工作，以此类推。每增加一名员工，其所从事的工作的价值就减少一分，直到雇佣新员工不再产生价值为止。

- 在营养学方面，"边际效用递减"意味着人摄入的第一部分营养物质对其益处最大，随后摄入的营养物质产生的益处递减，直到人摄入的营养物质产生的益处趋近于零。

不仅营养物质的摄入符合边际效用规律，毒素的摄入也符合。人第一口吃下的任何毒素的毒性都是最低的，每多吃一口，毒素的毒性就会增强一分。在高剂量下，毒素的毒性会持续增强。

毒素的边际效用规律最早由中世纪医生帕拉塞尔苏斯发现，他为此提出了一条毒理学名言，即"只要剂量足，万物皆有毒"。微量的毒素并不危险，但大量毒素却能致死。

在极高剂量下，大多数营养物质都会产生毒性。如果为大多数营养物质画一条"边际效用曲线"，这条曲线应该如图 8-1 所示。

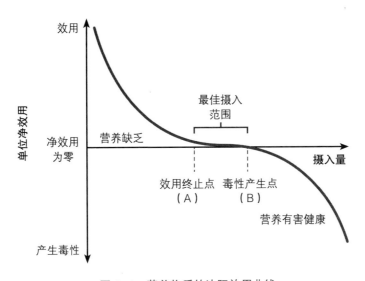

图 8-1 营养物质的边际效用曲线

随着摄入量增加，营养物质的边际效用逐步下降，并在图中 A 点处趋近于零。

此时如果进一步摄入该营养物质，其边际效用将为负，即将产生负效用（图中 B 点为毒性产生点）。这里展现了随着营养物质摄入量的增加，有益热量（或营养物质）向有害热量（或毒药）转变的过程。

大多数营养物质都存在最佳摄入量，即边际效用趋近于零的摄入量（图中 AB 点之间的摄入量）。我们将该区间的摄入量称为"最佳摄入范围"。如果摄入量维持在该范围内，我们将获得营养物质所能带来的所有益处，并且不会中毒。

如果我们将这条边际效用曲线转化成总效用曲线，将整体效用（即人体的健康状况）与营养物质摄入量进行对比，就能得到图 8-2。

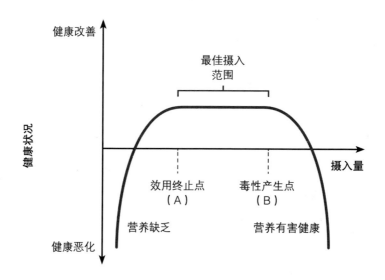

图 8-2　营养物质摄入量与健康状况

营养物质摄入不足会引发疾病，从而影响人体健康状况；营养物质摄入过量则会产生毒性，同样会造成人体健康状况恶化。只有当营养物质摄入量在"最佳摄入范围"内时，人体才能处于最佳健康状态。

图 8-1 和图 8-2 揭示了一个有趣的道理：营养物质既可以是有益的（当人体营养不足时），又可以是有害的（当人体营养过剩时）。因此，如果 ω-6 多不饱和脂肪酸有害，那是因为我们摄入过量；而如果 ω-3 多不饱和脂肪酸有益，那是因为我们摄入不足。

所谓完美饮食，就是能确保人体摄入的所有营养物质都保持在最佳摄入范围内的饮食。完美饮食的界定只有一条标准，即益处最大化、毒性最小化。

读者反馈：营养物质可以治疗自闭症

得益于益生菌和更好的营养支持，我患有自闭症的儿子的肠胃问题得到了持续改善。今年夏季，他竟然开始愿意交流了，并且第一次开口向我要东西。我不清楚是哪些因素起了作用，因为我们采取过各种各样的措施（包括高强度的应用行为分析法，即 ABA）。总之，他在语言上取得的进步着实令我高兴。就连儿科医生也对他的进步感到震惊和兴奋。再次感谢你们的帮助和善举！

埃里克（Erik）

通过产能营养素和食物获得能量

在这部分，我们会着重探讨可以为人体提供能量的产能营养素。（虽然微量营养素不能为人体提供能量，但我们稍后仍然会讨论。）

产能营养素可以分为 5 类。

- 蛋白质：经人体消化会被分解成氨基酸。
- 碳水化合物：经人体消化会被分解成单糖，包括葡萄糖、果糖和半乳糖（乳糖的分解产物）。
- 脂肪：经人体消化被分解成各种具有不同生物作用的脂肪酸。
  - 短链及中链脂肪酸会直接进入肝脏，并以酮体（类似于酒精的水溶性能量来源）或其他脂质的形式重新分布于体内。
  - 长链饱和脂肪酸和单不饱和脂肪酸在人体内主要起结构性作用，细胞膜中 80% 以上的脂肪酸是它们。
  - ω–6 多不饱和脂肪酸和 ω–3 多不饱和脂肪酸同时具有结构性和信号传递作用。它们在化学结构上极不稳定，在人体内扮演着危险"传感器"的角色，能够刺激人体产生各种保护反应。少量 ω–6 多不饱和脂肪酸和 ω–3 多不饱和脂肪酸会进入细胞膜，使其变得光滑而有流动性（下次购买新鲜三文鱼时你摸一下就知道这种脂肪酸有多么滑了！）。
- 膳食纤维：被肠道菌群消化分解成短链脂肪酸。
- 酒精：经人体代谢产生能量。

我们的目标是先确定每种产能营养素的最佳摄入范围，之后再来研究吃什么食物才能为人体提供能量。

第九章

蛋白质

- 每天吃 225~450 g 肉类、海鲜、蛋类可以保证蛋白质的摄入处于最佳水平（最佳蛋白质摄入量）。
- 低碳水化合物饮食者和正在接受训练的运动员需要摄入更多的蛋白质。
- 儿童，尤其是婴幼儿，不应摄入太多的蛋白质。
- 减肥者不应摄入太少蛋白质。
- 减少蛋白质的摄入可以延年益寿，增加蛋白质的摄入可以增强力量。
- 要想延年益寿和增肌，可以尝试间歇性摄入法：锻炼日增加蛋白质的摄入，非锻炼日减少蛋白质的摄入。

　　除了缺乏蛋白质的纯素食者和被误导的健身者之外，几乎所有人的蛋白质摄入量都在最佳摄入范围内。正如前文所述，大脑的食物奖赏机制对蛋白质特别感兴趣。当人体需要蛋白质时，大脑就会启动该机制使人产生饥饿感；而当人体不再需要蛋白质时，大脑就会让人感觉蛋白质淡而无味，甚至对蛋白质心生厌烦。

所以，我们原本可以用一句话总结本章的内容：你的食欲就是你蛋白质摄入的引导者。但这样恐怕你会觉得我们在敷衍你。那么既然摄入蛋白质与人的抗病能力、减肥的难易程度、运动能力、力量以及寿命之间存在着有趣的联系，我们就留出几页篇幅来讨论一下吧。

蛋白质缺乏

除了肌肉和非脂肪组织外，人体几乎没有蛋白质储备——所有膳食蛋白质都会被分解为功能性物质或被代谢为能量。

如果蛋白质的摄入处于健康水平，部分多余的蛋白质会被代谢为含氮的氨基酸并释放出能量，氨基酸则继续被人体分解代谢为尿素、氨或尿酸并排出体外。

过去，人们通过评估氮平衡来估算人体的最低蛋白质摄入水平。如果人体处于氮平衡状态，那么意味着蛋白质的代谢水平与摄入水平完全匹配，人体内功能性蛋白质的水平也就能保持不变了。

一般而言，如果膳食蛋白质发生变化，人体可以通过改变转化为能量的蛋白质的摄入水平在几天内重新恢复氮平衡。[1]

如果蛋白质的摄入过少，人体就无法维持氮平衡，从而会造成功能性蛋白质流失。如果放任这种情况发展下去，功能性蛋白质持续流失会对人体造成极大的危害。完全禁食造成的蛋白质流失可造成成年人在 60~70 天内死亡，而新生儿也活不过 5 天。

如果人体蛋白质摄入不足，肝、肾、肠道等内脏器官内的蛋白质会首先流失。如果饮食中的蛋白质无法满足人体每天的需求，肝脏中高达 40% 的蛋白质就会流失。[2] 蛋白质流失会严重损害相关器官的功能。例如，给每天服用低剂量黄曲霉素的大鼠分别提供蛋白质供能比为 20% 和 5% 的饮食，6 个月后，前者全部存活，后者则有一半死亡。[3] 其原因是，实行低蛋白质饮食法的大鼠的肝脏功能受损，无法代谢毒素。

上述问题还不是人体缺乏蛋白质造成的全部问题。蛋白质缺乏还会：

- 损害所有器官[4]，尤其是肾脏[5]；
- 损害人体免疫功能，导致感染风险增大[6]；
- 增强肠道通透性，从而增大感染物入侵的风险[7]；
- 阻碍儿童生长，损害其大脑和大脑功能[8]。

所以，避免蛋白质缺乏才是正确的选择。

为避免蛋白质缺乏，每个人每天需要根据自身情况摄入相应量的膳食蛋白质。在感染、伤口愈合、限制碳水化合物摄入（因为此时人体会选择代谢蛋白质获得葡萄糖以避免葡萄糖缺乏）和进行耐力运动（长跑运动员难以维持肌肉量的原因之一便是蛋白质缺乏)期间，人体对蛋白质的需求量会增加。所以，蛋白质的安全摄入量并没有统一标准。

美国农业部建议健康成年人膳食蛋白质的日摄入量为每千克体重 0.8 g，旨在确保 97.5% 的美国人能维持体内氮平衡。这一标准似乎是对蛋白质最低安全摄入量的合理估计；换句话说，这规定的是我们要想保持最佳健康水平每天至少要摄入多少蛋白质。根据美国农业部的建议，一位身体健康的成年女性和成年男性每天分别需要摄入大约 46 g（184 kcal）^① 和 56 g（224 kcal）蛋白质。[9]

为简单起见，我们取中位数，将每日膳食蛋白质应提供的能量定为 200 kcal，或将每日膳食蛋白质的供能比定为 10%。成年女性和成年男性只需基于该数值稍微下调或上调蛋白质的摄入量即可。

蛋白质毒性

蛋白质毒性有两大来源：蛋白质分解代谢产生的氨和发酵蛋白质的肠道细菌产生的毒素。

代谢产物氨的毒性

人体内多余的蛋白质会被代谢为能量或转化成葡萄糖，而这两种代谢都会产生氮。氮会转化为氨；氨是一种毒素，会在转化为尿素（一种对人体无害的物质）后排出体外。

人体将氨转化为尿素的能力会在蛋白质日摄入量为 230 g（920 kcal）时达到高峰。这表明，在该摄入量下，边际氮会完全转化为氨。[10] 但其实如果人体摄入的蛋白质来源的热量在 600~800 kcal 之间，这些蛋白质在人体内一步步转化产生的氨就足以对人体构成严重威胁了。

氨中毒会造成相当严重的后果。1906 年，探险家维尔贾尔穆尔·斯蒂芬森（Vilhjalmur Stefansson）曾与因纽特人在北冰洋马更些河三角洲一起过冬。因纽特人向他讲过兔肉综合征（rabbit starvation）的危险性。兔肉综合征一般发生在春天，那时精瘦的兔子是他们唯一的食物。因吃下过量的兔肉而导致蛋白质摄入超标 45%（约 900 kcal）的人会在数天内出现恶心和腹泻的症状，甚至会在几周后死亡。[11] 贝尔维

---

① 必要时，作者和编者标注了相应分量食物或营养物质所包含的热量，以便读者更好地理解 PHD 的饮食原则。——编者注

尤全肉实验（Bellevue All–Meat Trial）曾对该现象进行再现。[12]

肠道细菌产生的毒素

蛋白质不仅是人类的食物，也是肠道细菌的食物。

虽然肠道细菌对碳水化合物的发酵通常对人体有益，但对蛋白质的发酵则不然，因为后者会产生有毒化合物，如氨、酚、吲哚、硫醇和硫化氢。这些化合物也是粪便有恶臭味的原因。[13]

所以，高蛋白质饮食似乎对肠道健康不利。其他一些因素也会增加肠道细菌对蛋白质的发酵：有些蛋白质（如大豆、蛋清中的蛋白质和经巴氏灭菌法处理的牛奶酪蛋白）难以消化，因此更容易到达结肠。此外，一次性摄入的大量蛋白质中只有一小部分会被人体吸收，其余则会在结肠里发酵。[14]

小结

鉴于过量摄入蛋白质可能造成成年人氨中毒，我们建议将成年人的日蛋白质最高摄入量定为 150 g（600 kcal）或将日蛋白质供能比定为 30%，超出该阈值则会产生毒素。身材相对高大的男性的蛋白质日摄入量稍微高于 150 g 可能不会造成任何问题，但我们不建议你去冒险。

由于肠道细菌会发酵蛋白质，少量蛋白质进入肠道也可能产生毒性——这很可能发生在因胃酸水平低下而消化不良的人身上。

即便额外摄入极少量的蛋白质也可能对婴幼儿（尤其是早产儿）带来不利影响。母乳中蛋白质的供能比仅为 7%。但如果将该比例提高至 20%，早产儿会在 3 岁到 6 岁时出现发热、嗜睡、食欲不佳和智商低下的症状。[15]配方奶粉中蛋白质的供能比比母乳中的稍高，为 9%，但即使只是这一丁点儿的差异也会导致配方奶喂养的儿童在 2 岁时超重。[16]

为了避免对围产期胎儿及他们以后的生活造成影响，孕妇应该将每日蛋白质的供能比控制在 20% 以内。[17]蛋白质摄入过量会导致发育中的胚胎出现神经管缺陷。[18]

最佳摄入范围

对消化功能良好且每日摄入足量碳水化合物的健康成年人来说，每日蛋白质的最佳摄入范围相当宽泛——每日 50~150 g（200~600 kcal）或确保它的供能比在 10%~30% 之间。

对摄入足量碳水化合物的成年人而言，每日蛋白质的供能比为 15% 时最佳。但蛋白质的最佳摄入范围存在较大的个体差异。例如，每天消耗 4 000 kcal 热量的运动员在训练期间每天需要摄入 150 g（600 kcal）的蛋白质。但每天只消耗 1 247 kcal 热量的韩国百岁老人每天只需摄入 41 g（164 kcal）的蛋白质（即供能比为 13%）。[19]

低碳水化合物饮食者的蛋白质需求量增加，但他们身体处理氮的能力却并没有提高，因此他们蛋白质的最佳摄入量不会增加。不过，零碳水化合物饮食者每日蛋白质的最佳摄入范围可能也只有 137.5~150 g（550~600 kcal）。

儿童（尤其是婴幼儿）和孕妇的蛋白质最佳摄入范围较窄，且他们蛋白质的摄入水平也不宜较高。婴幼儿每日蛋白质的供能比不应超过 7%（此为母乳中蛋白质的供能比）。

基于不同目的确定蛋白质摄入量

由于目的不同，每个人每日蛋白质的摄入量在最佳摄入范围内波动。

减肥

人体的食物奖赏机制会令人对蛋白质产生强烈的渴求，这意味着当饮食中的蛋白质占比较低时，人们会吃下更多的食物，至少短期内会如此。

对照实验显示，分别实行蛋白质供能比为 15% 和 25% 的饮食法的受试者摄入的总热量是相同的。但如果蛋白质的供能比只有 10%，受试者会摄入更多的热量。[20]

该研究表明，减肥者每日饮食中蛋白质来源的热量应该至少占饮食总热量的 15%，且如果每日总热量摄入受限，这一比例应该更高。否则，身体对蛋白质的需求会导致他们摄入额外的热量，反而不利于减肥。

增肌

摄入大量蛋白质对希望增强肌肉力量的人而言是有益的。

从某种角度来说，这有点儿让人费解。因为锻炼肌肉只需摄入适当的蛋白质即可，毕竟肌肉中的蛋白质含量只有 16.4%。[21] 根据这一比例，希望每年增加 12 kg 肌肉的人每天只需多摄入 5 g（20 kcal）蛋白质即可。

但蛋白质会对激素造成影响。体内的蛋白质一旦充足，身体就会接收到信号：有足够的资源用于增肌、生育和生殖。

运动本身会导致肌肉分解，运动后禁食更会造成肌肉量减少。为了参演电影《机械师》（*The Mechanist*），演员克里斯蒂安·贝尔（Christian Bale）将自己饿得骨瘦如柴——身高 1.8 m 的他体重仅 55 kg——秘诀就是过度训练和控制饮食。[22] 为了达到增肌的目的，应在运动后的 2 小时内就开始超量进食。此外，运动后 48 小时内大量进食也可以促进肌肉生长。[23]

仅靠摄入蛋白质来增肌是不够的，最佳策略是进行基于据人类进化理论得出的宏量营养素的供能比制订的均衡饮食。对照实验发现，当总热量摄入保持不变时，摄入较高比例的蛋白质对增肌的贡献微乎其微，且不具备统计显著性。[24] 相比之下，摄入更多的热量，无论其来源如何，都会令肌肉大量增加。[25]

但低蛋白质饮食比较特殊。当饮食中缺乏蛋白质时，额外摄入某些氨基酸，特别是亮氨酸（一种支链氨基酸），可以防止肌肉分解，刺激肌肉生长。补充亮氨酸可使进行低蛋白质饮食的仔猪的肌肉量增加 61%，同时能够防止进行低蛋白质饮食的人肌肉流失。[26]

在为增肌而过量进食期间，保持身材的关键是在非锻炼日减少热量的摄入。其中一个好办法是：在当天锻炼后立即多摄入 20%~25% 的热量，然后将非锻炼日的热量摄入减少 20%~25%。

延年益寿

动物研究发现，限制蛋白质摄入具有延寿的功效。[27] 氨基酸相关实验表明，减少食物中广泛存在的蛋氨酸的摄入可以减轻线粒体因氧化应激造成的损伤，从而达到延长寿命的目的。[28] 蛋氨酸摄入过量则会引发动脉粥样硬化。[29]

PHD 科学依据
限制蛋白质摄入、自噬机制与延年益寿

限制蛋白质摄入能延长寿命的关键是，触发身体自噬机制。[30]

通常，人体内的蛋白质会在一段时间内"失效"。它们会折叠成错误的形状，或者与糖发生糖化反应从而"失效"。类似地，线粒体等细胞器也会在一段时间后出现器质性损伤或功能失调。

这些"垃圾蛋白质"和功能失调的细胞器在细胞内积聚，直到触发人体的一种清除机制——自噬机制。在资源匮乏时，细胞的清理大军——溶酶体和蛋白酶体——开始出动。它们消化上述"垃圾"并回收其中的有效成分。这种清除机制可以改善细胞的健康状况。因此，为了延年益寿，限制蛋白质或热量摄入是必要的。[31]

触发自噬机制还具有预防感染的作用。身体一旦开始自噬，就可以消化细菌、病毒和细胞"垃圾"，对构筑细胞免疫防线至关重要。[32]

本章小结

在碳水化合物摄入充足的前提下，每天摄入 50~150 g（200~600 kcal）蛋白质对健康似乎最有利。对减肥者而言，每天摄入 75 g（300 kcal）及 75 g 以上的蛋白质似乎更合理。在最佳摄入范围内，蛋白质每日的供能比应保持一定，以 15% 为宜。

肉类和海鲜是人体蛋白质的最佳来源，因为植物性蛋白质通常有毒（详见后文）。

那么，我们每天应该吃多少肉类和海鲜呢？就大多数肉类和海鲜而言，蛋白质的能量密度约为 880 kcal/kg，具体如表 9-1 所示。

表 9-1　不同食物中蛋白质的能量密度

（单位：kcal/kg）

牛肉	三文鱼	贻贝（熟）	虾	鸡肉	猪里脊
814	794	952	838	833	860

凡事都有例外。由于培根脂肪含量高，生培根中蛋白质的能量密度为 463 kcal/kg，而炸好的培根中蛋白质的能量密度则高达 1 543 kcal/kg。蛋类中蛋白质的能量密度为 507 kcal/kg。但我们可以按能量密度为 880 kcal/kg 对食物中的蛋白质做粗略估算。

因此，每天吃 225~675 g 肉类、海鲜、蛋类，轻轻松松就可以将蛋白质的摄入量维持在 50~150 g（200~600 kcal）的最佳摄入范围内。

在最佳摄入范围内，摄入更多的蛋白质对运动员和极低碳水化合物饮食者有益。但大多数人每天摄入 50~100 g（200~400 kcal）蛋白质或吃 225~450 g 肉类、海鲜、蛋类即可满足需求。

第十章

碳水化合物

- 碳水化合物的供能比应在 20%~35% 之间，但实行治疗性生酮饮食法的人（其所需的碳水化合物更少）与正在接受训练的运动员（其所需的碳水化合物更多）除外。
- 大约 85% 的膳食碳水化合物经人体消化后会转化为葡萄糖，其余 15% 的膳食碳水化合物则转化为果糖。因此，相对于蔗糖类食物，淀粉类食物是更好的选择。
- 应将淀粉类食物与脂肪类食物、醋和绿叶蔬菜搭配食用以尽量避免诱发高血糖毒性。此外，淀粉类食物是正餐食物，不是零食！
- 避免食用添加糖。你如果想偶尔放纵一下，可以用大米糖浆替代蜂蜜或蔗糖为身体提供 85% 的葡萄糖。

很少有营养物质像碳水化合物这样引起如此多的争议。主流膳食指南是在人们日常饮食的基础上提出的。在世界各地的饮食文化中，碳水化合物的供能比均为 50% 左右。难道世界各地的饮食都存在问题吗？

采猎者饮食中碳水化合物的含量只能反映该群体的食物供应情况，我们不能从中得出人类摄入多少碳水化合物才最健康的启示。一个极端的例子是，基塔瓦人健康状况良好，但碳水化合物在他们饮食中的供能比竟然高达 69%。[1] 另一个极端的例子是，因纽特人心血管疾病的发病率极低，但在能提供面粉的交易站建立之前，碳水化合物在他们饮食中的供能比连 5% 都不到。[2]

这些都表明，就碳水化合物的摄入量而言，人类可以在一个极宽泛的范围内保持健康。

罗伯特·阿特金斯（Robert Atkins）博士发现，实行低碳水化合物饮食法有利于减肥；理查德·伯恩斯坦（Richard Bernstein）博士等人证实，实行低碳水化合物饮食法有益于糖尿病的治疗。这些发现掀起了现代"低碳水化合物运动"。低碳水化合物生酮饮食法成为治疗癫痫的标准疗法。那么，治疗肥胖症、糖尿病和癫痫的饮食法对健康人是否也有好处呢？

要想知道答案，我们需要了解相关生物学知识。

两大碳水化合物

碳水化合物主要以两大形式——淀粉和蔗糖——储存在植物中。

淀粉是一种多糖，可以被完全分解为葡萄糖。蔗糖则是一种二糖，可以被分解为等量的葡萄糖和果糖。

由于受到葡萄糖和果糖的影响，人体的生理机制会告诉我们该摄入多少葡萄糖和果糖。基于此，我们先来研究果糖和葡萄糖的最佳摄入量。

果糖的最佳摄入量

果糖的日摄入量应不超过 25 g（100 kcal）。

作为能量来源，果糖存在两大主要缺陷。

- 果糖具有化学反应性。果糖可与蛋白质发生快速反应，形成具有破坏性的晚期糖基化终末产物（AGEs）。果糖与蛋白质发生交联的概率是葡萄糖与蛋白质发生交联的 7 倍。[3] 晚期糖基化终末产物会与胶原蛋白交联，导致关节僵硬、皮肤老化、DNA 损伤、衰老加速[4]，造成血管硬化——引起高血压，并诱发肾脏疾病[5]。

- 果糖是一种"无用"的营养素。这里的"无用"指果糖进入人体后不发挥结构性作用。肠道通过门静脉将果糖输送至肝脏。天然食物中含有的果糖在进入肝脏后就几乎被 100% 地吸收了——基本没有剩余的果糖进入身体循环。果糖在肝脏中被转化为葡萄糖、糖原、乳酸和脂肪酸。[6] 这说明人体对果糖的第一反应是将其转化为其他物质。

如果人体进化出了保护自身免受果糖侵害的生理机制，那么我们就有理由提出这样的疑问：果糖对暴露在其下的器官或组织，比如肠道和肝脏，是否有益？

另外，如果果糖能够迅速转化为葡萄糖和脂肪酸，那么直接摄入葡萄糖和脂肪酸岂不是更好？

所以，或许我们应该先研究为什么摄入果糖对人体有益。

果糖的益处

乍一看，果糖对人体似乎没什么益处。食物中的果糖只会在人体内短暂停留，之后很快就会转化为其他营养素（主要是葡萄糖）。

但我们已知食用少量果糖可能带来两大益处。

- 运动表现。当肝糖原水平较低时，人的运动就会受到影响。进入人体后，果糖和半乳糖全部被输送至肝脏，葡萄糖则被输送至身体各处直接被吸收。因此，人们认为少量的果糖可能有助于补充肝糖原。的确如此，肝糖原的最快补充方式是以 7∶3 的比例混合摄入葡萄糖和果糖（或半乳糖）。[7] 这么做对需要快速恢复体力的运动员（如一天需要参加多场比赛的运动员）或者意欲在比赛期间补充肝糖原的耐力型运动员有所帮助。
- 血糖调节。肝脏可以调节血糖水平，如果摄入少量的果糖，其调节效果会更好。少量"催化"剂量的果糖——每餐低于 10 g，一般为 3 g，大约等于 1 份水果或 2 份蔬菜中果糖的含量——能够改善淀粉类食物引起的血糖波动。[8] 一次临床试验发现，服用果糖的糖尿病患者可以较好地控制血糖，其糖化血红蛋白水平降低了 0.5%。[9]

对久坐不动的成年人而言，控制血糖更加重要。每天摄入 15~25 g 果糖（假设每餐的果糖摄入量为 3~8 g，每天 2~3 餐，外加 1 份水果或甜点），便可以充分发挥果糖的益处。

因此，我们估计，果糖的最佳日摄入量为 25 g，换算成热量则为 100 kcal。

果糖的危害

大量摄入果糖危害极大。我们会在第三部分详细讨论果糖的危害，在此仅做简短说明。

- 果糖会增强肠道通透性，引起内毒素血症，对身体造成毒害。
- 果糖会引发脂肪肝和代谢综合征。

- 果糖在代谢过程中会产生尿酸,而后者会引发痛风和肾结石。
- 如果肝脏无法快速有效地代谢果糖,血液中的果糖水平便会升高,进而诱发癌症。[10]
- 临床试验和动物研究发现,摄入大量果糖可显著引起肥胖。

鉴于大量摄入果糖的危险性,我们似乎应该减少果糖的摄入量。

果糖的日摄入量上限为 25 g(100 kcal)。

葡萄糖的最佳摄入量

葡萄糖是一种"有益的碳水化合物"。作为进入血液循环的分子,葡萄糖可以用来制造一些必要分子,如糖化血红蛋白和磷脂。

和对待其他所有营养素一样,我们对待葡萄糖的策略仍然是确定其最佳摄入范围。只要摄入量在该范围内,虽然所摄入的葡萄糖不再产生益处,但仍然不具毒性。和其他许多营养素不同的是,如果葡萄糖缺乏,人体可以利用蛋白质来制造葡萄糖,从而缓解葡萄糖缺乏;而如果葡萄糖过剩,人体可以通过将葡萄糖转化为脂肪的方式清除过剩的葡萄糖。这意味着,人体对葡萄糖的应对机动性极强。这也为我们确定人体真正需要多少葡萄糖提供了一个简单的方法。

如果我们就碳水化合物摄入量与人体葡萄糖利用量作图,会得到图 10-1。

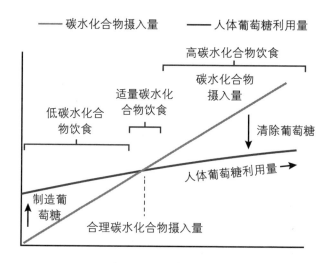

图 10-1 碳水化合物摄入量与人体葡萄糖利用量

在碳水化合物摄入不足时,人体会利用蛋白质制造葡萄糖,这一过程又被称为"葡萄糖异生"。此时,人体对葡萄糖的利用量超过膳食摄入量。

　　在碳水化合物摄入过量时，人体会处理体内多余的葡萄糖，很可能将其转化为脂肪。此时，人体对葡萄糖的利用量不及膳食摄入量。

　　介于上述两种情况之间的是碳水化合物摄入量适量的情况——两条线的交点处（合理碳水化合物摄入量）。在碳水化合物摄入不多不少时，人体内膳食碳水化合物产生的热量正好等于葡萄糖的利用量。此时人体既不会利用蛋白质制造额外的葡萄糖，也不会将过剩的葡萄糖转化为脂肪。

　　我们将这种碳水化合物含量不高不低的饮食称为"适量碳水化合物饮食"，将碳水化合物含量较低和较高的饮食分别称为"低碳水化合物饮食"和"高碳水化合物饮食"。

　　摄入适量的碳水化合物是绝对健康的。假设摄入这么多碳水化合物不足以满足人体对葡萄糖的需求，那么人体肯定会通过葡萄糖异生机制或进化出其他机制缓解葡萄糖缺乏，从而将葡萄糖的供应调节至最佳水平。只不过在这种情况下，图 10-1 中的两条线就会在其他地方相交。

　　我们无法保证适量碳水化合物饮食之外的饮食，即低碳水化合物饮食和高碳水化合物饮食也是绝对健康的。摄入较低水平的碳水化合物的风险是，人体会减少对葡萄糖的利用，从而损失一些葡萄糖带来的益处。而摄入较高水平的碳水化合物有可能产生过量的葡萄糖；如果人体不及时处理，这些葡萄糖将产生毒性。这种风险在代谢性疾病（如糖尿病）患者身上表现得最为明显，但也会对健康人群造成威胁，只不过程度较低。

读者反馈：摄入适量碳水化合物能够抑制食欲

　　在吃精白米之前，我有一段心理调整期，因为我已经很久不吃淀粉类食物了。后来我发现，每天通过精白米及 / 或土豆摄入 400 kcal 的热量可以降低我对甜食的渴望；我摄入的热量更少了，且不觉得饿。我也因此得以实施间歇性禁食，这在我重新吃淀粉类食物之前是不可能的事情。

萨拉·阿特珊（Sarah Atshan）

推算碳水化合物的合理摄入量

　　人在禁食期间的葡萄糖日消耗量为 8 μmol/（kg·min）。对成年人而言，这相当于每天需要 120~160 g（480~640 kcal）的碳水化合物。[11] 如果人体对葡萄糖的大部分需求能在禁食期间得到满足，那么我们可以估算出碳水化合物的最佳日摄入量约为 160 g（640 kcal）。

通过将人体内有特殊用途的葡萄糖相加，我们得到的数字与上述值近似。

葡萄糖在人体内主要有三大用途：与蛋白质结合成结构分子，即糖蛋白；作为脂肪的替代燃料供细胞燃烧；代谢产物活性氧（ROS）能帮助免疫细胞杀灭病原体。

结构分子中的葡萄糖

液体葡萄糖具有黏性，而且反应性很强。葡萄糖可以与蛋白质以多种方式结合。人体内有 2 万多个基因、20 万种蛋白质，但却有 200 万个糖蛋白（蛋白质和葡萄糖结合的产物）。

细胞间的相互作用是由糖蛋白介导的。正是这些经过进化、具有黏性的糖蛋白使多细胞生物成为可能。

有些糖类化合物在人体内含量非常丰富。

- 黏蛋白是黏液的主要成分之一，可以保护肠道和呼吸道免受病原体和异物侵害。黏蛋白同时也是眼泪和唾液的主要成分。
- 透明质酸可以润滑关节，在细胞形成组织的过程中起支架作用。氨基葡萄糖和硫酸软骨素都是糖类化合物，在结缔组织中发挥着重要的作用。

仅透明质酸的制造每天就要消耗 5 g（20 kcal）葡萄糖[12]，而人体每天产生的黏液有 1 L 之多[13]。虽然目前尚不清楚制造 200 万个糖蛋白需要消耗多少葡萄糖，但我们估计每天需要约 50 g（200 kcal）。

神经元的主要燃料

人们经常听到"葡萄糖是身体的主要燃料"的说法，但这种说法是错误的。

如果需要，人体所有的细胞确实都能代谢葡萄糖。但作为大多数细胞的能量制造单元，线粒体会优先燃烧脂肪。因此，脂肪才是人体的首选燃料，也是主要燃料。但以下情况除外：一些特殊的细胞，比如缺乏线粒体的成熟红细胞或无法快速得到脂肪的神经元，首选燃料不是脂肪；供氧不足时，比如人在剧烈运动时肌肉细胞就不会燃烧脂肪获得能量。

神经元主要以葡萄糖为燃料。无论是处于清醒还是睡眠状态，大脑和神经每小时需要消耗约 20 kcal 的能量。它们每天所需的 480 kcal 能量既可以由葡萄糖提供，也可以由葡萄糖和酮体（源自脂肪或蛋白质）联合提供。大脑和神经每天消耗葡萄糖获得的能量有 150~480 kcal，具体取决于是否有酮体参与。

读者反馈：适量摄入碳水化合物的益处

除了绿叶蔬菜之外，我每天还通过食用有益的淀粉类食物摄入约 100 g 碳水化合物。这么吃我还补充了维生素 C。这是我为自身健康采取过的最有益的措施之一。如今，我的轻度抑郁症和焦虑症完全消失了。PHD 比极低碳水化合物饮食法更加多样，也让人更容易坚持。

来自爱尔兰的莎拉·马登（Sarah Madden）

如果不摄入足量的碳水化合物，我的小腿和腓三头肌就会抽筋。不吃谷物和豆科植物很容易造成碳水化合物摄入不足。自从把红薯、大米和山药纳入饮食后，我就再也没抽过筋。现在，我正在努力通过饮食获取更多的碳水化合物。我还注意到，当每日碳水化合物提供的热量少于 100 kcal 时，身体会散发出强烈的异味。所以，低碳水化合物饮食法不仅效果不佳，而且有副作用。

埃里克（Erik）

用作肌糖原的葡萄糖

除神经元和红细胞等细胞靠消耗葡萄糖获得能量外，肌肉在剧烈运动时也会以燃烧糖原的形式消耗葡萄糖。糖原是富含能量的大分子多糖，它很容易产生三磷酸腺苷（ATP）。

对久坐不动的人而言，肌糖原的消耗量非常小，运动员肌糖原的消耗量则非常大。表 10-1 为人在做各种运动时葡萄糖消耗量的参考值。

表 10-1 一个体重 73 kg 的人在 1 小时内进行各种锻炼所消耗的热量[14]

（单位：kcal）

骑自行车（速度 <16 km/h）	打篮球	跳交际舞	打高尔夫球	跑步 13 km	借助游泳圈游泳	打网球	步行
292	584	219	314	861	423	584	204

体重较重的运动员或进行高强度运动的运动员会消耗更多的热量。优秀的跑步运动员、游泳运动员和自行车运动员每小时可消耗 1 000 kcal 以上的热量。

糖原和脂肪的供能比取决于人的呼吸频率和脉搏强度。当细胞需要更多的氧气时，人的呼吸频率和脉搏强度就会增大；当供氧不足时，细胞会将脂肪转化为糖原。当耗氧量为最大消耗量（即最大摄氧量）的 25% 时，碳水化合物只提供 7.5% 的能量，其余 92.5% 的能量均由脂肪供应。当耗氧量为最大摄氧量的 65% 时，碳水化合物和脂肪的供能比相等。当耗氧量达到最大摄氧量的 85% 时，碳水化合物可提供 75% 的能量，其余 25% 的能量才由脂肪提供。[15]

由供能比以及总热量消耗情况可知，在耗氧量约为最大摄氧的 70% 时，专业跑步运动员和自行车运动员每小时通过糖原获得约 500 kcal 的能量。[16]但大多数运动员达不到该水平。低强度的步行、骑行或跳舞消耗的碳水化合物很少。

PHD 科学依据
耐力型运动员的肝糖超补法

耐力型运动员耗尽肌糖原的做法又被称为"肝糖超补法"。耐力型运动员可以通过肝糖超补法来最大限度地储存肌糖原。在比赛前约 3 周内，运动员需要通过一边实行零碳水化合物饮食法一边继续高强度训练的方式来消耗肌糖原，从而迫使肌肉细胞扩大其糖原储备。在比赛前几天，为了补充肌糖原，运动员每天需要通过食用淀粉类食物获得约 3 000 kcal 的热量。此外，摄入咖啡因对该过程也有所帮助。[17]

杀灭病原体的助手

葡萄糖在代谢的过程中很容易产生活性氧，这些危险分子会损害或破坏细胞。

但免疫系统可以利用活性氧的这一特性。当免疫细胞需要杀灭细菌和真菌等病原体时，它们会利用葡萄糖产生大量的活性氧。

在正常情况下，免疫系统无须做大量杀伤性工作，因此不会消耗太多的葡萄糖。但感染者可能需要额外补充葡萄糖。

内源性葡萄糖的制造

与上述人体对葡萄糖的需求相对应的是，我们必须知道人体内部能产生多少葡萄糖，这里以脂肪代谢为例进行讨论。

脂质以磷脂和甘油三酯等形式储存在人体内。磷脂由 1 个磷酸基团连接 2 个脂肪酸和 1 个有机分子（如胆碱或肌醇）构成；甘油三酯则由 3 个脂肪酸和甘油主链构成。磷脂可构成细胞膜，而甘油三酯是脂肪的储存形式。

当人体燃烧脂肪产生能量时，甘油主链会被释放。2 个甘油分子经过一步步反应生成 1 个葡萄糖分子。从脂肪中"回收"的甘油有助于满足人体对葡萄糖的需求。

通常，甘油三酯提供的能量中 12% 来自甘油，其余 88% 均来自脂肪酸。PHD（每日为人体提供 2 400 kcal 的热量）中有 65% 的热量来自甘油三酯或磷脂，该饮食中含有的甘油每天可以产生约 50 g（200 kcal）的葡萄糖。

小结

虽然具体的量我们仍无法确定，但大脑和神经每天需要消耗约 120 g（480 kcal）葡萄糖（如果有酮体参与，葡萄糖的消耗量可降至 37.5 g），每天透明质酸和黏蛋白之类的糖蛋白的制造需要消耗 50 g（200 kcal）葡萄糖，每天肌糖原制造、免疫细胞、肠道细胞和肾脏细胞需要消耗约 25 g（100 kcal）葡萄糖，而脂肪燃烧每天可以产生约 50 g（200 kcal）葡萄糖。

对久坐不动的健康人来说，碳水化合物的合理日摄入量约为 150 g（600 kcal）。如果实行生酮饮食法，人体对葡萄糖的需求可以减少 75 g（300 kcal）。运动会增加人体对葡萄糖的需求，人在训练中每小时的热量消耗高达 500 kcal。疾病或伤口愈合也会使人体对葡萄糖的需求增加。

读者反馈：摄入适量碳水化合物的其他益处

虽然不是完全麻木，但在过去的几年里，我的脚及 / 或腿在夜里经常产生一种奇怪的灼热感，而这令我无法安眠。如果我稍微动一下腿，这种感觉就会消失。这一症状是在我实行极低碳水化合物饮食法 6 个月之后才出现的。在坚持每天吃 50 g（200 kcal）有益的淀粉类食物 3.5 个月之后，我的症状已经大大减轻，几近消失。PHD 又有了 1 个拥护者！

艾伦（Ellen）

我在过去的好几年里一直在实行低碳水化合物饮食法，但其间我经历过 4 次严重的肾结石发作。看了你们发表的有关低碳水化合物饮食会引发肾结石的博文，我才恍然大悟。多项尿液检测指标提示，我的尿酸和草酸水平极高。在实行 PHD 之后，我的尿酸水平大幅降低。但愿 PHD 能够帮我预防肾结石发作。

乔治（George）

　　我已经实行 PHD 有大约 1 年的时间了，在此前的 10 年里，我一直在实行极低碳水化合物饮食法和低碳水化合物饮食法。PHD 简单易操作，我的饮食从来没有像现在这样健康过。而我从来没有像现在这样感到满足和快乐。我的情绪有了极大的改善，我整天活力满满，不再对食物产生过度的渴望，也不再因吃东西而感到焦虑，这对我来说可是一项不可思议的成就。我的未婚夫也为我的改变感到高兴，他注意到我的情绪有了很大的改善，所以不希望我再次尝试低碳水化合物饮食，我也不想！

康妮·沃纳（Connie Warner）

　　我们将适量碳水化合物饮食法定义为一种能提供适量碳水化合物的非生酮饮食法。实行适量碳水化合物饮食法，每天可以摄入 150 g（600 kcal）碳水化合物；如果你需要运动，则可以摄入更多的碳水化合物。

血糖波动大的危害

　　血糖水平的波动程度将影响最佳碳水化合物摄入量。

　　人的血糖水平应该保持在一个稳定的范围——85~105 mg/dL 内。在摄入碳水化合物之后，血糖水平不应高于 140 mg/dL，而且应在数小时内恢复正常。

　　血糖水平超出健康范围会造成严重的健康问题。事实上，当空腹血糖和餐后两小时血糖水平在 81~108 mg/dL 之间时，人的死亡率最低；低血糖和高血糖都会造成死亡率升高。[18]

　　高血糖症，即血糖水平过高，是糖尿病患者的一种常见病，会导致器官受损[19]和死亡率上升[20]。即使是非糖尿病患者，餐后血糖水平飙升也会造成神经损伤[21]，并大大增加患脑卒中[22]和癌症[23]的风险。避免上述风险的关键在于确保餐后血糖水平低于 140 mg/dL[24]，否则神经会逐渐受损。

如何避免高血糖症

　　那么，我们如何才能在摄入碳水化合物后避免出现高血糖呢？下面我们将先为你辟谣，再向你介绍一种控制血糖的策略。

少摄入碳水化合物并无作用

你可能认为，少摄入碳水化合物就可以避免患高血糖症，但这种想法未免太过天真！

事实证明，实行低碳水化合物饮食法会令身体产生胰岛素抵抗，这意味着身体不再对胰岛素信号做出反应，因此也不会在餐后吸收葡萄糖。无处可去的葡萄糖大量进入肝脏，并在那里转化成肝糖原储存起来，再从肝糖原中释放出来供大脑使用。

这种生理性胰岛素抵抗其实是身体的一种保护性反应，用以在葡萄糖不足时确保大脑获得充分的能量。这就会引发一个看上去令人不可思议的结果：由于肝脏对葡萄糖的吸收率慢慢降低，低碳水化合物饮食者的餐后血糖水平甚至比高碳水化合物饮食者的还要高。

简而言之，低碳水化合物饮食会增大餐后血糖升高的风险。

直接吃糖是不明智的做法

GI 是衡量一定量的食物（通常为含有 200 kcal 热量的食物）引起血糖水平上升情况的指标。可完全分解为葡萄糖的淀粉通常比蔗糖（食糖的主要成分）的 GI 值更高，因为蔗糖分解后的产物中有一半是不参与身体循环的果糖。

人们可能据此认为，用糖代替淀粉类食物可以降低餐后血糖，或许还能改善健康状况。

但研究结论却与此相左。由于果糖具有潜在的危害，吃糖比吃淀粉类食物更加危险。一项对比将淀粉类食物和糖作为碳水化合物来源的研究的文献综述总结道：

> 由本文综述的文献可知，食用淀粉类食物，特别是含慢消化或抗消化淀粉的食物，具有显著的潜在益处；而大量摄入果糖则会产生显著的潜在害处。[25]

淀粉类食物在帮助人减肥方面的表现也比糖要好。理查德·约翰逊（Richard Johnson）博士认为：

> 淀粉类食物不会像糖那样造成人的体重增加，也不会像糖那样引起代谢综合征……与糖相比，土豆、意大利面和大米可能是更加安全的选择。此外，在引起肥胖方面，果糖含量是衡量碳水化合物危险程度更好的指标。[26]

控制血糖的最佳策略

那么，减小餐后高血糖风险的最佳策略是什么呢？

将纯葡萄糖的 GI 值定为 100。GI 值小于等于 55 的食物为低 GI 值食物，水果和蔬菜通常为低 GI 值食物。如果人通过食用低 GI 值食物摄入了 200 kcal 热量，那么该食物引起高血糖的风险是极小的。所以，如果你的饮食 GI 值低于 55，那么这种饮食属于安全饮食。幸运的是，淀粉类食物是安全的。关键在于淀粉类食物的选择、烹饪方法和饮食搭配。

下列方法可以降低淀粉类食物的 GI 值。

- 轻煮。经过沸水轻煮的淀粉类食物（比如家里蒸的米饭和煮熟的土豆）的 GI 值相当低，在 50~60 之间；但如果在高温下烘烤，淀粉类食物的 GI 值可接近 100。[27]

- 避免食用淀粉类加工食品。为了加快加工速度，加工食品通常是在极高的温度下加工而成的，因此 GI 值极高。市售爆米花和速煮米饭的 GI 值几乎是自蒸米饭的 2 倍。[28]

- 和高脂肪食物搭配食用。脂肪会大大削减淀粉的分解速度和餐后血糖的峰值。[29] 乳制品——牛奶、黄油和酸奶油——特别有效。[30] 所以，吃土豆时一定记得抹些黄油！

- 和高膳食纤维蔬菜搭配食用。摄入膳食纤维也可以显著降低淀粉类食物的 GI 值 [31]，而吃高膳食纤维蔬菜是增加膳食纤维摄入量的最佳方法。

- 和酸性食物，尤其是醋搭配食用。醋、泡菜汁和其他许多酸性食物也有降低淀粉类食物 GI 值的作用。[32]

上述方法可以将淀粉类食物的 GI 值降低超过 50%。如果将淀粉类食物轻煮之后与高膳食纤维蔬菜、高脂肪食物和酸性食物搭配食用，哪怕是糖尿病患者，餐后血糖升高的风险也较小。

读者反馈：糖尿病得到了控制

我是 1 型糖尿病患者。最近一次血液检查结果显示，我的糖化血红蛋白值为 5.7%，这对糖尿病人来说是个好消息，也是我患糖尿病 11 年以来血液检查结果最好的一次。我认为这主要归功于我近 9 个月以来一直在实行 PHD。在增加脂肪摄入量之后，我的血糖水平得到了极好的控制（例如，相对于只吃土豆，如果将烤土豆就着黄油一起吃，我需要注射的胰岛素剂量通常可以减半）。

另外，虽然我不是个胖子，但 PHD 仍然助我成功减重 5 kg。我的身材也因此更加匀称了。

我知道，这些都是我改变饮食的功劳。最近，我感到自己的精力变充沛了，也不再喜怒无常，这让我的丈夫无比高兴！！

弗吉尼亚（Virginia）

我是 2 型糖尿病患者。从阿特金斯诱导饮食法（Atkins Induction Diet）转向 PHD 之后，我一直在吃米饭、土豆、香蕉和其他有益的淀粉类食物，同时还吃了发酵乳制品，如原味全脂酸奶。我的体重逐渐减轻了 3 kg。最重要的是，自从实行 PHD 之后，我的空腹血糖值下降了。所以，PHD 不仅让我减轻了体重，还让我的血糖水平得到了改善。

纽厄尔·赖特（Newell Wright）

高碳水化合物饮食似乎不利于健康

在对哺乳动物饮食进行研究期间，我们注意到，许多哺乳动物几乎能够完全消化碳水化合物。反刍动物会利用奇数碳短链脂肪酸制造葡萄糖来满足其对葡萄糖的需求；超级肉食性动物则会利用蛋白质制造葡萄糖来满足其对葡萄糖的需求。这表明，低碳水化合物饮食是一种健康的饮食，至少动物已经进化出在碳水化合物摄入不足的情况下健康生存的能力（它们体内的葡萄糖是内源性的，是它们在体内合成的，而不是通过饮食摄入的）。

但如果将上述现象反过来说，就闻所未闻了：不少哺乳动物吃植物性食物，但没有哪种哺乳动物进行高碳水化合物饮食。吃高碳水化合物食物的哺乳动物的消化系统都能在碳水化合物被身体吸收之前将其部分或完全转化为脂肪酸。

这就引发我们思考高碳水化合物饮食是否健康的问题。如果这是一种健康的饮食，那么为什么动物的消化系统不允许大量葡萄糖进入其体内呢？

高碳水化合物饮食对人类又有什么影响呢？是否有临床证据表明高碳水化合物饮食对健康有害呢？

膳食碳水化合物与心脏病

护士健康研究（Nurses' Health Study）是美国的一项大规模长期研究。该研究曾就不同的碳水化合物的摄入量对护士健康的影响进行评估。[33] 相关研究人员跟踪了 98 462 名女性护士，并于 1980 年就她们的饮食进行了问卷调查。然后，根据她们饮食中碳水化合物的供能比，将她们均分为 10 组。为简单起见，我们在此仅对碳水化合物摄入量排在前 10%（A 组）和后 10%（B 组）的女性进行比较。

- A 组女性饮食中碳水化合物的供能比为 58.8%，脂肪的供能比则为 26.9%。
- B 组女性饮食中碳水化合物和脂肪的供能比分别为 36.8% 和 39.9%。

总体而言，B 组女性并没有好好照顾自己。她们更爱吸烟（B 组女性的吸烟率为 26%，相比之下，A 组女性的吸烟率只有 17%），不喜欢运动（相对于 A 组女性，B 组女性的运动量少 20%），且喝了太多的咖啡。

A 组女性冠心病的发病率为 0.131%，而 B 组女性冠心病的发病率只有 0.092%。A 组女性吸烟率低，运动量大，但她们冠心病的发病率竟比 B 组女性的高 42%！

膳食碳水化合物与血脂——引起动脉粥样硬化的元凶

众所周知，高血脂——甘油三酯水平高、高密度脂蛋白（HDL）水平低、小而密低密度脂蛋白（LDL）水平高——是心脏病的危险致病因素。

但不太为人所知的是，血脂状况不佳几乎完全是由碳水化合物摄入过量造成的。

罗纳德·克劳斯（Ronald Krauss）博士的团队曾开展过一系列研究。他们根据饮食中碳水化合物的供能比对受试者进行分组，然后测量他们的血脂水平，并将他们分为"致动脉粥样硬化"和"非致动脉粥样硬化"两类。他们的研究结果如图 10-2 所示。[34]

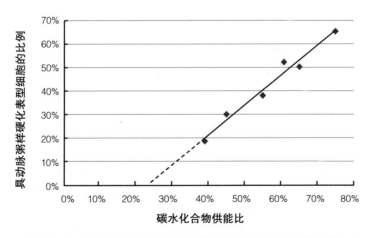

图 10-2　具动脉粥样硬化表型细胞的比例与碳水化合物供能比

与数据一致的是，当饮食中碳水化合物的供能比达到 25% 后，致动脉粥样硬化的脂质便"消失"了。假设每日饮食提供的热量为 2 400 kcal，那么碳水化合物提供了 600 kcal 的热量，而这正好符合适量碳水化合物饮食法的要求！

我们由此得出结论：你如果希望自己的血脂指标保持在良好水平——甘油三酯水平低、HDL 水平高、LDL 水平低到可以忽略不计，就需要实行适量碳水化合物饮食，而非高碳水化合物饮食！

PHD 科学依据
人体内多余碳水化合物的处理

人体可以通过两大途径清除多余的碳水化合物：要么让葡萄糖进行氧化反应为人体提供能量，要么通过一系列步骤转化为几乎等量的饱和脂肪酸。

在一项研究中，5 名男性在 4 天里每天都摄入 3 740 kcal 葡萄糖来源的热量、425 kcal 蛋白质来源的热量和 82 kcal 脂肪来源的热量，并接受监测。结果发现，他们在此期间体重增加了 2 kg；为了清除体内多余的碳水化合物，他们的新陈代谢更加旺盛，静息能量消耗增加了 57%。第 1 天，他们体内大部分多余的碳水化合物以转化为糖原和能量（葡萄糖氧化反应）的方式被消耗掉。但到了第 4 天，膳食葡萄糖每天会合成至少 170 g 脂肪——该过程需要消耗 1 530 kcal 的热量或者近一半的葡萄糖。[35] 脂肪—葡萄糖的转化几乎全部发生在脂肪组织和骨骼肌中，仅有不到 2% 发生在肝脏中。

这项研究为受试者提供了过量的热量，饮食中碳水化合物的供能比更是高达 88%。那么，热量水平正常、碳水化合物供能比合理的饮食是什么样的呢？碳水化合物、脂肪和蛋白质的供能比分别为 50%、35% 和 15% 的典型美式饮食属于正常饮食吗？

这个问题我们是可以解答的，只是 4 天的时间肯定不够。一项为期 6 个月的研究发现，脂肪组织中有 20% 的饱和脂肪酸源自葡萄糖—脂肪转化过程。[36]这一比例表明，受试者摄入的碳水化合物中约有 10% 转化成了脂肪。

既然人体内多余的碳水化合物会转化成饱和脂肪酸，那么直接摄入饱和脂肪酸似乎是更加健康、对身体压力更小的选择。

最佳植物性食物

现在，我们已经获得了足够的信息来选择合适的含碳水化合物的植物性食物了。

我们的标准是每天摄入约 150 g（600 kcal）碳水化合物——这是人体合理的碳水化合物摄入量，其中 100 kcal 的热量源自果糖，其余 500 kcal 的热量来自葡萄糖。因此，我们每天饮食中的植物性食物应该包括含 50 g（200 kcal）碳水化合物的蔗糖类食物（其中一半蔗糖会被分解为果糖）和含 100 g（400 kcal）碳水化合物的淀粉类食物（淀粉能全部被分解为葡萄糖）。

接下来，我们需要研究如何食用植物性食物来使饮食符合上述标准。

有益淀粉类食物

第三部分我们会对有害淀粉类食物——谷物和豆科植物——进行讨论。我们之所以说这些淀粉类食物有害，是因为它们经过正常烹饪后会产生毒素。

幸运的是，还有一些有益淀粉类食物——烹饪后毒素水平最低的淀粉类植物性食物——供我们选择。这些食物包括白米、土豆、芋头、木薯、西米、南瓜、红薯、山药和芭蕉等。

表 10-2 展示了一些有益淀粉类食物及其中葡萄糖和果糖的能量密度。我们按其中果糖的能量密度由低到高的顺序将这些食物进行了排序，所以纯淀粉类食物排名靠前，而高果糖淀粉类食物排名靠后。

表 10-2 有益淀粉类食物以及其中葡萄糖和果糖的能量密度

有益淀粉类食物	葡萄糖能量密度（kcal/kg）	果糖能量密度（kcal/kg）	果糖占比
白米	1 149	0	0%
芋头	1 171	11	1%
土豆	774	29	4%
南瓜	381	39	9%
红薯	397	86	18%
芭蕉	877	280	24%

上述食物的能量密度介于 420~1 170 kcal/kg 之间。为了达到 100 g（400 kcal）的淀粉日摄入量，我们需要每天食用约 450 g 有益淀粉类食物。

1 份拳头大小的有益淀粉类食物通常重约 110 g。因此，每天吃 4 份拳头大小的有益淀粉类食物——每餐吃 1~2 份——是安全的。

健康的蔗糖类食物

虽然有益淀粉类食物的种类有限，但还有不少植物性食物蔗糖含量较低，因而对人类控制血糖有益。

我们在表 10-3 中按每克果糖中的钾含量由高到低的顺序列出了一些蔗糖类食物——主要为鳞茎类、根茎和浆果类食物。钾是一种有益的营养物质，所以为了最大限度地摄入钾，我们应该吃钾含量较高的食物。

表 10-3　健康蔗糖类食物以及其中葡萄糖和果糖的能量密度

蔗糖类食物	葡萄糖能量密度（kcal/kg）	果糖能量密度（kcal/kg）	果糖中的钾含量（mg/g）
西红柿	51	55	173
胡萝卜	152	95	98
洋葱	99	71	81
甜菜根	161	161	76
哈密瓜	148	163	66
树莓	79	97	62
木瓜	170	170	60
香蕉	463	243	59
草莓	88	108	57
桃子	174	157	49
李子	234	154	41
橙子	165	176	38
石榴	273	273	35
西瓜	88	159	28
葡萄	291	328	23
菠萝	190	205	21
芒果	295	295	21
梨	126	264	18
苹果	141	278	15
蓝莓	198	201	15

就每克果糖中的钾含量而言，块茎类、根茎类（如胡萝卜）和鳞茎类（如洋葱和甜菜根）蔬菜是最健康的蔗糖类食物。西红柿热量不高，且富含钾元素，因此排在首位。西瓜、浆果、香蕉、桃子、李子、柑橘类水果和石榴等水果也榜上有名。不过值得注意的是，人工培育的梨和苹果的甜度较高，因此传统品种的梨和苹果更加健康。

搭配食用

通常来说，蔗糖类食物的能量密度比淀粉类食物的更低。因此，尽管我们需要从淀粉类食物中获得的热量是从蔗糖类食物中获得的 2 倍，但我们所需食用的这两类植物性食物在重量上大致相当。

接下来，我们以蔗糖类食物中的香蕉和甜菜根，淀粉类食物中的白米、土豆、南瓜和红薯为例，对如何就这两类植物性食物进行搭配来为人体提供 125 g（500 kcal）葡萄糖和 25 g（100 kcal）果糖进行详细说明，具体如下：

- 0.3 kg 白米 + 0.4 kg 香蕉；
- 0.4 kg 白米 + 0.5 kg 甜菜根；
- 0.5 kg 土豆 + 0.3 kg 香蕉；
- 0.5 kg 土豆 + 0.5 kg 甜菜根；
- 1.1 kg 南瓜 + 0.2 kg 香蕉；
- 1.2 kg 南瓜 + 0.3 kg 甜菜根；
- 1.2 kg 红薯。

根据经验，在采取适量碳水化合物饮食法时，你需要每天吃 450 g 有益淀粉类食物，如白米、土豆、南瓜、芋头和红薯，以及 450 g 蔗糖类食物，如甜菜根、浆果等。此外，你应尽可能多吃低热量蔬菜。

450 g 蔗糖类食物相当于 3 个甜菜根、3 根香蕉（或 3 个大桃子），约等于每天吃 3~4 份水果或含糖地下植物性食物。

多吃蔬菜，但不要将其算作碳水化合物来源

我们建议你根据个人口味多吃蔬菜——摄入量取决于个人喜好，但不要将蔬菜算作碳水化合物来源。为什么呢？

大多数蔬菜的能量密度不足 176 kcal/kg，且它们中葡萄糖和果糖的含量大致相等（例如，作为健康的蔗糖类食物，洋葱和西红柿的能量密度分别为 170 kcal/kg

和 106 kcal/kg）。但消化道的免疫细胞在消化过程中需要葡萄糖供能。每消化 450 g 植物性食物，肠道大约需要 10 g（40 kcal）的葡萄糖。但大多数蔬菜无法提供这么多葡萄糖，且其中一些果糖会被肠道细菌捕获或转化为脂肪。因此，蔬菜对人体血糖平衡的净贡献率几乎为零。

由于摄入 150 g（600 kcal）碳水化合物是为了满足人体对葡萄糖的需求，而蔬菜所提供的葡萄糖仅够（甚至不够）其自身消化之用，所以我们不能将蔬菜中的碳水化合物算作人体每日所需摄入的碳水化合物。

加工食品

一般而言，食用大米或土豆之类的天然食物比吃相关加工食品或营养物质——米粉、土豆淀粉、大米糖浆（由米粉制成）——更有益于健康。

但如果你选择食用精制淀粉或以其为原料制成的食物，如烤面包、松饼、曲奇或比萨，请遵循下列指南。

- 仅使用含有益淀粉的"粉"：米粉、土豆淀粉和木薯淀粉。不少市售的无麸质面粉和无麸质食品使用的是这类粉；如乌迪牌（Udi）面包，多米诺牌（Domino）无麸质比萨、米粉和米饼。

- 使用可以经消化转化为葡萄糖的甜味剂。只含葡萄糖的甜味剂有大米糖浆、木薯糖浆和右旋糖粉。它们本身是含 100% 葡萄糖的甜味剂，也可以用于与蜂蜜或糖混合制成葡萄糖含量为 80% 的甜味剂。

PHD 以植物性食物为主

本部分开头曾提到，我们赞同迈克尔·波伦提出的"饮食规则"，其中一条便是"多吃植物性食物"。

行文至此，我们赞同这条规则的原因已经显而易见了。

- 如第九章所述，对大多数人而言，蛋白质的最佳日摄入量为 50~100 g，即每天食用 225~450 g 动物性食物——肉类、海鲜、蛋类即可。

- 由本章内容可知，如欲通过食用本章推荐的植物性食物满足最佳碳水化合物摄入量，你需要吃大约 450 g 有益淀粉类食物、450 g 蔗糖类食物和你喜爱的蔬菜。所以，你每日的植物性食物的食用量应为 900~1 400 g。

换算成重量的话，你每日饮食中的植物性食物应占 65%~75%，所以 PHD "几乎全部由植物性食物构成"。

饮食安排

食物的制作和食用方法也很重要。

- 淀粉类食物应该小心地烹饪——最好用水煮熟或蒸熟，并与脂肪类食物、酸性调料和蔬菜搭配食用。
- 水果可以作为零食，且无须为了控制 GI 将水果与其他食物搭配食用。

在"PHD 餐盘图"上，苹果图案代表我们推荐的膳食设计方案。除了有益淀粉类食物外，餐盘中还应有 1 份肉、1 份由油脂（如黄油）和酸性调料（如醋）制成的酱汁，以及蔬菜。我们可以肯定，你试了之后一定会发现，它们不仅健康，而且好吃！

第十一章

需谨慎选择的脂肪：
多不饱和脂肪酸

- 美式饮食中的 ω–6 脂肪酸超标 5 倍，ω–3 脂肪酸的含量却不足。
- 你需要站在食物链的顶端，多吃绿叶蔬菜和藻类，以及吃鱼类、贝类和反刍动物的肉（牛肉、羔羊肉等）。
- 多吃热带植物性食物，但其种子除外。
- 将含 ω–6 脂肪酸的食物，特别是种子油、豆油和谷物油（如大豆油、玉米油、菜籽油和红花籽油）从饮食中清除出去。

我们先从多不饱和脂肪酸 ω–6 脂肪酸和 ω–3 脂肪酸开始探讨膳食脂肪对人体的影响。多不饱和脂肪酸因碳链上含有 2 个及 2 个以上双键而得名，单不饱和脂肪酸碳链上只有 1 个双键，而饱和脂肪酸碳链上没有双键。

人们认为，ω–6 脂肪酸和 ω–3 脂肪酸是人体必需脂肪酸，因为它们与饱和脂肪酸和单不饱和脂肪酸不同，人体无法利用葡萄糖来合成它们，只能通过食物摄取。

绿叶和藻类中富含 ω–3 脂肪酸，种子中富含 ω–6 脂肪酸。由于种子的含油量比叶子的高得多，而且种植成本较低，所以食品生产商更喜欢生产富含 ω–6 脂肪酸的种子油,如大豆油、玉米油、菜籽油和红花籽油。随着加工食品的流行,美国人ω-6脂肪酸的摄入量增加了2倍多,其中大部分是自20世纪60年代以来增加的。

PHD 科学依据
"必需"并不意味着"有益"

ω-6脂肪酸和ω-3脂肪酸又被称为"人体必需脂肪酸",但这并不意味着它们对人体有益!

"必需脂肪酸"是一个科学术语,指人体自身不能合成的脂肪酸,所以人体中所有的ω-6脂肪酸和ω-3脂肪酸都只能来自饮食。至于人体需要多少必需脂肪酸,目前人们尚无从得知。事实上,这意味着人体对这些脂肪酸的需求很少,因为如果缺乏它们会对人体造成严重危害,那么人类肯定早就进化出某种机制来制造它们了。要知道,对人来说最重要的脂质,人体都可以利用碳水化合物和蛋白质来合成。

ω-6脂肪酸含量增加可能是过去50年来人类饮食发生的最重要的变化(如图11-1所示),同时也可能是人类肥胖症流行的诱因。因此,了解这些脂肪酸的最佳摄入量十分重要。

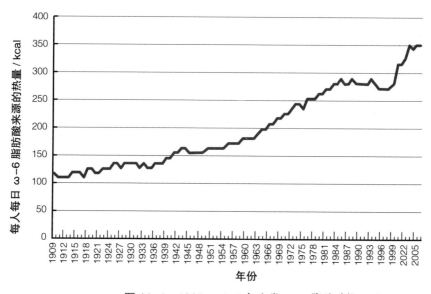

图 11-1   1909—2005 年人类 ω-6 脂肪酸摄入量

危险的搭档：人体内的多不饱和脂肪酸

之所以说多不饱和脂肪酸危险，主要是因为它们含有碳碳双键，而这种化学键会与氧发生反应。如果把多不饱和脂肪酸比作鞭炮，那么活性氧就是明火，而细胞就好比一间堆满了鞭炮又点了蜡烛的房间——为危险滋生提供了温床。

图 11-2 展示了多种脂肪酸的"过氧化性"。[1]

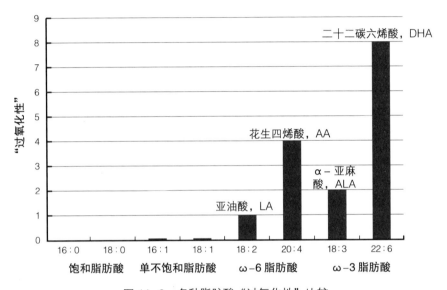

图 11-2 多种脂肪酸"过氧化性"比较

饱和脂肪酸的"过氧化性"为零，单不饱和脂肪酸的"过氧化性"几乎为零，但多不饱和脂肪酸的"过氧化性"很强。

脂质发生过氧化反应是极其危险的，原因有二。[2]

- 脂质过氧化反应是一个级联过程。就像雪崩一样，一个多不饱和脂肪酸分子发生过氧化反应会导致更多的多不饱和脂肪酸分子发生相同的反应。
- 多不饱和脂肪酸发生过氧化反应会产生毒性较强的化合物，如醛类。这些有毒化合物会导致 DNA 突变，造成 LDL 氧化，并将蛋白质转化为脂质过氧化终产物（ALEs）。

因为多不饱和脂肪酸在人体内含量丰富、极不稳定，且其过氧化产物毒性较强，所以多不饱和脂肪酸发生过氧化反应是影响人体健康和寿命的重要因素。

线粒体发生过氧化损伤会造成严重的健康问题。

- 骨骼肌线粒体（处理过量 ω-6 脂肪酸的主要器官）受损会导致身体更易疲劳、耐力下降，进而造成身体活动量减少和肥胖。[3]

- 肝脏线粒体受损可引发肝脏疾病。[4]

LDL 发生过氧化损伤会产生氧化型 LDL，而后者是动脉粥样硬化症的主要诱因。

脂质过氧化速率似乎是影响动物寿命的主要因素。动物细胞膜中的多不饱和脂肪酸含量越高，动物的寿命越短。图 11-3 展示了细胞膜脂质过氧化指数与物种寿命之间的关系。[5]

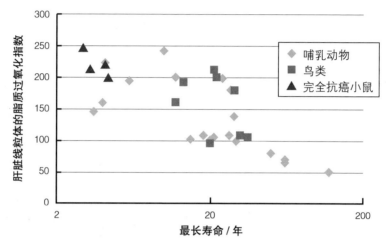

图 11-3 脂质过氧化指数与寿命
（由于坐标轴横轴的标值差距过大，无法等比例显示，特此说明。）

由图 11-3 可知，脂质过氧化指数越低，动物的寿命就越长。

PHD 科学依据
低多不饱和脂肪酸饮食可以延长寿命

除了多不饱和脂肪酸外，没有其他因素能够解释寿命和脂质过氧化指数之间的关系。研究人员曾就大鼠的寿命最长只有 5 年，而鸽子的最长寿命却长达 35 年的原因进行研究，并得出了以下结论：

我们所观察到的大鼠和鸽子之间唯一具有实质性和一致性的区别是，它们细胞膜的脂肪酸组成存在差异；相比之下，大鼠的细胞膜更易受损。[6]

饮食可以改善脂质过氧化指数。限制热量摄入可以延长小鼠的寿命，降低其脂质过氧化指数。脂质过氧化指数降低，寿命延长，这准确地反映在了各个物种身上。[7]

这是一个令人激动的发现，因为它表明，通过调控饮食降低人体内的多不饱和脂肪酸水平可以延长人类的寿命。

既然多不饱和脂肪酸如此危险，为什么人体还需要它们呢？原因同样有两个。

- 某些生物过程只有在富含多不饱和脂肪酸的弹性膜中才表现最佳。缺乏双键的饱和脂肪较硬，这也是牛脂肪（富含饱和脂肪）在室温下是白色固状物的原因。多不饱和脂肪酸可在双键处弯曲和变形，因此呈液态，具有弹性，且很黏滑。（下次在吃新鲜三文鱼时，你可以取一些鱼油用手感受一下。）神经元和视网膜细胞的细胞膜尤其需要多不饱和脂肪酸。为了在低温下保持细胞膜的弹性，三文鱼和北极鲑鱼等冷水鱼含有大量多不饱和脂肪酸。

- 人体可以利用高度不饱和脂肪酸（HUFA）——拥有 3 个及 3 个以上双键的多不饱和脂肪酸——的脆弱性来感知某些方面是否出了问题。例如，感染和免疫活动会发生氧化应激，机体可以通过检测氧化型高度不饱和脂肪酸的水平来感知和调节局部氧化应激水平。氧化型 ω–6 高度不饱和脂肪酸能反映人体感染情况，还能刺激炎性免疫反应；氧化型 ω–3 高度不饱和脂肪酸则能反映人体内过度的炎症，并对其加以抑制。人体小心地调节着细胞膜中高度不饱和脂肪酸的水平，以便维持这种信号机制的完整性。

ω–6 脂肪酸的最佳摄入范围

和确定碳水化合物的最佳摄入量一样，生物学机制同样可以引导我们确定 ω–6 脂肪酸的最佳摄入量。你可能还记得，当碳水化合物摄入不足时，人体会利用蛋白质制造葡萄糖；而当碳水化合物摄入过量时，人体则会将其转化为脂肪。如果摄入一定量的碳水化合物后，人体最终既不制造也不消耗葡萄糖，那么这个量就是最佳碳水化合物摄入量。

人体确定多不饱和脂肪酸摄入量时同样要遵循这一原则。人体虽然无法合成 ω–6 脂肪酸和 ω–3 脂肪酸，但可以通过决定是否将它们作为燃料燃烧来调节组织中多不饱和脂肪酸的水平，并通过是否将多不饱和脂肪酸延长或去饱和转化成高度不饱和脂肪酸来调节细胞膜中高度不饱和脂肪酸的水平。

最佳摄入范围的下限：ω–6 脂肪酸有益

如果从饮食中摄入的 ω–6 脂肪酸较少，人体会倾向于保留 ω–6 脂肪酸，而非将它们氧化以获得能量。[8]人体内 ω–6 脂肪酸的氧化反应减少表明人所摄入的 ω–6 脂肪酸太少。

多不饱和脂肪酸缺乏的另一标志是细胞膜中的高度不饱和脂肪酸水平较低。这会导致人体免疫功能失调，并引发 ω–6 脂肪酸或 ω–3 脂肪酸缺乏性临床症状。此时，如果人体增加膳食多不饱和脂肪酸的摄入量，多不饱和脂肪酸会迅速转化为细胞膜所需的高度不饱和脂肪酸，直至细胞膜中的高度不饱和脂肪酸水平达到最佳。之后，细胞拒绝继续向细胞膜提供更多的高度不饱和脂肪酸，细胞膜中的高度不饱和脂肪酸水平趋于稳定。此时人体会燃烧多余的膳食多不饱和脂肪酸以获得能量。

只需补充少量的膳食多不饱和脂肪酸即可预防多不饱和脂肪酸缺乏。

- 可以根据组织中花生四烯酸（AA，一种 ω–6 脂肪酸）的水平趋于稳定与否来判断膳食 ω–6 脂肪酸的摄入是否足够。如果饮食中不含 ω–3 脂肪酸，那么保证 ω–6 脂肪酸的供能比为 1%~2% 即可解决 ω–6 脂肪酸缺乏的问题[9]；如果饮食中 ω–3 脂肪酸的供能比大于 1%，那么只要保证 ω–6 脂肪酸的供能比为 0.3% 即可解决 ω–6 脂肪酸缺乏的问题[10]。所以，如果饮食中含有少量 ω–3 脂肪酸，那么人体对 ω–6 脂肪酸的需求将减少。
- 只要保证饮食中 ω–3 脂肪酸的供能比为 0.2%，使肝脏中的二十二碳六烯酸（DHA）达到正常水平，即可解决 ω–3 脂肪酸缺乏的问题。[11]

因此，饮食中多不饱和脂肪酸的供能比至少为 1%（ω–3 脂肪酸和 ω–6 脂肪酸的供能比均为 0.5%），人体才不会缺乏多不饱和脂肪酸。你即使饮食不均衡，只要保证多不饱和脂肪酸的供能比为 2%，也能使细胞膜中的高度不饱和脂肪酸处于最佳水平。

大多数天然食物中 ω–6 脂肪酸的供能比一般至少为 2%，所以食用天然食物的人不会缺乏 ω–6 脂肪酸，除非某些疾病（如囊性纤维化）阻碍身体消化脂肪。另外，ω–3 脂肪酸绝对缺乏十分罕见。

虽然 ω–6 脂肪酸缺乏很罕见，但氧化应激仍然有可能造成 ω–6 高度不饱和脂肪酸（如 AA）缺乏。高强度的免疫活动会造成氧化应激。如果饮食中缺乏抗氧化剂，人体内 AA 的水平将降低，从而导致典型的 ω–6 脂肪酸缺乏症，如长湿疹。

我们的读者琼的妹妹就遇到了这种情况。

PHD 科学依据

多不饱和脂肪酸缺乏是罕见现象

由于多不饱和脂肪酸缺乏很难通过诱导实现，所以人们花了几十年的时间才证明人类需要多不饱和脂肪酸。[12] 已知的会造成 ω–6 脂肪酸缺乏的唯一情况是实行营养素饮食法（如单纯配方奶喂养或实行完全静脉营养疗法），只要食用天然的植物性和动物性食物就不会出现这种现象。

20 世纪 20 年代，研究人员在让大鼠终身进行无脂肪饮食后发现动物需要多不饱和脂肪酸。研究表明，进行零脂肪饮食的大鼠生长速度更慢。

人缺乏 ω–6 脂肪酸的主要症状为长干性鳞屑性皮疹。20 世纪四五十年代流行用脱脂奶粉喂养婴儿。但婴儿在食用这种奶粉几个月后就会长湿疹，且这种症状可以通过食用多不饱和脂肪酸含量为 10% 的猪油消除。ω–6 脂肪酸缺乏还可能造成婴儿生长速度缓慢、容易被感染和伤口愈合缓慢。[13]

有证据表明，被给予无脂肪静脉营养会造成成年人缺乏多不饱和脂肪酸。[14]

- 1969 年和 1970 年曾分别出现一例 ω–6 脂肪酸缺乏症病例。患者都曾通过手术切除了大部分肠道，且一连数月被给予无脂肪静脉营养。
- 1982 年，一个女孩在腹部中弹后接受了一系列手术，之后出现了 ω–3 脂肪酸缺乏的症状，但其体内的 ω–6 脂肪酸水平正常。在连续 5 个月被给予静脉营养——其中红花籽油（红花籽油含有丰富的 ω–6 脂肪酸，但 ω–3 脂肪酸的含量几乎可以忽略不计）是唯一的脂肪来源——后，她患上了 ω–3 脂肪酸缺乏症，表现为间歇性麻木、刺痛、无力行走、心理障碍和视力模糊。

读者反馈：湿疹和慢性疲劳综合征

你们应该还记得，12 天前我曾就我妹妹的问题向你们咨询过。她是慢性疲劳综合征患者，每天需要服用 100 mL 红花籽油来控制湿疹。

当时你们是这样回复的："我们推测她的症状应该是由高水平的氧化应激造成的。氧化应激会降低人体内 AA 的水平，而红花籽油有助于增加人体内 AA 的水平，所以服用红花籽油能够缓解症状。因此，她应该尝试补充抗氧化剂并且接受抗感染治疗。另外，最好检测一下 25- 羟基维生素 D 水平，并将体内的维生素 D、维生素 A 和维生素 K 维持在正常水平。"

你们的建议是对的，且成效显著。我妹妹开始补充锌、铜、硒、维生素 C、维生素 E、维生素 D、维生素 K 和 N- 乙酰半胱氨酸（NAC）。24 小时后，她的湿疹就有了很大的改善，于是她开始减少红花籽油的服用剂量。现在 10 天过去了，她已经将红花籽油的服用剂量减为 10 mL，且有望在几天内完全停止服用红花籽油。现在她的湿疹已经完全消除了，皮肤看起来很光洁。

有趣的是，在开始补充抗氧化剂之前，我妹妹对红花籽油的依赖到了上瘾的程度，甚至不到时间就把下一剂给喝了。但她现在一想到红花籽油就犯恶心，很显然，她已经不需要红花籽油了。

不仅如此，我妹妹慢性疲劳综合征的一些症状也有所改善。持续发作的头痛也没那么严重了，心律不齐更是几乎完全消失，所以她现在的活动量也比之前大了。不用说，她对此感到非常高兴，特意要求我转达她对你们最真挚的谢意。用她的话说，"这就是个奇迹。""所盼望的迟延未得，令人心忧；所愿意的临到，却是生命树。"她不再感到绝望，也不再听天由命，这一切都要归功于你们给了她对美好未来的期望。此番恩情，千言万语不足以表达其万一。

琼

最佳摄入范围的上限：ω-6 脂肪酸具有潜在危害

如果体内的 ω-6 脂肪酸超过一定的水平，身体就会优先氧化 ω-6 脂肪酸，将多余的 ω-6 脂肪酸清除出去。

几乎所有现代饮食中的 ω-6 脂肪酸在进入人体后都会被优先氧化，因为燃烧 ω-6 脂肪酸产生的能量可能是燃烧饱和脂肪酸产生的能量的 3 倍。[15]

此外，ω-6 脂肪酸无法被完全氧化成二氧化碳和水；事实上，大多数 ω-6 脂肪酸都只能被部分氧化，然后重新生成胆固醇和饱和脂肪酸。[16] 这一过程增加了在线粒体能量制造范围内需要处理的 ω-6 脂肪酸的量，人体还要将危险且无用的 ω-6 脂肪酸转化为安全有用的胆固醇和饱和脂肪酸。

ω-6 脂肪酸的天然摄入量（在该水平下，ω-6 脂肪酸与饱和脂肪酸、单不饱和脂肪酸拥有同样的机会被燃烧供能）目前尚不明确，但以多不饱和脂肪酸计算，其供能比应低于 3%。

由组织中高度不饱和脂肪酸的水平可知，当 ω-6 脂肪酸的供能比为 1%~4% 时，人体内的高度不饱和脂肪酸可以达到最优水平。但如果 ω–6 脂肪酸的供能比超过 4%，人体组织内的二十碳三烯酸（DGLA，一种 ω–6 脂肪酸）和二十碳五烯酸（EPA，一种 ω–3 脂肪酸）的水平就会受到抑制。DGLA 是一种长链 ω–6 脂肪酸，能够缓解 AA 造成的炎症。因此，ω–6 脂肪酸的供能比大于 4% 会造成 AA/DGLA 和 AA/EPA 的比值升高，进而引发炎症。[17]

ω–6 脂肪酸供能比大于 4% 时可能产生严重的问题。研究发现，摄入该水平的 ω–6 脂肪酸会令孕妇 EPA 和 DHA 的水平降低。[18]仔猪摄入供能比为 1.2% 的 ω–6 脂肪酸和足量的 ω–3 脂肪酸可以促进大脑健康发育，但将 ω–6 脂肪酸的供能比提高到 10.7% 则会使其大脑丧失 DHA，并影响神经发育。[19]

ω–6 脂肪酸的供能比为 4% 是 ω–6 脂肪酸损害健康的阈值。

如果将该比例提高至 6%，很多问题会接踵而至。在该水平下，多余的 ω–6 脂肪酸无法通过氧化作用被快速清除出去。于是，ω–6 脂肪酸开始在体内，尤其是脂肪组织内积聚。

通过临床试验研究人员观察到了 ω–6 脂肪酸在脂肪组织内积聚的现象。芬兰精神病医院研究（Finnish Mental Hospital Study）显示，在 4 年多的时间里，受试者脂肪组织中的 ω–6 脂肪酸的水平从 10.2% 上升到 32.4%。[20]而在洛杉矶退伍军人研究（Los Angeles Veterans Administration Study）中，以热量计，受试者饮食中的 ω–6 脂肪酸占 15%。结果显示，其脂肪组织中 ω–6 脂肪酸的水平在过去的 5 年间从研究开始时的 10% 上升到 33.7%。[21]

根据华盛顿大学的斯蒂芬·居耶内（Stephan Guyenet）收集的数据，在过去的 50 年间，美国人脂肪组织中的 ω–6 脂肪酸也达到了类似的水平，具体如图 11–4 所示。[22]

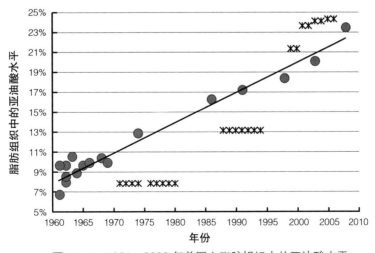

图 11–4　1961—2008 年美国人脂肪组织中的亚油酸水平

上图中的圆圈（●）表示脂肪组织中亚油酸（LA，一种主要的 ω–6 脂肪酸）的占比，交叉点（✕）则表示 18~29 岁年龄段的肥胖人群的占比。就在 ω–6 脂肪酸在美国人体内积聚的同时，或者说在几年之后，肥胖症也开始蔓延。

今天，美国人饮食中 ω–6 脂肪酸的供能比和 ω–6 脂肪酸在脂肪组织中的占比分别达到了 9% 和 23.4%。在 18~29 岁的美国人中，肥胖症患者占 1/4。相比之下，1961 年，美国人饮食中 ω–6 脂肪酸的供能比和 ω–6 脂肪酸在脂肪组织中的占比分别仅占 5.8% 和 9%，那时的肥胖症患者极为少见。

如果膳食 ω–6 脂肪酸的供能比超过 6%，ω–6 脂肪酸便开始在脂肪组织中积聚，进而导致肥胖。

可以肯定的是，6% 的供能比已经远远超出了 ω–6 脂肪酸最佳摄入范围的上限。

过量摄入 ω–6 脂肪酸对健康的影响

如今，美国人饮食中 ω–6 脂肪酸的供能比已经达到了 9%，而该比例高于 4% 时 ω–6 脂肪酸便会产生毒性。因此，过量摄入 ω–6 脂肪酸所造成的负面影响值得警惕。

我们确实应该警惕。由于 ω–6 脂肪酸摄入过量，美国人肝病、动脉粥样硬化症、肥胖症、过敏、哮喘、精神疾病、肠道疾病和癌症的发病率均在上升，更不必说死亡率了。以下是一些相关证据。

高多不饱和脂肪酸饮食引发肝病

在摄入多不饱和脂肪酸——包括 ω–6 脂肪酸和 ω–3 脂肪酸——的同时摄入果糖或酒精很容易引发肝病，并加重肝脏的氧化应激。

高多不饱和脂肪酸饮食（如用豆油或玉米油烹饪）是造成肝病的先决条件，而低多不饱和脂肪酸饮食（如用椰子油或黄油烹饪）可以预防肝病。

由下列研究可知，多不饱和脂肪酸会损害实验动物的肝脏，饱和脂肪酸则能挽救它们的健康。

- 研究人员通过给小鼠喂缺乏关键营养的食物诱导小鼠患脂肪肝。随后，他们将小鼠分为两组，一组小鼠的饮食中 34% 的热量由玉米油提供，另一组小鼠的饮食中相同的热量则由椰子油提供。（玉米油中的 ω–6 多不饱和脂肪酸占 57%，而椰子油中的仅占 2%，但椰子油中饱和脂肪酸的含量高达 92%。）被喂以玉米油的小鼠出现了严重的肝损伤；且"组织学评分显示，在所有品系中，被喂以椰子油（饱和脂肪酸）的小鼠脂肪变性、出现炎症和坏死的现象明显减少"。[23]

- 也有研究人员通过给小鼠喂酒精和富含 ω-3 脂肪酸的鱼油的混合物来诱导小鼠患肝病。停止摄入酒精之后，他们将小鼠分为两组，给一组小鼠喂鱼油和葡萄糖，给另一组小鼠喂富含饱和脂肪酸的棕榈油和葡萄糖。鱼油组小鼠的肝脏未能恢复，但棕榈油组小鼠的肝脏却"几乎恢复正常"。研究人员称赞饱和脂肪酸是"治疗肝病的新物质"。[24]

- 一项研究对碳水化合物含量高的玉米油饮食（碳水化合物、玉米油和蛋白质的供能比分别为 62%、21% 和 17%）和碳水化合物含量低的椰子油 / 黄油饮食（碳水化合物、椰子油 / 黄油和蛋白质的供能比分别为 17%、71% 和 12%）进行了对比。结果发现，尽管营养缺乏通常会诱发肝病，但被喂以椰子油 / 黄油的小鼠仍然能保持肝脏健康，而被喂以玉米油的小鼠患上了严重的肝病。[25]

- 在另一项研究中，科研人员通过给小鼠喂酒精和玉米油诱导小鼠患肝病。之后，他们用含有饱和脂肪酸的牛油和椰子油的混合物分别替代 20%、45% 和 67% 的玉米油。结果显示，饮食中饱和脂肪酸含量越高，小鼠的肝脏越健康。[26]

- 在进行酒精供能比为 27.5% 的酒精 + 玉米油饮食后，小鼠患了严重的肝病和代谢综合征；而把饮食中的玉米油换成富含饱和脂肪酸的可可脂后，小鼠却没有患上任何疾病。（该论文在开篇就写道："人们很早就意识到了膳食饱和脂肪酸对酒精性肝病具有预防作用。"但不知为何，许多营养学家对此视而不见。）[27]

很显然，如果同时摄入糖（或酒精）与多不饱和脂肪酸（ω-6 脂肪酸或 ω-3 脂肪酸），小鼠就会患肝病和代谢综合征。而一旦去除饮食中的多不饱和脂肪酸，肝脏就会恢复正常。

血脂异常与动脉粥样硬化症

多不饱和脂肪酸的过氧化反应会产生氧化型 LDL，这是造成血清胆固醇水平升高和动脉粥样硬化的原因之一。

分别于 1996 年和 1997 年开展的两项研究中，研究人员要求受试者实行 4 种不同的饮食法——高饱和脂肪酸饮食法、高单不饱和脂肪酸饮食法、高 ω-6 脂肪酸饮食法和高 ω-3 脂肪酸饮食法，每种饮食法实行 5 周。[28] 不同饮食组受试者氧化型 LDL 的水平如表 11-1 所示。

表 11-1　不同饮食组受试者氧化型 LDL 的水平

饮食	TBARs*	
	1996 年研究	1997 年研究
高饱和脂肪酸饮食	1.15	0.89
高单不饱和脂肪酸饮食	1.15	1.06
高 ω-6 脂肪酸饮食	1.51	1.56
高 ω-3 脂肪酸饮食	1.69	1.70

* LDL 中硫代巴比妥酸反应物（TBARs）的含量，以 LDL 中的丙二醛（MDA）的含量计算，单位：nmol/mg。

与实行高饱和脂肪酸饮食法或高单不饱和脂肪酸饮食法的受试者相比，实行高多不饱和脂肪酸饮食法的受试者体内的氧化型 LDL 水平至少增加了 30%。总体而言，人体内的氧化型 LDL 的水平与所摄入的多不饱和脂肪酸的含量大致成正比，且实行高 ω-3 脂肪酸饮食法后氧化型 LDL 的水平最高（因为 ω-3 脂肪酸的过氧化指数高于 ω-6 脂肪酸的过氧化指数）。

ω-6 脂肪酸与肥胖症

无论是啮齿类动物还是人类，体内的脂肪水平都会随着 ω-6 脂肪酸摄入量的增加而提高。

一项研究将大鼠分为 3 组，分别让它们实行脂肪、蛋白质和碳水化合物的供能比相同但脂肪来源不同的饮食法，3 组大鼠饮食中脂肪的来源分别为牛油（ω-6 脂肪酸含量低）、橄榄油（ω-6 脂肪酸含量中等）和红花籽油（ω-6 脂肪酸含量极高）。结果表明，与牛油组大鼠相比，橄榄油组大鼠的体重增加了 7.5%，红花籽油组大鼠的体重则增加了 12.3%。[29]

另一项研究中，782 名男性受试者连续 5 年坚持实行低热量饮食法。之后，他们被分为 2 组，一组饮食中脂肪的来源为动物脂肪，另一组饮食中脂肪的来源为富含 ω-6 脂肪酸的植物油。与动物脂肪组受试者相比，植物油组受试者的体脂和体重均稳定增加。在研究的后期，植物油组受试者的平均体重增加了约 5%，即 3.6 kg。[30]

还有一项研究中，大鼠被分为 4 组，分别实行脂肪供能比均为 52% 但饱和脂肪酸和多不饱和脂肪酸含量不同的饮食法。结果显示，多不饱和脂肪酸摄入得越多，大鼠体重增加得越快。[31]

ω-6 脂肪酸对人的体重与体脂的影响在人进行高碳水化合物饮食时最大，而在人进行低碳水化合物饮食时较小。[32]

ω−6 脂肪酸与免疫功能异常、过敏和哮喘

人们通常认为 ω−6 脂肪酸会诱发炎症，事实的确如此。过量的 ω−6 脂肪酸实际上会抑制和改变免疫系统。[33] 免疫系统的畸形反应会造成双重影响。

- 免疫系统对细胞外病原体的反应增强，从而导致过敏。[34] 幼儿似乎特别容易受到伤害：流鼻涕、哮喘和皮疹与母乳中 ω−6 脂肪酸的含量较高有关。[35]
- 免疫系统对细胞内病毒和细菌的反应减弱，从而使人患细胞内感染相关疾病，如动脉粥样硬化症、阿尔茨海默病、多发性硬化症、莱姆病、帕金森病和因衰老引起的其他疾病的风险增大。

ω−6 脂肪酸与精神疾病

植物油食用量大与抑郁、精神疾病和暴力的发生率上升有关。我们在讨论 ω−6 脂肪酸和 ω−3 脂肪酸的均衡问题时会对相关论文做引证，但现在，我们先来研究另一个有趣的关联。

由于植物油的大量使用，工业化世界人群 ω−6 脂肪酸的摄入量自 1960 年以来急剧增加。约瑟夫·希伯伦（Joseph Hibbeln）、列维·尼米宁（Levi Nieminin）和威廉·兰茨（William Lands）研究了 ω−6 脂肪酸摄入量与暴力发生率之间的关系。结果发现，如图 11−5 所示，提供了可靠数据的 5 个国家的国民共表现出两种模式。

- 一国国民 ω−6 脂肪酸摄入得越多，该国的谋杀率越高。美国是国民 ω−6 脂肪酸摄入最多的国家，同时也是谋杀率最高的国家。
- 从 1960 年到 2000 年，由于 ω−6 脂肪酸摄入量的增加，所有国家的谋杀率都有所上升。

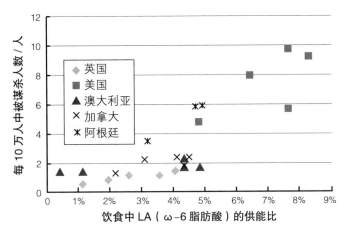

图 11−5　谋杀率与 LA 摄入量之间的关系

（本图基于 5 个国家 1961 年、1970 年、1980 年、1990 年和 2000 年的数据绘制而成。
如图所示，各国谋杀率基本随着国民 LA 摄入量的增加而上升。[36]）

ω-6 脂肪酸与消化系统健康

消化系统疾病的发病率也与 ω-6 脂肪酸的摄入量成正比。欧洲癌症与营养前瞻性研究（EPIC）发现，由高到低排列，LA（植物中的 ω-6 脂肪酸）摄入量处于前 25% 的人患溃疡性结肠炎的风险是处于后 25% 的人的 2.5 倍。[37]

ω-6 脂肪酸与癌症

ω-6 脂肪酸含量高的油类会加速恶性肿瘤的发展和转移。例如，玉米油而非富含饱和脂肪酸的油会导致前列腺癌恶化。[38]

给被植入肿瘤的小鼠分别投喂富含 LA 的食物和富含油酸（一种单不饱和脂肪酸）的食物，前者的肿瘤转移率是后者的 4 倍。[39]

死亡率

我们已知目前研究人员共通过 8 项临床干预实验研究对高 ω-6 脂肪酸饮食和高饱和脂肪酸饮食直接进行了比较，并对总死亡率进行了计算。其中有 3 项研究发现高 ω-6 脂肪酸饮食对人体有害，有 2 项研究的结论为高 ω-6 脂肪酸饮食可能对人体有害，但没有哪项研究显示高 ω-6 脂肪酸饮食对人体有明显的益处。

读者反馈：PHD 能治愈肠道疾病

我认为，我从肠道修复饮食法（可以大致理解为一种极低碳水化合物旧石器时代饮食法）转向 PHD 后的经历很值得拿来分享。比各种改善更让人感到不可思议的是，这些改善在我大量增加有益淀粉摄入量的 48 小时内就表现出来了。而且我感觉自己的健康状况比以往任何时候都好。具体改善如下：

- 便秘消失了；
- 原因不明且持续发作的皮疹也不见了；
- 精力和心情都改善了不少；
- 我很喜欢现在的饮食，每顿饭都吃得很饱，而且身体也不再发出我缺营养的信号，这种无形的改善对我的日常生活质量影响最大。

此外，我丈夫的溃疡性结肠炎的最后一点儿症状也在他实行 PHD 之后彻底消失了。

保罗和守卿，谢谢你们！在我最需要帮助时，你们发明的 PHD 适时地出现在我的眼前，助我向好的方向改变。请允许我多说几句，因为我要好好感谢你们的产品（本书）和服务（你们在网站上提供的建议）。你们的一对一咨询服务是与读者保持联系的一种有效方式。你们的网站给了我一种找到组织、治病有望的感觉。

匿名者

- 其中 3 项研究——玫瑰玉米油研究（Rose Corn Oil Study）[40]、冠状动脉疾病俱乐部项目（Anti-Coronary Club Program）[41] 和悉尼饮食与心脏研究（Sydney Diet-Heart Study）[42] 发现，高多不饱和脂肪酸饮食对人体具有明显的毒害作用，这 3 项研究中进行这种饮食的受试者的死亡率分别上升了364%、156% 和 49%。玫瑰玉米油研究特别值得一提，因为它是唯一受试者饮食中的多不饱和脂肪酸不来自 ω–3 脂肪酸的研究，但多不饱和脂肪酸组受试者的死亡率却极高。造成该现象的原因是，对 ω–6 脂肪酸毒性而言，ω–3 脂肪酸是解毒剂！

- 另外 2 项研究——明尼苏达州冠状动脉疾病调查（Minnesota Coronary Survey）[43] 和洛杉矶退伍军人研究 [44] 显示，高脂肪饮食只会使死亡率上升不到 10%。研究人员认为该结果不具显著性。洛杉矶退伍军人管理局开展的研究也值得一提：随后的一项回顾性调查发现，高多不饱和脂肪酸组中有 31 人死于癌症，对照组则只有 17 人死于癌症 [45]，但对照组中抽烟的人数远多于实验组中的人数 [46]。

- 奥斯陆饮食与心脏研究（Oslo Diet-Heart Study）显示，ω–6 脂肪酸 + 鱼油组受试者的死亡率降低了 6.5%，但这一差异同样不具显著性。研究还发现，该组受试者心脏病的致死率较低，但癌症和传染病的致死率较高。[47] 鉴于鱼油可以显著降低心脏病致死率，如果不摄入鱼油，高多不饱和脂肪酸组受试者的死亡率似乎会高于对照组受试者的死亡率。

- 英国医学研究委员会研究（Medical Research Council Study）显示，高多不饱和脂肪酸组的死亡人数减少了 3 人，即死亡率为 10%；但心脏病致死人数增加了 2 人（即致死率为 8%）。[48] 研究人员认为这些差异不具显著性，因为这一模式本身具有一定的意外性。例如，其他研究显示，高多不饱和脂肪酸组受试者的总体死亡率更高，而心脏病致死率则更低。

- 芬兰精神病医院研究 [49] 的结果让人感到困扰。假设膳食 ω–6 脂肪酸只在进入人体的瞬间对死亡率产生影响，那么高多不饱和脂肪酸饮食可以将死亡率降低 14%；但假设 ω–6 脂肪酸对死亡率的影响时间与其在人体内停留的时间等长，那么高多不饱和脂肪酸饮食会使死亡率上升至少 28%。（一家医院最初让病人实行高 ω–6 脂肪酸饮食法，尽管之后重新让病人实行低 ω–6 脂肪酸饮食法长达 4 年之久，这些病人脂肪组织中的 ω–6 脂肪酸水平仍然很高。在该研究进行的前 6 年里，这家医院病人的死亡率远高于实行低 ω–6 脂肪酸饮食法的医院病人的死亡率。）

总体而言，上述临床实验的结果表明，当 ω–6 脂肪酸的供能比为 10% 时，受试者的死亡率，尤其是癌症致死率，会显著上升。

这一发现令人不安，因为美式饮食中 ω–6 脂肪酸的供能比已经达到了 9%！

小结

饮食中 ω–6 脂肪酸的供能比为 2%~3% 时最佳，一旦供能比超过 4%，ω–6 脂肪酸就会产生毒性。但美式饮食中 ω–6 脂肪酸的平均供能比已经高达 9%。

因此，大多数美国人都应该将 ω–6 脂肪酸的摄入量减少 2/3。对一些过量摄入 ω–6 脂肪酸的人来说，甚至可以减少得更多！

ω–3 脂肪酸的最佳摄入范围

我们很难确定摄入量为多少时 ω–3 脂肪酸才会产生毒性，因为它进入人体后有一部分会被用于降低 ω–6 脂肪酸的毒性。因为大多数人摄入了过量的 ω–6 脂肪酸，所以大量摄入 ω–3 脂肪酸虽然可能对人体有害，但也有一定的益处，毕竟它能够降低 ω–6 脂肪酸的毒性。

因此，对进行高 ω–6 脂肪酸饮食的美国人而言，他们的最佳 ω–3 脂肪酸摄入量可能远多于进行低 ω–6 脂肪酸饮食的我们。

ω–3 脂肪酸具有毒性得到了一些证据的支持，而且还有不少研究发现了 ω–6 与 ω–3 脂肪酸的最佳摄入比例。接下来，我们将依次对这些研究进行回顾，以便确定 ω–3 脂肪酸的最佳摄入量。

ω–3 脂肪酸的毒性

ω–3 脂肪酸的过氧化指数甚至高于 ω–6 脂肪酸的过氧化指数，因此 ω–3 脂肪酸同样可以造成线粒体损伤、DNA 突变、寿命缩短以及脂质发生过氧化反应造成的其他负面影响。

当前已知的过量摄入 ω–3 脂肪酸造成的毒害作用如下。

- 肝脏损伤。当同时摄入酒精或果糖时，ω–3 脂肪酸和 ω–6 脂肪酸在诱发肝脏疾病方面并无差别。[50]

- 出血和脑卒中。大量摄入 ω–3 脂肪酸，尤其是 EPA 和 DHA，会延长出血时间，并可能增大患脑卒中的风险。格陵兰因纽特人 EPA 和 DHA 的摄入水平非常高（日摄入量为 6.5 g，相当于每周食用 2 kg 三文鱼），他们出血性脑卒中的发病率呈上升趋势。[51]

- 早衰和寿命缩短。我们发现，过氧化指数高和动物寿命缩短之间存在关联。一项动物研究表明，动物摄入的大量 ω–3 脂肪酸可通过氧化作用缩短动物的寿命。另一项研究显示，妊娠期的大鼠被投喂大量 ω–3 脂肪酸后，产下的后代寿命缩短且后代在老年时神经退化严重。研究人员总结称："ω–3 脂肪酸摄入过量和不足都可能损害后代的发育。"[52] 还有一项研究发现，由于受到过氧化应激的影响，进行高鱼油饮食的小鼠的平均寿命更短。[53]

被氧化的 ω–3 脂肪酸具有更强的毒性。一般而言，应将现捕的鱼冷藏保存，以便保持鱼油中 ω–3 脂肪酸的新鲜度。鱼油胶囊通常会被人们放在室温下相当长一段时间。因此，胶囊中的鱼油经常发生变质，因为 ω–3 脂肪酸很容易被氧化。

有趣的是，鱼油在临床试验中的使用记录良好，效果非鱼油胶囊能比。在饮食与心绞痛随机试验（DART-2）中，研究人员对 3 114 名稳定型心绞痛男性患者进行了 3~9 年的随访。受试者共分为 3 组：一组为对照组；一组为鱼油组；一组则为鱼油胶囊组，该组受试者每天服用 3 粒鱼油胶囊。结果发现，鱼油胶囊组受试者的心源性猝死发生率显著升高。[54]

建议通过直接吃鱼而非服用鱼油胶囊来获取 ω–3 脂肪酸。

ω–6 脂肪酸和 ω–3 脂肪酸保持均衡的益处

为了确定 ω–3 脂肪酸和 ω–6 脂肪酸的最佳摄入比例，威廉·兰茨博士及其合作者做了大量的工作。这些工作很有用，因为它们将全民教育的难题分解成了两个更容易解决的问题：组织丰度影响健康的方式以及膳食摄入影响组织丰度的方式。

在人类和其他动物体内，AA 和同型 DGLA（均为含 20 个碳原子的 ω–6 脂肪酸）、EPA（含 20 个碳原子的 ω–3 脂肪酸）以及 DHA（含 22 个碳原子的 ω–3 脂肪酸）是最具生物活性的多不饱和脂肪酸。在人体内，AA、DGLA 和 EPA 是类二十烷酸的前体；EPA 和 DHA 是一种名为"消退素"的化合物的前体；DHA 是大脑、神经和视网膜中的一种重要脂肪。

通过让多不饱和脂肪酸氧化为名为"类二十烷酸"和"类二十二烷酸"的信号分子，大自然将多不饱和脂肪酸的"脆弱性"转变为它的优势。当细胞受到损伤时，酶从细胞中释放出含 20 个碳原子的多不饱和脂肪酸并将其转化为类二十烷酸。类二十烷酸可以引发炎症，从而激活免疫系统对抗病原体或清除毒素。

全球最广泛使用的一些药物，如阿司匹林和布洛芬，正是通过阻断 ω–6 脂肪酸向类二十烷酸转化起效的。

此外，人体还会有目的地将 ω–3 脂肪酸氧化为类二十烷酸和类二十二烷酸。虽然 ω–6 脂肪酸中的类二十烷酸有致炎倾向，但 ω–3 脂肪酸的衍生物通常具有抗炎作用，因而 ω–6 脂肪酸和 ω–3 脂肪酸摄入比例恰当的话可以缓解类二十烷酸的影响，而且还能化解某些形式的 ω–6 脂肪酸的毒性。

人体组织中的 ω–3 脂肪酸和 ω–6 脂肪酸保持均衡对心血管疾病具有较大影响。经过研究，威廉·兰茨博士发现了二者之间的关系。[55]

当人体组织中 ω–6 脂肪酸的水平上升而 ω–3 脂肪酸的水平下降时，心脏病死亡率上升；当 ω–3 脂肪酸和 ω–6 脂肪酸在人体组织的多不饱和脂肪酸中分别占 72% 和 28% 时，心脏病死亡率趋近于零。在相同的组织比例下，其他疾病的死亡率同样降至最低。[56]

由图 11-6 可知，在大多数美国人身体组织的多不饱和脂肪酸中，ω–3 脂肪酸的占比低于 25%，ω–6 脂肪酸的占比则高于 75%。所以，美国人身体中 ω–3 脂肪酸与 ω–6 脂肪酸的比例约为 1∶3，而最佳比例为 3∶1。仅这一项失衡就使美国的心血管疾病死亡率比日本的高出了 2 倍有余。

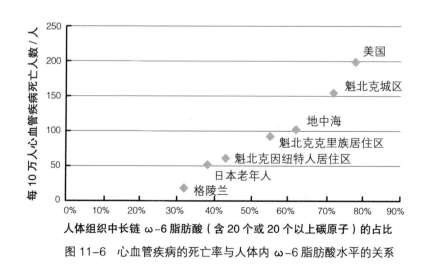

图 11-6　心血管病的死亡率与人体内 ω–6 脂肪酸水平的关系

人体内的 ω–6 脂肪酸和 ω–3 脂肪酸保持均衡对身体其他部位的健康也有益处。

- 降低 ω–6 脂肪酸和 ω–3 脂肪酸的比例可以改善骨密度。[57]
- 降低 ω–6 脂肪酸和 ω–3 脂肪酸的比例可以缓解抑郁症。[58]
- 降低 ω–6 脂肪酸和 ω–3 脂肪酸的比例可以缓解人的愤怒和焦虑情绪，降低人的攻击性，减少自杀和自残行为。[59]
- 将 ω–6 脂肪酸和 ω–3 脂肪酸的比例保持在较低水平能够改善脓毒症，加快术后恢复的速度，缩短病人在重症监护病房的时间。[60]

一个有趣的实验为 ω–6 脂肪酸和 ω–3 脂肪酸需保持均衡的观点提供了更多的证据。在这个实验中，研究人员把可将 ω–6 脂肪酸转化为 ω–3 脂肪酸的线虫基因植入小鼠的基因组中。结果发现，无论吃的是什么样的饮食，这些转基因小鼠的细胞膜中都含有等量的 ω–6 脂肪酸和 ω–3 脂肪酸。此外，它们的椎骨更加强壮[61]，自身也更能抵抗神经损伤[62]、阿尔茨海默病[63]、过敏[64]、糖尿病[65]、黄斑变性[66]、肠道疾病[67]和癌症[68]了。

临床试验结果同样为 ω–6 脂肪酸和 ω–3 脂肪酸比例较低的益处提供了支持。在降低死亡率方面，地中海式饮食与心脏研究（Lyon Diet Heart Study）是最成功的临床试验项目之一。这项研究将美国心脏协会（AHA）的第一步饮食（Step One Diet，一种高碳水化合物高 ω–6 脂肪酸饮食，又称 AHA 饮食）和低 ω–6 脂肪酸（日摄入量小于 7 g，供能比约为 3%）高 ω–3 脂肪酸的地中海式饮食进行了对比。地中海式饮食之所以具有该特点，是因为其中含有一种每天可提供 2 g α–亚麻酸（ALA）的补充剂。结果表明，进行地中海式饮食的受试者的全因死亡率、心脏病和癌症的发病率均显著降低。

在平均时长达 27 个月的随访期间，共发生心脏病死亡 16 例，其中 3 例病例进行 AHA 饮食；发生全因死亡 28 例，其中进行 AHA 饮食和地中海式饮食的病例分别有 20 例和 8 例。[69] 在为期 4 年的随访中，心脏病死亡病例中进行 AHA 饮食和地中海式饮食的分别有 19 例和 6 例；在全因死亡病例中，进行 AHA 饮食和地中海式饮食的病例分别有 24 例和 14 例；进行 AHA 饮食的 17 名癌症患者中有 4 人死亡，而进行地中海式饮食的 7 名癌症患者中有 3 人死亡。[70]

饮食与心肌再梗死试验（DART）也是针对提高膳食 ω–3 脂肪酸摄入量的益处进行的临床试验。这次试验共招募了 2 033 名曾患心脏病的英国男性，并将其分为两组。其中，试验组的受试者通过吃鱼将 ω–3 脂肪酸的周摄入量从 0.6 g 增加至 2.4 g。该组受试者的心脏病发病率和全因死亡率均显著降低：试验组受试者的死亡率为 9.3%，对照组的则为 12.8%。[71]

ω-6 脂肪酸和 ω-3 脂肪酸的摄入量

在不同饮食文化中，ω-6 脂肪酸和 ω-3 脂肪酸的摄入量存在巨大差异。所以，科学家们开发了一个公式来衡量长链多不饱和脂肪酸的组织丰度与各种多不饱和脂肪酸的膳食摄入量之间的关系。[72] 你也可以上网搜索一款计算器对其进行计算。[73]

LA 和 ALA 是植物性多不饱和脂肪酸，二者对人体几乎没有直接好处。但它们相当于库存的原料，可以用来制造长链多不饱和脂肪酸。通常，只有一小部分短链多不饱和脂肪酸被转化为可以影响死亡率的长链多不饱和脂肪酸。

在实践中，对大多数人而言，多不饱和脂肪酸的组织丰度由 3 种脂肪酸决定。

- 含 18 个碳原子的 LA 是在大多数饮食中占主导地位的 ω-6 脂肪酸。在全球范围内，饮食中 90% 以上的 ω-6 脂肪酸通常是 LA。例如，这一比例在菲律宾人和美国人的饮食中分别为 90% 和 98%。LA 的主要食物来源是植物油和用植物油烹饪的烘焙或油炸食品。

- ALA 是一种含 18 个碳原子的 ω-3 脂肪酸，是人类饮食的一大组成部分，但组织中长链 ω-3 脂肪酸的水平主要取决于人从饮食中摄入的长链 ω-3 脂肪酸，即 EPA、二十二碳五烯酸（DPA）和 DHA。其部分原因是 LA 抑制了 ALA 转化为长链 ω-3 脂肪酸的过程。所以大多数美国人虽然食用了大量的植物油，但体内 ALA—EPA 的转化率却很低。

因此，人体组织中 ω-6 脂肪酸和 ω-3 脂肪酸的比例在很大程度上是由两种食物决定的：植物油（提供 ω-6 脂肪酸）和冷水鱼（提供长链 ω-3 脂肪酸）。我们输入两个数据——LA 的供能比和长链 ω-3 脂肪酸的供能比——就可以计算关键的组织丰度。你可以登录美国国立卫生研究院全民教育（National Institutes of Health EFA Education）官网查看计算结果对照表。[74]

据估计，饮食中 ω-6 脂肪酸的供能比在 2%~4% 之间时最佳。

每 450 g 养殖大西洋三文鱼可以提供总计 10.7 g 的 EPA、DPA 和 DHA。为使长链 ω-6 脂肪酸和 ω-3 脂肪酸的比例达到最佳水平，你可能每周都需要食用一定的三文鱼。

日本人长链 ω-3 脂肪酸的日摄入量约为 1.5 g，相当于每周食用约 450 g 三文鱼。有明确证据表明，ω-3 脂肪酸在日摄入量达到约 3 g 时开始产生毒性，这意味着三文鱼的周食用量应少于 900 g。

因此，在不中毒又摄入均衡的前提下，ω-6 脂肪酸和 ω-3 脂肪酸的最佳比例范围极窄。美国人必须像日本人一样，每周吃大约 450 g 含油海鱼，同时坚决减少 ω-6 脂肪酸的摄入。

为做到这一点，美国人的饮食需要做出重大改变。

- 现在美国人长链 ω–3 脂肪酸的日摄入量约为 0.1 g。因此，每周吃 450 g 三文鱼相当于将美国人 EPA 和 DHA 的日平均摄入量增加 14 倍。
- 现在美国人 LA 的日摄入量约为 36 g，供能比为 8.9%。[75] 相比之下，美国人 1909 年时 LA 的日摄入量仅为 12 g。[76] 如果想将 LA 的日摄入量减少至 7 g（按每日饮食提供 2 000 kcal 的热量计算，LA 的供能比为 3%），美国人需要将 ω–6 脂肪酸的日摄入量减少至原来的 1/5。

虽然变动较大，但仍然可以实现，前提是禁食菜籽油及用菜籽油制作的食物（包括大多数市售的面包、甜甜圈、曲奇、脆饼和薯条），同时每周食用 1 次冷水鱼。

最佳肉类和油脂

为了达到最佳健康状态，我们应尽量减少 ω–6 脂肪酸的摄入，将其供能比控制在 4% 以下（能控制在 2% 更好），同时每周食用约 450 g 三文鱼（或沙丁鱼等类似的鱼），以便将 ω–6 脂肪酸和 ω–3 脂肪酸的摄入比例保持在最佳水平。

表 11–2 列出了各种动物性食物中 ω–6 和 ω–3 脂肪酸的含量。

表 11–2　肉类、海鲜和蛋类中的宏量营养素

食物	单位热量（kcal/kg）	脂肪供能比/蛋白质供能比	ω–6 脂肪酸在脂肪总量中的占比	ω–3 脂肪酸在脂肪总量中的占比
肋眼牛排	2 650	59% / 41%	3%	1%
碎牛肉（瘦肉占 85%）	2 566	55% / 45%	2%	0%
上肋	2 912	64% / 36%	3%	1%
羊腿肉	2 540	71% / 29%	3%	1%
野生山羊的瘦肉	1 431	20% / 80%	4%	1%
鸡腿	1 909	41% / 59%	19%	2%
带皮鸡胸肉	1 845	38% / 62%	18%	1%
无皮鸡胸肉	1 651	21% / 79%	17%	2%
鸡肝	1 722	36% / 64%	1%	0%

续表

食物	单位热量（kcal/kg）	脂肪供能比 / 蛋白质供能比	ω-6 脂肪酸在脂肪总量中的占比	ω-3 脂肪酸在脂肪总量中的占比
烤鸭	3 375	77% / 23%	12%	1%
乡村风格猪排	3 285	71% / 29%	7%	0%
火腿	1 779	47% / 53%	13%	3%
培根	5 335	70% / 30%	10%	0%
养殖大西洋三文鱼	2 064	56% / 44%	5%	18%
野生大西洋三文鱼	1 819	42% / 58%	3%	32%
鲱鱼	2 030	53% / 47%	1%	19%
鳕鱼	1 052	8% / 92%	1%	21%
罗非鱼	1 281	19% / 81%	11%	9%
虾	990	10% / 90%	2%	33%
贻贝	1 720	28% / 72%	1%	19%
蛋类	1 552	65% / 35%	11%	1%

由表 11-2 我们可以得出以下结论。

- ω-3 脂肪酸的最佳来源为海洋鱼类、虾和贝类：三文鱼、鲱鱼、鳕鱼、贻贝和虾。其他动物性食物中几乎没有 ω-3 脂肪酸。
- 为了减少 ω-6 脂肪酸的摄入，最好食用鱼类、贝类和反刍动物的肉——牛肉和羊肉。在反刍动物的肉中，ω-6 脂肪酸一般占脂肪总量的 3%，提供的热量则低于 2%。
- ω-6 脂肪酸在鸡肉、猪肉、蛋类和鸭肉脂肪总量中的占比通常为 10%~20%。但 ω-6 脂肪酸在一些动物内脏，如鸡肝中的含量较低。

我们建议将鱼类、贝类和反刍动物的肉作为主要肉食每周食用 5 次。你还可以偶尔吃些鸡肉和猪肉来提高食物的多样性。

那么，动物脂肪又该怎么食用呢？表 11-3 列出了 ω-6 脂肪酸和 ω-3 脂肪酸在一些动物脂肪中的含量。

表 11-3 动物脂肪中 ω-6 脂肪酸和 ω-3 脂肪酸的含量

动物脂肪	饱和脂肪酸	单不饱和脂肪酸	ω-6 脂肪酸	ω-3 脂肪酸
野生三文鱼油	19.9%	29.0%	1.5%	35.3%
牛油	49.8%	41.8%	3.1%	0.6%
黄油	63.6%	25.9%	3.4%	0.4%
养殖三文鱼脂肪	22.6%	28.2%	7.3%	18.7%
猪油 *	39.2%	45.1%	10.2%	1.0%
鸭油	33.2%	49.3%	12.0%	1.0%
蛋黄	37.5%	46.0%	15.5%	1.0%
鸡油	29.8%	44.7%	19.5%	1.0%

* 注意：ω-6 脂肪酸在用谷物饲养的圈养猪的猪油中的含量高达 33%。

表 11-4 列出了一些有益健康的植物油。

表 11-4 有益健康的植物油中 ω-6 脂肪酸和 ω-3 脂肪酸的含量

植物油	饱和脂肪酸	单不饱和脂肪酸	ω-6 脂肪酸	ω-3 脂肪酸
棕榈仁油	81.7%	11.4%	1.6%	0.0%
椰子油	86.7%	5.8%	1.8%	0.0%
可可脂	59.6%	32.9%	2.8%	0.1%
棕榈油	49.1%	37.0%	9.1%	0.2%
橄榄油	13.8%	73.1%	9.8%	0.8%
鳄梨油	11.6%	70.6%	12.5%	1.0%
腰果酱	20.3%	59.5%	16.5%	0.3%
杏仁酱	9.5%	64.8%	20.1%	0.7%

烹饪、做酱料和做调料使用的油中的 ω-6 脂肪酸和 ω-3 脂肪酸均应较少：烹饪会使多不饱和脂肪酸处于高温之下，从而造成其变性；长期放置则会导致油脂酸化。

烹饪、做调料和做沙拉酱最好使用牛油、澄清黄油、椰子油（或椰子奶）、棕榈仁油、可可脂和夏威夷坚果酱。和鸭肉、鸡肉和猪肉在肉类中的地位一样，鸭油、橄榄油和鳄梨油虽然也是健康的油脂，但处于第二梯队。

表 11-5 列出了大家需谨慎选择的油脂。

表 11-5　需谨慎选择的油脂

油脂	饱和脂肪酸	单不饱和脂肪酸	ω-6 脂肪酸	ω-3 脂肪酸
菜籽油	7.4%	63.3%	18.6%	9.1%
花生油	16.9%	46.2%	32.0%	0.0%
大豆油	15.6%	22.8%	50.4%	6.8%
玉米油	12.9%	27.6%	53.5%	1.2%
麦胚油	18.8%	15.1%	54.8%	6.9%
红花籽油	6.2%	14.4%	74.6%	0.0%

尽管菜籽油中 ω-6 脂肪酸和 ω-3 脂肪酸的含量较为均衡，但多不饱和脂肪酸在其脂肪中的比例高达 27.7%。此外，菜籽油还可能含有毒素，详见第三部分。

总而言之，你需要知道以下几点。

- 谨慎食用富含 ω-6 脂肪酸的植物油，从而减少 ω-6 脂肪酸的摄入。请选择低 ω-6 脂肪酸的油脂，如黄油、牛油和椰子油；多吃 ω-6 脂肪酸含量较低的动物性食物，如鱼类、贝类、牛肉和羔羊肉。
- 每周食用 225~450 g 三文鱼或其他富含 ω-3 脂肪酸的鱼类。

第十二章

有益脂肪：饱和脂肪酸与单不饱和脂肪酸

- 饱和脂肪酸和单不饱和脂肪酸都对人体有益，通常情况下大量摄入不会造成问题。
- 这两种脂肪酸是饮食中最好调节的宏量营养素，你可根据食欲增减摄入量。
- 在热量限制型饮食中，二者属于需要削减的宏量营养素。

到目前为止，我们讨论的所有宏量营养素在人体内超过一定的阈值后都会产生毒性。例如，蛋白质的日摄入量阈值为 150 g（600 kcal）；碳水化合物的日摄入量阈值为 150 g（600 kcal），运动员在训练期间每小时碳水化合物的额外摄入量的阈值是 125 g（500 kcal）；多不饱和脂肪酸日摄入量的阈值是 11.1 g（100 kcal）。

前文我们已经讨论过除饱和脂肪酸和单不饱和脂肪酸之外的各种宏量营养素。在产生毒性之前，这些营养素每天最多可以为人体提供约 1 300 kcal 热量。

但每天热量消耗巨大（如 5 000 kcal）的运动员该怎么办呢？他们如何才能在避免宏量营养素中毒的前提下摄入如此多的热量呢？

饱和脂肪酸和单不饱和脂肪酸都是有益脂肪酸，我们即使大量摄入也基本不会出问题。我们的身体可以接纳大量长链（含 14 个或 14 个以上碳原子）饱和脂肪酸和单不饱和脂肪酸的原因如下。

- 它们是人体的核心脂肪。就大多数细胞而言，它们在脂肪酸中的占比高达 75%~80%。
- 它们是身体大部分组织的能量来源，比葡萄糖更健康。

目前我们已知，只要人体的代谢损伤程度或胰岛素的水平没有高到会阻碍脂肪被利用或者以安全的甘油三酯（或磷脂）的形式存储起来，我们即使摄入大量饱和脂肪酸和单不饱和脂肪酸也是安全的。这些优势使得饱和脂肪酸和单不饱和脂肪酸成了人体优质能量来源。

PHD 科学依据
游离脂肪酸的脂毒性

虽然脂肪以甘油三酯和磷脂的形式储存是安全的，但游离脂肪酸——脂肪的另一种化学形式——却具有潜在的危险性。游离脂肪酸确实会发生一些化学反应——它们可以与其他分子结合，这一过程又被称为"酯化"（游离脂肪酸也被称为"非酯化脂肪酸"或 NEFA）。酯化可能妨碍其他分子正常发挥功能。

对健康人而言，酯化并不会造成什么问题，因为游离脂肪酸在被磷脂或甘油三酯释放出来（这一过程被称为"脂解"）后不久就会被线粒体燃烧掉，而且游离脂肪酸的水平较低。

但对代谢综合征患者和糖尿病患者来说，体内游离脂肪酸的水平可能升高。这是因为，胰岛素水平过高等因素会影响线粒体燃烧脂肪。细胞中存在过量的游离脂肪酸会诱发"脂毒性"。例如，一项有关脂毒性和心源性猝死的研究发现，只有代谢综合征患者死亡：

> 代谢综合征的临床表现是血压、血糖、胰岛素和甘油三酯水平升高。除了游离脂肪酸水平升高之外，在随访期间猝死的受试者的这些指标水平均升高了。[1]

因此，我们似乎又得到了与前两章所得到的类似的结论：在热量过剩的情况下，脂肪和碳水化合物都具有危险性。过量的碳水化合物会诱发高血糖，过量的游离脂肪酸则会诱发脂毒性。

但就代谢综合征患者而言，摄入膳食脂肪比摄入膳食碳水化合物更安全，两者具有明显区别。首先，代谢综合征患者将葡萄糖存储为糖原的能力受到严重限制，但储存脂肪的能力实际上是无限的。其次，膳食碳水化合物产生的过量葡萄糖可以在体内循环，而膳食脂肪却不是以对人体有害的游离脂肪酸的形式进入血液循环的，而是转为更安全的化合物（甘油三酯和被称为"乳糜微粒"的磷脂微粒）被肠道打包并直接运输到"储存库"中。

其结果是，代谢综合征患者摄入过量的膳食脂肪比摄入过量的碳水化合物更加安全。能治愈代谢综合征、避免因果糖和多不饱和脂肪酸摄入过量而在体内积聚毒素的饮食是代谢综合征患者的最优饮食。清除饮食中的毒素、进行高饱和脂肪酸高单不饱和脂肪酸饮食成为恢复代谢健康和消除脂毒性的关键。

温和的饱和脂肪酸和单不饱和脂肪酸

由于具有更强的化学稳定性且不易被氧化，饱和脂肪酸和单不饱和脂肪酸基本不会产生问题。在人体内，饱和脂肪酸和单不饱和脂肪酸发生化学改性的场所如下。

- 在肝脏中，饱和脂肪酸和单不饱和脂肪酸可以通过将相对充足的特定脂肪酸——一般为由碳水化合物或多不饱和脂肪酸转化而来的含16个碳原子的饱和脂肪酸——延长或去饱和转化为相对缺乏的饱和脂肪酸或单不饱和脂肪酸。

- 饱和脂肪酸和单不饱和脂肪酸会以能量来源的形式在人体各处的线粒体中燃烧掉，该过程可以一次去掉饱和脂肪酸和单不饱和脂肪酸中的两个碳原子，直到其完全转化为二氧化碳和水。

上述转化过程均为无害过程，不会产生有毒产物。

前文提到，饱和脂肪酸和单不饱和脂肪酸不容易发生过氧化反应，而多不饱和脂肪酸很容易发生过氧化反应。

人体拥有储存饱和脂肪酸和单不饱和脂肪酸的巨大潜力是它们对人体有益的另一个原因。作为细胞的结构性物质，这些脂肪酸几乎参与构成了身体一半的非脂肪组织。骨骼肌中就储存着饱和脂肪酸和单不饱和脂肪酸，它们蕴含着数万千卡的热量。脂肪细胞储存脂肪的能力则更强。

这些脂肪"储存库"具有进化价值，因为作为线粒体的首选燃料，饱和脂肪酸和单不饱和脂肪酸是值得储存的。体格精瘦的人体内一般储存有 15 kg（135 000 kcal）的饱和脂肪酸和单不饱和脂肪酸。但肝糖原在肝脏中的含量仅为 70~100 g，在骨骼肌中为 300~500 g；两部分糖原相加，也仅能提供约 2 000 kcal 的热量，热量供给量尚不足人一天的需求量。作为高强度运动和血糖水平管理的物质储备，糖原一般不用于满足人体普通的能量需求。如果仅靠糖原维持生命，在食物短缺时，人几天之内就会被饿死。

很显然，大自然希望我们在食物匮乏时将饱和脂肪酸和单不饱和脂肪酸，而非碳水化合物当作我们的主要能量来源。如果葡萄糖是一种更好的能量来源，我们早就像植物储存淀粉一样进化出大量储存葡萄糖的机制了。

如果身体有能力储存能满足 60 天或 60 天以上能量需求的饱和脂肪酸和单不饱和脂肪酸，那么即使短期内大量摄入膳食脂肪，身体也能安全应对。

大量摄入饱和脂肪酸和单不饱和脂肪酸的益处

除了不容易被氧化外，大量摄入饱和脂肪酸和单不饱和脂肪酸还有以下两大益处。

- 改善血脂状况，减小患心脏病的风险。
- 增加肌肉量。肌肉由脂肪和蛋白质构成。储存脂肪的一种方法是增加细胞数量，同时避免单个细胞过度"肥胖"。肌肉和脂肪组织是为了储存多余脂肪而生长的主要身体成分。

临床试验进一步证明，饱和脂肪酸和单不饱和脂肪酸是最安全、最有益的边际能量来源。

改善血脂状况

摄入饱和脂肪酸可以从两个方面改善血脂状况。

- 提高具有保护作用的 HDL 胆固醇的水平。
- 增加 LDL 颗粒的尺寸和浮力，防止它们被糖基化和氧化。这一模式又被罗纳德·克劳斯（Ronald Krauss）博士称为"模式 A"，即携带 LDL 颗粒的健康模式。

由于改善了 LDL 颗粒的大小，饱和脂肪酸可以降低会导致动脉粥样硬化的氧化型 LDL 的水平。

单不饱和脂肪酸对血脂的影响同样优于碳水化合物和多不饱和脂肪酸对血脂的影响。单不饱和脂肪酸不会像碳水化合物和多不饱和脂肪酸那样提高小而密 LDL 和氧化型 LDL 的水平。[2]

　　饱和脂肪酸和单不饱和脂肪酸还能改善甘油三酯的水平，后者是另一种血脂指标。甘油三酯的水平在很大程度上取决于碳水化合物的摄入量和胰岛素的水平；胰岛素会使血液中甘油三酯的清除过程受到抑制。PHD 规定，空腹甘油三酯的水平通常应为 50~60 mg/dL，这也是最佳甘油三酯水平。

增肌

　　不少人认为，人体摄入的多余热量是储存在脂肪组织中的，肥胖是人为度过严冬而在夏季提前储存热量的结果。但我们并不认同这一观点。

　　季节性肥胖动物夏季增加的不仅仅是脂肪，还有肌肉。我们认为，人类储存脂肪不存在季节性倾向，人类对葡萄糖的需求量更大（在禁食期间，葡萄糖由蛋白质转化而来），肌肉是夏季主要的能量储存器官。夏季的存在不是为了让人发胖，而是为了让人更加强壮。人的肌肉量会在食物充足时增加，在食物匮乏时减少。就肌肉中脂肪和蛋白质的供能比而言，蛋白质的供能比不足一半——当某些蛋白质被转化为葡萄糖后，肌肉中蛋白质的供能比更是与母乳中的相差无几。一个普通成年男性体内共有 30 kg 骨骼肌，可储存约 200 000 kcal 的热量，这么多的热量足以让他在不进食的情况下维持 60~70 天生命。

　　相比之下，脂肪组织中的营养储备不均衡，它储存的蛋白质极少。人体储存的脂肪并不能在人饥饿时用于维持生命。经常挨饿的旧石器时代采猎者在捕食时，腹部赘肉没有肌肉有用。是的，肌肉才是储存人体多余热量的天然场所。

　　增加肌肉量的方法是按照肌肉组织的需求提供相应比例的过量的宏量营养素——以脂肪为主。长期训练的健美运动员和举重运动员都知道高脂肪饮食对增肌的益处。[3]

- 有"俄罗斯雄狮"之称的乔治·哈肯施密特（George Hackenschmidt）每天要饮用 5 L 牛奶。牛奶中约 50% 的热量来自脂肪，而且其中饱和脂肪酸和单不饱和脂肪酸的比例更是高达 90%。
- "举铁大师"文斯·吉伦达（Vince Gironda）称，营养素对成功健身的贡献占 85%~90%，并且提倡健身者每天吃 36 个鸡蛋。鸡蛋中脂肪来源的热量占 68%，而且其中 83% 的脂肪是饱和脂肪酸和单不饱和脂肪酸。吉伦达有时会吃 1/3 杯蛋白粉、12 个鸡蛋和 350 mL 生奶油。这些食物一共能为他提供 185 g（740 kcal）蛋白质和 160 g（1 440 kcal）脂肪，即脂肪来源的热量占蛋白质和脂肪提供的总热量的 66%。
- 十几岁就当选美国先生的凯西·维耶特（Casey Viator）每天需要吃 24 个

鸡蛋和 7.5 L 生鲜奶。

- 阿诺德·施瓦辛格（Arnold Schwarzenegger）建议将碳水化合物的日摄入量控制在 60~100 g（240~400 kcal）。因此，他需要通过摄入脂肪获取大量的热量。[4]

简而言之，增加肌肉量的最佳方案是摄入恰当比例的宏量营养素：碳水化合物来源的热量约占总热量的 30%，蛋白质和脂肪的比例以其在人体组织中的占比为准，即二者分别供应剩余热量的 26% 和 74%。换言之，饮食中碳水化合物、蛋白质和脂肪的供能比分别为 30%、18% 和 52%。另外，为了增加饱和脂肪酸和单不饱和脂肪酸的摄入量，应尽可能减少多不饱和脂肪酸的摄入。

通过进行高脂肪饮食增肌

一些科学研究表明，增加饱和脂肪酸和单不饱和脂肪酸的摄入可以增肌。

- 睾酮能够促进肌肉生长 [5]，而男性体内的睾酮水平与他们的膳食脂肪摄入量成正比 [6]。
- 高脂肪饮食有助于抑制肌肉分解。[7]
- 生长激素是人体内促进肌肉生长的主要激素，人体在禁食期间会释放生长激素。[8] 禁食与采用"肉食性动物策略"的饮食很相似——脂肪、蛋白质和碳水化合物的供能比分别为 74%、26% 和 0%。进行低碳水化合物高脂肪饮食可以让人体模拟禁食模式，从而增加人体生长激素的分泌量。进行适量碳水化合物高脂肪饮食能减轻饥饿感，使人在能量负平衡状态下支撑更长时间，从而促进生长激素的分泌。

增加生长激素分泌量不仅可以通过进行高饱和脂肪酸高单不饱和脂肪酸饮食实现，也可以通过摄入短链（含 10~12 个碳原子）饱和脂肪酸实现。[9]

碳水化合物、蛋白质和脂肪的供能比分别为 30%、18% 和 52% 的饮食，按 PHD 建议的宏量营养素的比例为人体提供了非脂肪组织需要的全部原料。（牛奶中这些宏量营养素的供能比也与之相当，这就是健美运动员喜欢喝牛奶的原因之一。鸡蛋和牛奶是不错的搭配，因为鸡蛋中的胆碱能够帮助身体消化大量的脂肪。）

临床试验与前瞻性研究提供的证据

自从安塞尔·凯斯（Ancel Keys）提出饱和脂肪酸会引发心脏病这一论断，饱和脂肪酸就成了人们的怀疑对象。医学研究人员花了数十年的时间进行钻研，并做了大量的临床试验，才最终证明饱和脂肪酸被冤枉了。

前文对为比较饱和脂肪酸和多不饱和脂肪酸进行的随机干预试验做了回顾。分析表明，有 3 项研究发现饱和脂肪酸明显比多不饱和脂肪酸更有益于人体健康，有 3 项研究显示饱和脂肪酸可能更有益于人体健康，还有 2 项研究显示饱和脂肪酸和多不饱和脂肪酸同样有益于人体健康。

最近一次针对流行病学与前瞻性队列研究的荟萃分析结果显示：

> 尚无明显证据表明，膳食饱和脂肪酸与患冠心病（CHD）
> 或心血管疾病（CVD）的风险增大有关联。[10]

另一篇综述的结论是，膳食饱和脂肪酸明显优于碳水化合物。[11] 假设"饱和脂肪酸和单不饱和脂肪酸是无害的，而其他宏量营养素在日常摄入水平下可能产生毒性"的观点是正确的，那么摄入更多的饱和脂肪酸和单不饱和脂肪酸可以改善健康。

最新的研究正在验证这一假设。日本研究人员对 58 453 名日本成年人进行了 14.1 年的跟踪调查。在研究开始时，受试者的年龄在 40~79 岁之间。[12] 研究人员最后发现，摄入较多的饱和脂肪酸可以：

- 将脑卒中致死率降低 31%；
- 将心血管疾病致死率降低 18%。

弗雷明汉心脏研究（Framingham Heart Study）发现，摄入的饱和脂肪酸和单不饱和脂肪酸越多，美国人脑卒中的发病率就越低。[13]（多不饱和脂肪酸就没有这个功效。）另一项研究发现，摄入较多的饱和脂肪酸能够延缓心脏病的发展，使冠状动脉更加清晰；而摄入较少的饱和脂肪酸则会使冠状动脉变窄，使病情进展加速。[14]

通过限制摄入饱和脂肪酸和单不饱和脂肪酸减肥

PHD 的理论基础是，我们的饮食应该以能准确满足自身的营养需求为目的。这同样是热量限制型减肥饮食的理论基础。

因为碳水化合物无法在人体内大量储存，所以即便限制热量摄入也不会改变最佳碳水化合物的摄入量。因此，即使是在限制热量摄入期间，节食者也应该保持碳水化合物的日摄入量不变——约 150 g（600 kcal）。

同样，蛋白质的日摄入量也不应因减肥而改变。肌肉是人体内蛋白质的主要"储存库"，因减肥而造成肌肉流失就得不偿失了。因此，节食者同样应该在保持蛋白质的日摄入量不变——约 75 g（300 kcal）的同时限制热量摄入。

但脂肪与前两者有所不同。人体内储存了大量的脂肪，因此哪里需要能量，人体就会燃烧脂肪来提供能量。所以，严格来说，超重者没有必要摄入脂肪。

但有不少与脂肪相关的营养素，如胆碱和维生素 A，人只能从饮食中获取。此外，在节食期间继续摄入 ω-3 脂肪酸是个好主意。这些都表明，低脂肪饮食并非健康的减肥饮食。

我们可以得出一个结论：健康的饮食不应该将日热量摄入限制在 1 300 kcal 以下。低热量饮食只会造成人体缺乏各种营养素。即使能够提供 1 300 kcal 的热量，饮食也必须是经过精心设计的，以便满足人体的营养需求。以下是有利于健康的减肥饮食中宏量营养素的组成情况：

- 约 125 g（500 kcal）碳水化合物；
- 约 75 g（300 kcal）蛋白质；
- 约 55.6 g（500 kcal）脂肪，其中 ω-6 脂肪酸的含量越低越好，与脂肪相关的微量营养素的含量越高越好。

实行限制热量型减肥饮食法的人的做法与运动员的做法正好相反，后者需要增加热量摄入。在训练中消耗大量热量的耐力型运动员应该增加饱和脂肪酸和单不饱和脂肪酸的摄入量（以及一些碳水化合物的摄入量），以便获得有益脂肪，为身体提供能量。在饮食中，饱和脂肪酸和单不饱和脂肪酸均属于摄入量可以机动调节的宏量营养素。

本章小结

以甘油三酯和磷脂等形式储存在食物和组织中的饱和脂肪酸和单不饱和脂肪酸是化学稳定性较强的化合物，而且它们不会影响人体健康。它们是人体的主要能量储存形式，所以也是你在限制热量摄入期间最不需要限制摄入的宏量营养素。因此，饱和脂肪酸和单不饱和脂肪酸是值得推荐的宏量营养素。它们对人体来说最安全，我们可以在运动量较大时放心增加它们的摄入量，也可以在减肥期间放心减少它们的摄入量。

第十三章

中链脂肪酸与治疗性生酮饮食

- 每天食用 1~2 汤匙椰子油对所有人都有益。
- 进行生酮饮食可以治疗某些疾病，尤其是神经系统疾病。

短链（含 6 个以下的碳原子）和中链（含 6~12 个碳原子）脂肪酸在椰子油、棕榈仁油（非棕榈油）和黄油中的含量分别为 58%、54% 和 14%。

大多数人很少摄入短链和中链脂肪酸。这些脂肪酸的最佳植物来源从来都不是西方饮食的一部分。

每天 2 汤匙椰子油适合所有人吗？

在人类母乳中，短链和中链脂肪酸提供的热量约占脂肪来源的热量的 10%（或占母乳总热量的 6.5%）。如果以此作为成年人短链和中链脂肪酸的摄入标准，那么大多数美国人短链和中链脂肪酸的摄入都不达标。但短链和中链脂肪酸缺乏很容易得到弥补：2 汤匙椰子油即可提供约 140 kcal 中链脂肪酸来源的热量——它所提供的热量约占大多数人饮食总热量的 6%。

母乳成分能够为椰子油最佳摄入量的确定提供很好的指导吗？

短链与中链脂肪酸的作用

短链和中链脂肪酸很少进入细胞膜，而是由消化系统处理：它们不像大多数脂肪酸那样被释放到血液中，而是通过门静脉分流到肝脏中。短链脂肪酸会在肝脏中发生氧化反应。

在所有种类的脂肪酸中，短链和中链脂肪酸的"生酮"特性最强，这意味着它们最有可能被转化为酮体并进入血液。[1] 这也是短链和中链脂肪酸在治疗性生酮饮食中的含量较高的原因。短链脂肪酸被消耗完之后，人体可通过消耗更多的碳水化合物维持酮症。[2]

酮症具有神经保护作用，因此进行生酮饮食也是治疗神经障碍的一种手段。由于酮症可以改善神经功能，延缓神经老化，非神经障碍患者也可以从偶尔出现的酮症中受益。

除了产生酮体，短链和中链脂肪酸还具有其他益处。

- 抗菌：短链和中链脂肪酸能够抑制寄生虫、细菌、病毒和真菌繁殖，甚至能将它们杀灭。
- 短链和中链脂肪酸可以提高人体内 HDL 的水平，改善血脂状况。
- 帮助减肥。

接下来，我们将对短链与中链脂肪酸的益处进行详细讨论。

保护肠道和肝脏不受病原体侵害

中链脂肪酸及其单甘酯，如月桂酸甘油酯（十二碳月桂酸的单甘酯形式）和单癸酸甘油酯（十碳癸酸的单甘酯形式）可以抑制下列微生物繁殖：

- 酵母和真菌[3]；
- 寄生虫，如贾第鞭毛虫[4]；
- 细菌和衣原体，包括沙门菌[5]、痤疮丙酸杆菌[6]、大肠杆菌、枯草杆菌[7]、衣原体[8] 以及幽门螺杆菌[9]；
- 包膜病毒，包括 HIV、疱疹病毒和巨细胞病毒[10]。

中链脂肪酸似乎对益生菌有益，而且对致病菌具有抑制作用。

膳食中链脂肪酸通常在肠道内被吸收并被转移到肝脏中，虽然有些月桂酸会进入人体循环系统。[11] 因此，中链脂肪酸可以在最大程度上保护肠道和肝脏。之所以保护肠道和肝脏非常重要，原因如下。

- 肠道是大多数致病菌进入人体的通道。肠道中的生物膜可能为致病菌提供庇护，使其躲过免疫系统的攻击，从而造成慢性感染。

- 肝脏感染（或肠道被感染后毒素进入肝脏）可能是造成代谢紊乱的主要原因。

另外，据我们所知，只有在益生菌的帮助下转化为短链脂肪酸，膳食纤维才能发挥有益作用。因此，发挥有益作用的是短链脂肪酸，而非膳食纤维。

改善血脂状况，降低心脏病发病率

"中链脂肪酸对心脏具有保护作用"的观点受到了一些医生的攻击。例如，2006年9月，沃尔特·威利特（Walter Willett）博士在《哈佛心脏通讯》（*Harvard Heart Letter*）上发表论文称"不能将椰子和椰子油认定为有助于心脏健康的食物"，因为"椰子油实际上会提高人体内有害的 LDL 胆固醇的水平"，尽管"椰子油中的 HDL 具有强大的促健康功效"。[12]

但随着新技术的运用，人们对血脂的测量更加精确。现在人们已经认定，对人体有害的不是 LDL 胆固醇，而是小而密 LDL，即脂蛋白周围脂肪和胆固醇含量不足的 LDL 颗粒。小而密 LDL 容易发生糖基化反应并转化为氧化型 LDL，从而导致动脉粥样硬化斑块的形成。[13] 含有大量脂肪和胆固醇的大而易漂浮的 LDL 颗粒实际上是有益健康的。[14]

要想确定 LDL 是小而密的还是大而易漂浮的，检测成本高昂。我们可以将甘油三酯与 HDL 的比值作为判断指标。当该比值较大时，LDL 颗粒多小而密；当该比值较小时，LDL 颗粒则以健康的大而易漂浮形式存在。[15]

中链脂肪酸的作用是什么呢？它们既能降低甘油三酯的水平[16]，还能提高 HDL 的水平——通常能成倍提高，使其达到 100 mg/dL 或者更高水平[17]。中链脂肪酸对脂质的影响包括：HDL 胆固醇水平更高，甘油三酯水平更低，小而密 LDL 胆固醇水平更低，脂蛋白 a(Lpa) 水平更低，这些改变对人体来说都是积极的。

相较于葡萄糖，酮体可将心脏的供血效率提高 28%，这表明短链脂肪酸可能对心脏具有治疗作用。[18]

椰子油的益处得到了流行病学数据的支持。

- 根据某些国家提供的可靠数据，椰子油摄入最多的斯里兰卡居民缺血性心脏病的发病率最低。[19]
- 基塔瓦人似乎从来不会患脑卒中和心脏病，他们每日从椰子油中获取近 20% 的热量。[20]
- 椰子油为托克劳人提供了 50% 的热量，他们同样没有受到脑卒中和心脏病的困扰。[21]

PHD 科学依据

椰子油比烟酸更能保护心脏健康

最近,科研人员一直在探索饮食中的短链脂肪酸提高人体内 HDL 水平和降低人体内甘油三酯水平的机制。结果显示,短链脂肪酸与烟酸的作用途径相同。烟酸是另一种有助于提高人体内 HDL 水平和降低人体内甘油三酯水平的化合物。例如,烟酸和酮体都可以刺激受体 G 蛋白偶联受体 109A(GPR109A),并通过该受体提高脂联素—— 一种有益激素——的水平。[22]

医生大力推荐烟酸,但它在人体内会转化为烟酰胺,导致人面部潮红和肝脏中毒。相比之下,椰子油具有烟酸所具有的益处,且没有上述副作用。

促进减肥

短链和中链脂肪酸似乎还能促进减肥。一项研究发现,受试者连续 8 周每天食用 1 汤匙椰子油可以显著减轻体重、瘦腰和降低血液甘油三酯的水平。[23]另一项研究显示,每天食用 2 汤匙椰子油的肥胖女性腰围小了,体内的 HDL 的水平提高了,而 LDL 的水平保持不变;相比之下,食用大豆油的对照组受试者非但没能减小腰围和提高体内的 HDL 水平,LDL 和总胆固醇水平还升高了。[24]

吃大量椰子的波利尼西亚人一直以"极度苗条"著称。[25]

短链和中链脂肪酸具有安全性

人类饮食中的这点儿短链和中链脂肪酸似乎不会产生任何毒害作用。

目前尚无任何有关人类饮食中短链和中链脂肪酸毒性(即使是以它们为主体的饮食)的报告。

- 生酮饮食中中链脂肪酸来源的热量占该饮食总热量的 60%。多年来,进行生酮饮食一直是治疗癫痫和脑癌的安全方法。[26]生酮饮食的问题根源不在于脂肪,而在于营养缺乏,特别是硒[27]和维生素 C[28]缺乏。
- 还可以通过静脉营养的方法用椰子油为无法进食的人提供能量;就安全性而言,椰子油可以与橄榄油和鱼油相媲美,比大豆油和红花籽油安全。[29]

反刍动物和其他植食性哺乳动物通常可以从短链脂肪酸中获取 60%~70% 的热量,这是短链脂肪酸具有安全性的另一个证据。

小结

短链和中链脂肪酸可以改善肠道健康，预防感染，改善神经功能，减小心血管疾病的发病风险，而且不会对人体造成任何负面影响。

遵循大自然的规律，根据母乳中短链和中链脂肪酸的供能比（约为 6.5%）摄入短链和中链脂肪酸似乎是明智之举。这可以通过每天食用 2 汤匙椰子油或 6 汤匙椰子奶来实现，你可以将它们作为调料或烹饪用油使用。

治疗性生酮饮食

酮体很特别：它们由脂肪转化而来，可以像脂肪一样燃烧产生能量，但又不需要像脂肪那样借助血液和细胞运输。它们是分散在细胞膜上的水溶性小分子，在线粒体中代谢产生能量。此外，酮体代谢时的耗氧量也更少。

这意味着，即使心脏病发作或脑卒中使心脏或大脑的血液供应量减少了，及/或使血液所携带的葡萄糖、脂肪和氧的含量降低了，酮体仍然能够抵达失血组织，为它们提供营养。这使得酮体具有治疗脑卒中和心脏病的潜力。[30]

读者反馈：创伤性脑损伤

感谢你们帮我改善大脑功能！我在几个月前实行了生酮饮食法，现在实行的是基于 PHD 的旧石器时代饮食法。这些饮食给我带来了翻天覆地的变化。我发现，饮食的生酮能力越强，我的大脑功能、认知能力、精力的稳定性和持久性就越强，我的个人感受也越好。

帕特里克·琼斯（Patrick Jones）

由于酮体能够到达大脑，神经元也可以将酮体用作替代燃料。这使得酮体对神经系统疾病，特别是葡萄糖代谢基因缺陷病的治疗特别有意义。

NBIA 是一种遗传病，患儿通常在青少年时期早夭。由于发生肌肉张力障碍（肌肉痉挛），NBIA 患儿的最后几年将在极度痛苦中度过。实践发现，实行生酮版 PHD 有助于消除 NBIA 患儿的疼痛，还改善了几名患儿的身体机能。

读者反馈: 生酮饮食可以治疗 NBIA

我儿子马蒂亚斯今年 6 岁,目前在坚持实行生酮版 PHD。由于手部肌肉放松,他已经恢复了指向能力(此前这个能力已经丧失),而且不再喊疼。考虑到这种病具有极强的侵袭性和进行性,他的这些改善简直是个奇迹。马蒂亚斯体内已经检测不到肉毒梭菌了,柴克也是。他们俩现在都摆脱了痛苦的折磨……

柴克今年 13 岁,病情已经得到了很大的改善。他从 2010 年 10 月下旬开始实行生酮版 PHD,这种饮食法十分奏效,他的体重增加了不止 10 kg,达到了32 kg。考虑到肌肉张力障碍的孩子每天需要消耗 5 000~7 000 kcal 的热量,体重能增加这么多简直令人难以置信。

柴克能够仰头了——他从 9 岁颈部严重向后弯曲之后就不再能仰头,能使用手指(而非手掌)指物了,能拉着物体或其他人自行坐起来了,右臂也能移动了。这些能力在他 9 岁以后就丧失了。最近,柴克开始能活动他多年不听使唤的左臂了。

两个男孩都露出了久违的笑容。柴克已经停用了全部镇痛药,只服用 3 种止痉挛药物。

感谢你们的帮助,这对我们意义重大!

马蒂亚斯·弗利沃姆(Mathias Flyvholm)

有助于治疗神经障碍

长期以来,生酮饮食在临床上一直被用于治疗癫痫。古希腊人通过禁食法和实行热量限制型饮食法治疗癫痫。希腊医生埃拉西特拉图斯(Erasistratus)认为:"应该让有癫痫倾向的人坚决禁食并减少他们的食物供给。"盖伦(Galen)还推荐了一种"减量饮食法"(attenuating diet)。[31] 20 世纪早期,美国密歇根州巴特尔克里克的骨科医生休·康克林(Hugh Conklin)提出了一种基于禁食法的癫痫治疗方法,他建议患者连续 18~25 天进行"水饮食"(water diet)。

到了 1921 年,人们已经发现了 3 种酮体——β-羟基丁酸盐酯、乙酸乙酯和丙酮,并证明人处于饥饿状态下或进行低碳水化合物高脂肪饮食时肝脏会产生这些物质。很快,有研究表明,产生酮体正是禁食对治疗癫痫有效的原因。1921 年,梅奥医学中心(Mayo Clinic)的罗素·怀尔德(Russel Wilder)首次在癫痫患者身上开展了低碳水化合物高脂肪生酮饮食试验。

到了药物时代,人们对生酮饮食的兴趣逐渐减退。但在 20 世纪 90 年代,美国全国广播公司（NBC）的《美国报道》（*Dateline*）栏目报道称，在所有药物治疗都失败后，好莱坞制片人吉姆·亚伯拉罕斯（Jim Abrahams）的儿子、癫痫患者、2 岁的查理·亚伯拉罕斯（Charlie Abrahams）通过进行生酮饮食重获健康。如今，进行生酮饮食已成为一个标准的临床治疗方法。

除癫痫之外，生酮饮食可能还对其他许多神经系统疾病有效。例如，有证据表明，进行生酮饮食可以治疗阿尔茨海默病和帕金森病。[32] 生酮饮食可能对治疗这些疾病有效，只是目前尚无足够的临床证据。

我们接下来探讨酮体对大脑的益处。

- 生酮饮食可以保护神经元免受葡萄糖剥夺和兴奋性毒性的伤害 [33] 以及其他损伤 [34]，加速受损脊髓的恢复 [35]，并能预防心脏病发作导致的脑损伤 [36]。
- 生酮饮食可以治疗癫痫 [37]、帕金森病 [38]、阿尔茨海默病 [39]、肌萎缩侧索硬化（ALS）[40] 和婴儿痉挛症（West 综合征）[41]。
- 生酮饮食还可以改善自闭症儿童的行为 [42]、抗抑郁 [43]，还可能具有稳定双相情感障碍患者的情绪的作用 [44]。此外，生酮饮食还治愈过 1 例精神分裂症患者。[45]

我们认为，所有精神病或神经系统疾病患者都应该尝试有益健康的生酮饮食，因为这种饮食或对治疗疾病有所帮助。

生酮版 PHD 帮助许多患者大大改善甚至治愈了各种神经障碍疾病，包括偏头痛、抑郁症、焦虑症、强迫症和边缘型人格障碍。

读者反馈：生酮版 PHD 能治愈偏头痛和焦虑症

我今年 52 岁，但从 30 多岁起就患上了偏头痛。最初我以为自己只是得了肠胃炎，因为除了头痛之外，我总是呕吐或干呕。头痛最严重时，我连续两天都下不了床。我的姐夫是一位神经病学专家，经他诊断，我才得知自己患了偏头痛。我还向一位医生咨询过，他建议我服用镇痛药，但没有效果。几个月后，我开始服用舒马曲坦（Imitrex）；这种药确实有效，或者说至少在服用初期有效。后来，我的病情逐渐恶化，轻微头痛每天都会发作，偶尔伴有剧烈的头痛。显然，病情恶化是一种常见现象，尤其是对我这个年龄段的女性而言。我一直怀疑自己的生活方式或饮食出了问题，多年来进行了无数次的尝试，但无一成功。

2011 年 1 月，我在浏览博客时偶然发现了你们的网站。于是我订购了你们的书，对你们关于疾病（包括慢性疾病）的观点很感兴趣。我之前就知道生酮饮食可以治疗癫痫，所以我立即开始实行生酮能力更强的饮食法。我还购买了你们开发的所有基础补充剂，并在吃海带之外加服 2 粒胶囊。

由于一直用椰子油做咖喱饭吃，我用起椰子油来得心应手。此外，我还开始按你们的建议每日摄入 50 g（200 kcal）的淀粉——这让我感到有些恐慌，毕竟我上一次吃淀粉类食物已经是 4 年前的事了！我担心摄入淀粉后晚上会睡不着觉，但事实证明我睡得很香。我开始采取 16/8 禁食法，这种方法实在是太省事了，我再也不用在早上喝咖啡、吃奶油了！一周之后，我的慢性头痛症状便开始减轻！头痛只会在一天中的个别时候发作一次，有时甚至一整天都不会发作！我在你们的网站上看到 NAC 很适合和生酮饮食搭配服用，所以我也订购了一些。在此之前，我从未听说过这种补充剂。加服 NAC 似乎进一步改善了我的症状，于是我开始每天服用两次 NAC，一次在下午晚些时候——因为那时头痛会发作，一次在睡觉前。自此之后，我的头痛几乎完全消失了。

折磨了我一生的雷诺综合征也改善了很多，现在我的四肢不再像以前那样冰冷得能提醒我早上忘开暖气了！

另一个可喜的变化是我的焦虑症减轻了。多年来，我每次在高速公路上开车都会陷入焦虑。我会紧握方向盘，身体前倾，时刻紧绷着神经。我总是责备自己缺乏勇气，但这无济于事。在服用妥泰（Topamax）之后，我焦虑的症状反而恶化了。我年轻的时候其实是另一副样子；事实上，我在部队服役期间是直升机驾驶员。两周前，我开车去新泽西州接女儿，从我居住的弗吉尼亚州北部到那里有 3.5 小时的车程。中途我停车休息了 2 小时，我突然意识到自己在高速公路上开车时能够完全放松下来了，整个旅途都是如此！在治疗神经系统疾病方面，PHD 确实功效强大！感谢你们的研究、见解和观点。我相信，PHD 将改变很多人的生活，希望它能开启人类扭转现代慢性疾病的大门。

凯特（Kate）

我自小就患有严重的慢性疑难性偏头痛，它发作时常常毫无征兆，且每天都会发作。由于没有征兆（不疼），这种病的症状令人无法捉摸，致使我多年来一直被误诊为患有心境障碍和精神分裂症，甚至一度被诊断为患有癫痫。在一位经验丰富的神经科医生对我进行观察和检测之后，我才开始服用治疗偏头痛的降压药。降压药确实有效，但问题是我的身体会产生抗药性。在维持一定剂量几个月后，偏头痛又开始发作。正当我苦苦寻找解决方案时，无意间读到了你们的文章。

在坚持进行生酮饮食近 1 个月后，我发现这是我做过的最正确的事情。现在，即使我不服用药物，偏头痛也不会复发。我的情绪非常稳定，入睡也更加容易，一觉睡到天亮完全不是问题。我的精神也改善了很多，我可以连续数小时集中精力做事了。此外，我的体重也减轻了，这算是个额外之喜吧。所以，感谢你们！

卡林（Karin）

有助于治疗癌症

除了对治疗神经系统疾病有益，间歇或经常性地进行生酮饮食还可能对癌症、心脏病和慢性细菌感染的治疗有益。我们先就生酮饮食对治疗癌症的作用进行简单的探讨。

有研究认为，生酮饮食可能对癌症患者有益，因为癌细胞高度依赖葡萄糖代谢。试管实验显示，无法燃烧酮体或脂肪获得能量的癌细胞会大量死亡。[46] 摄入具有生酮功效的短链脂肪酸的同时限制碳水化合物的摄入，不但能够降低血糖水平，还能为神经元提供养料（酮体）。研究人员最近在癌症治疗实验中采用的生酮饮食由 60% 的中链脂肪酸、10% 的长链脂肪酸、10% 的碳水化合物和 20% 的蛋白质构成。[47]

到目前为止，只有脑癌患者在进行生酮饮食后取得了积极效果。[48] 已有病例报告显示，生酮饮食可以降低肿瘤的活性，延缓脑癌的进展。[49]

但是，生酮饮食在治疗其他癌症方面的效果并不理想。以下是若干名晚期肿瘤转移患者的生酮饮食先导试验的结果：

> 其中 1 名患者因对生酮饮食不耐受而在进行 3 天后便退出了。在对生酮饮食耐受的患者中，2 名患者于早期死亡；1 名患者由于个人原因于 2 周后退出；1 名患者在 4 周后认为自己无法继续坚持下去而退出；1 名患者因病情恶化于 6 周后退出；2 名患者因同样的原因分别于 7 周和 8 周后退出；1 名患者因必须接受化疗于 6 周后退出；仅有 5 名患者顺利完成了为期 3 个月的干预试验。[50]

生酮饮食仅对脑癌有效而对其他癌症效用不佳的一个可能的原因是，人体内脑肿瘤之外的肿瘤可能通过操控临近的正常细胞为其供应乳酸来规避生酮饮食的代谢限制，而癌细胞是可以代谢乳酸的。[51]

但进行生酮饮食可能仍然是化疗的有效辅助手段。化疗前禁食能够降低化疗对正常细胞的伤害，提高化疗对癌细胞的杀伤力。[52] 由于禁食具有生酮作用，因此禁食可能在患者化疗期间产生同样的效果。

读者反馈：多发性硬化症

我是一名不来月经的多发性硬化症患者……

生酮饮食确实能够改善我的病情（感谢你们！）。我在食用椰子油，但由于容易感染真菌，我只能控制食用量。由于工作需要，我曾经有两年多的时间住在同一间公寓里。但我直到搬家时才注意到天花板上有霉菌。经过进一步检查，我发现暖气管里全是霉菌。我现在确定我的健康问题就是由此而来的。

现在我已经没有任何新症状了，外人甚至看不出来我是多发性硬化症患者。

来自肯塔基州路易斯维尔的萨拉·H.（Sara H.）

有助于治疗肠道疾病

低碳水化合物饮食一般还有助于治疗肠道疾病。肠道疾病通常是由感染造成的，而且肠道病原体大多依赖碳水化合物为其提供能量。因此，实行低碳水化合物饮食法可以"饿死"病原体。

低碳水化合物饮食对人来说很安全，因为其生成的酮体会取代葡萄糖成为神经元的燃料。

小肠感染通常会导致小肠细菌过度生长（SIBO）、克罗恩病、胃酸反流或胃食管反流病（GERD），而避免摄入果糖和其他单糖有助于治疗小肠感染。食物通过小肠的速度很快，所以单糖最容易被小肠病原体利用。在所有糖类中，葡萄糖的危险性最低，因为它能很好地被小肠吸收。

会引起肠易激综合征、溃疡性结肠炎和其他结肠疾病的大肠病原体，通常由淀粉、膳食纤维和其他无法消化的糖类（可发酵低聚糖、二糖、单糖和多元醇，统称FODMAPs）提供养料。对大肠感染患者而言，右旋糖、大米糖浆和蜂蜜等可能是最佳碳水化合物来源。经验表明，大肠感染患者对特定碳水化合物饮食法（Specific Carbohydrate Diet）指定的食物具有良好的耐受性。

低碳水化合物的生酮饮食通常有助于细菌性肠道感染患者康复，琼治愈克罗恩病的经历便是最好的例证。

读者反馈：低碳水化合物饮食有助于治疗肠道疾病

　　个人情况简介：我患克罗恩病已经有 16.5 年了。由于其他药物对我无效，我大部分时间都在服用类固醇药物。2011 年 10 月，在实行一种几乎不含碳水化合物的饮食法 14 个月后，我终于停掉了类固醇药物。但缺乏葡萄糖给我带来了新症状，我因此无意间发现了你们的网站，也算因祸得福吧。当年 11 月，我在饮食中加入了淀粉类食物，开始实行 PHD，同时服用你们推荐的补充剂。一个月后，我在家做了一次粪便移植。

　　这些措施虽然改善了我的健康状况和精力，但克罗恩病仍然困扰着我。

　　停用类固醇药物后，我在不受药物干扰的情况下认清了克罗恩病的本质。通过观察，我确定克罗恩病其实就是感染引起的。此外研究表明，副结核分枝杆菌（MAP）最可疑。我的粪便检测结果中的大肠杆菌指标似乎证实了这一点。

　　因此，在看到你们提出的"细胞内的细菌只能以葡萄糖而非酮体为食"的论断之后，我意识到我的克罗恩病之所以恶化，是因为我没有继续坚持实行零碳水化合物的生酮饮食法，而且摄入了过量的淀粉（75~100 g，300~400 kcal）。上个月，在坚持食用椰子油的同时，我将每日淀粉的摄入减至 50 g（200 kcal），两餐间隔时间保持在 6~7 小时，而且在两餐之间补充了支链氨基酸（BCAAs）和 MCT。之后，我的病情得到持续性改善。现在，我几乎不再肚子痛了。

　　我确信，实行低膳食纤维的生酮版 PHD 是治疗克罗恩病的最佳方法。

琼

实行生酮饮食法的误区

　　医生在临床实践中设计的生酮饮食往往极不健康。医生们错误地认为既然酮体是在人饥饿状态下产生的，那么保持饥饿一定是让人产生酮体的最好办法。因此，他们将生酮饮食设计成了饥饿饮食，即饮食中缺乏葡萄糖和蛋白质。

　　葡萄糖和蛋白质缺乏会带来一系列问题，尤其是对儿童而言。研究人员对 28 名通过生酮饮食治疗癫痫的儿童进行了为期 6 年的跟踪调查，结果发现，生酮饮食会造成下列健康问题。[53]

- 骨骼脆弱。6 名儿童骨折，其中 4 名儿童在不同的时间和不同的部位发生多次骨折。
- 发育不良。第 6 年，28 名儿童中有 23 名的身高在相应年龄段儿童中处于后 1/10 的水平。

- 肾结石。7 名儿童患肾结石。
- 血脂异常。总胆固醇最高的高至 383 mg/dL。

雪上加霜的是，医生不是用食物，而是用营养物质来设计生酮饮食的。更加糟糕的是，饮食中的脂肪来源是 ω–6 脂肪酸含量较高的种子油！

此外，多病缠身的 28 名儿童还服用了各种药物和补充剂：某种复合补充剂，成分为分离大豆蛋白、高油分红花籽油、大豆油、椰子油、维生素和矿物质；美赞臣微脂肪（Microlipid），一种红花籽油乳剂；以及某种加能素，成分为水解玉米淀粉。可儿康（Ketocal）是一种常用处方药，成分为氢化大豆油、全脂牛奶、精制大豆油、大豆卵磷脂和玉米糖浆固形物。一位评论员是这样评价这套方案的："你们还不如拿枪对着孩子的头直接扣扳机来得爽快。"

更好的策略：MCT、碳水化合物和蛋白质

幸运的是，临床医生已经逐渐意识到保持饥饿是一种危险的疗法，也是一种不必要的疗法。

满足人体对碳水化合物和蛋白质的需求、通过摄入大量中链脂肪酸而非保持饥饿来产生酮体是更好的策略。因为无论碳水化合物的摄入量如何变化，这些脂肪酸最终都会在肝脏中聚集，并在那里转化成酮体。

癫痫和其他疾病的患者最好在饮食中添加碳水化合物。在一项针对 20 名癫痫患儿的双盲交叉研究中，研究人员让受试者进行零碳水化合物的生酮饮食或含 60 g（240 kcal）葡萄糖的饮食，且饮食中其他成分的种类和含量相同。结果发现，两种饮食都能产生酮体，而葡萄糖组受试者癫痫发作的次数较少。[54]

为了防止蛋白质缺乏，碳水化合物和蛋白质的最低摄入量应为 150 g（600 kcal）。

另外，患者在实行生酮饮食法期间最好补充 BCAAs。作为最重要的 BCAAs，亮氨酸本身就具有生酮特性，而且还具有支持肌肉合成、保持蛋白质存储量的作用。2009 年，一项针对癫痫患者的研究发现，在典型生酮饮食中加入 BCAAs 能够减少癫痫发作，而且不会造成生酮量减少。[55]

实行生酮饮食法的正确策略

以下为实行生酮饮食法的正确策略。

- 每天通过食用富含膳食纤维的有益淀粉类食物（如芋头和土豆）摄入至少 50 g（200 kcal）的碳水化合物。但需要注意饮食中果糖的含量，因为果糖代谢不但会消耗肝脏中的三磷酸腺苷，还会造成生酮量减少。

- 摄入足量的蛋白质，并且确保每天碳水化合物与蛋白质的总摄入量超过 150 g（600 kcal）。每天额外补充 5 g 的 BCAAs。
- 每天食用 4~12 汤匙的 MCT（500~1 500 kcal）。
- 进行间歇性禁食。每天禁食 16 小时，其间只食用 MCT，不食用除水和电解质饮料以外的其他食物。在一天中剩余的 8 小时窗口期进食。
- 补充各种营养物质，包括维生素 C、谷胱甘肽（或其前体 NAC），以及参与糖异生作用的维生素，如生物素。
- 最后，除了 MCT 和 BCAAs 外，吃天然食物，而非纯营养物质！

这些策略的宗旨是，在尽量减小风险的同时保证人体仍能产生丰富的酮体来为大脑和神经提供营养。

第十四章

膳食纤维

- PHD 中膳食纤维的含量对人体而言就是"适量"的。
- 没有必要额外摄入膳食纤维。

人体内细菌的数量是人类自身细胞的 10 倍。[1]（幸运的是，细菌很小，所以数量如此庞大的细菌也只会使我们的体重轻微增加，否则我们肯定会行动不便的！）

这些细菌中既有有益菌，也有有害菌。

- 与人体合作的"益生"菌可以帮助消化，释放营养，保护肠道免受危险病原体的侵害。
- 不与人体合作的"致病"菌会窃取人体所需的营养，释放毒素，侵入人体，引起传染病。

一个健康人的肠道中大约有 1 000 种细菌；肠道疾病患者体内的细菌种类较少，约有 750 种，因为致病菌会驱逐部分益生菌。[2] 肠道细菌的质量对人体健康起着重要的作用。

膳食纤维是人类无法消化但肠道细菌可以消化的植物性物质，有助于确定人肠道内的细菌性质。人所摄入的膳食纤维的量决定了肠道内细菌的数量，所摄入的膳食纤维的种类则决定了哪些细菌会在肠道内大量繁殖。

PHD 科学依据

改变肠道细菌的方法

益生菌补充剂含有的细菌种类在母乳喂养的婴儿体内同样大量存在。它们是健康的菌种，但只占成年人肠道菌群的一小部分。这些补充剂对消除食物毒素有很大的益处，但很难满足长期不健康的肠道的需求。

经发酵的食物能为人体提供的细菌种类更多。最佳的发酵方法是，将新鲜的有机蔬菜放进不含氧的盐水里，然后将容器密封，放置几周，直到盐水变酸为止。这种酸、咸、无氧的环境与人类肠道内的环境相似，因此会产生健康的菌群。

将健康人的粪便移植到患者的结肠内是最有效的益生菌补充办法。这种方式能够为患者"植入"粪便提供者结肠内的上千种细菌。粪便移植在治疗某些肠道疾病方面已经显示出惊人的疗效，并可能成为未来治疗肥胖症等疾病的一种方法。[3]

有害的膳食纤维

有些膳食纤维（如谷物膳食纤维）似乎对人体有害。谷物膳食纤维存在两个主要问题：一是含有有毒蛋白质，如麸质（详见第三部分）；二是含有可能损伤肠壁的粗膳食纤维。

尽管存在这两个问题，传统医学仍然推荐人摄入天然谷物膳食纤维。对此，保罗·麦克尼尔（Paul McNeil）博士的解释是：

> 你吃下的高膳食纤维食物会与胃肠道内壁发生摩擦，从而对其外层造成破坏。但需要强调的是，这一过程将促进胃肠道内具有润滑作用的黏液的分泌，所以是件好事。

这种说法未免有些自相矛盾，但我们也承认细胞层面的损伤的确有助于胃肠道的整体健康。[4]

正如乔治·奥威尔（George Orwell）所言，这是"只有智者才会相信"的睿智观点。

针对谷物膳食纤维所进行的饮食与心肌再梗死试验于 1989 年发表，受试者为 2 033 名曾患心脏病的英国男性。研究人员设置了高膳食纤维组和对照组，其中高膳食纤维组的受试者吃天然谷物，将谷物膳食纤维的日摄入量从 9 g 增加到了 17 g。

结果如何？在为期 2 年的研究中，高膳食纤维组受试者的死亡率比对照组受试者的高出了 22%——对照组受试者的死亡率为 9.9%，高膳食纤维组受试者的死亡率为 12.1%。[5]

丁酸盐的益处

肠道里是一个厌氧环境，这意味着肠道里缺氧。这种厌氧环境可以阻止细菌代谢脂肪，迫使它们只能依赖碳水化合物，而后者本身携带氧。细菌会产生短链脂肪酸，如丙酸盐、丁酸盐和醋酸盐，它们都是碳水化合物发酵的"副产品"。因为细菌本身无法利用这些脂肪酸，所以这些脂肪酸都被释放到了人体内。肠道细菌产生的短链脂肪酸是某些肠道细胞（结肠细胞）的主要能量来源 [6]，可以为人体提供最多 7% 的能量。[7]

这些短链脂肪酸中最重要的一种是丁酸盐（含 4 个碳原子）。丁酸盐能在以下多个方面促进人体健康。

- 预防肥胖。丁酸盐可以改善胰岛素敏感性，防止大鼠发胖。[8] 也许肥胖者最需要的就是增加丁酸盐的摄入了。
- 修复肠道。服用丁酸盐补充剂或者灌肠已经用于治疗克罗恩病以及溃疡性结肠炎。[9]
- 提高肠道屏障的完整性。丁酸盐能使肠道通透性减弱，从而防止病毒等病原体进入人体。[10]
- 缓解便秘。与麸质相比，黑麦膳食纤维能够将人的丁酸盐"产量"提高 63%，还能够软化粪便，使人每周的排便量增至原来的 1.4 倍，让人排便更顺畅。[11]
- 预防结肠癌。丁酸盐可诱导癌细胞分化为正常细胞 [12]，而且能够预防致癌突变 [13]。鱼油（主要含有 DHA）能增强丁酸盐对结肠癌的预防功效。[14]
- 延缓神经退化。和同族物质酮体类似的是，丁酸盐也可以改善神经功能，提高患多种神经系统疾病（包括亨廷顿病）的小鼠样本的存活率。[15]
- 改善心血管指标。大鼠补充丁酸盐可降低血液胆固醇、甘油三酯和空腹胰岛素的水平。

- 减轻糖尿病的不良影响。丁酸盐能够稳定患有糖尿病的大鼠的血糖水平。[16]
- 减轻炎症。丁酸盐可降低炎症细胞因子的水平，平复免疫系统。[17]
- 促进组织愈合。向患有心脏病的大鼠的心脏注射丁酸盐、透明质酸和维生素 A "可极大地促进大鼠心血管的修复和康复"。[18]

鉴于丁酸盐有如此多的益处，读者可能不禁要问，为什么丁酸盐不是一种常见的膳食补充剂呢？需要指出的是，黄油中含有3%~5%的丁酸盐，这进一步支持了"母乳营养最全面"的观点。

健康的膳食纤维

虽然麸皮中的膳食纤维是有害的，但有两种膳食纤维似乎对人体有益，即抗性淀粉和果胶，它们恰好也是产生丁酸盐最多的膳食纤维。[19]

抗性淀粉是人体内的消化酶无法消化的淀粉。土豆天然含有大量抗性淀粉。所有淀粉类食物在烹饪并冷却后都能形成抗性淀粉。被烹饪成糊状的淀粉类食物易被人体内的淀粉酶消化，但在冷却之后，部分糊状淀粉类食物会重新形成抗性淀粉。

高淀粉饮食与结肠癌发病率极低有关，即使这种饮食中的天然膳食纤维含量很低。[20]其中一个可能的原因是，淀粉类食物在烹饪并冷却后形成的以抗性淀粉为主的混合物中含有丁酸盐，可以预防结肠癌。

果胶、树胶和黏胶通常被称为"水溶性膳食纤维"或"黏性膳食纤维"，它们在水果（如苹果）和蔬菜中较为常见，似乎能够预防动脉粥样硬化。[21]莓果可能是一种良好的果胶来源，因为它们通常含有能改善肠道菌群的抗菌剂。例如，蓝莓既可以为益生菌提供养料，又可以减少致病菌的数量。含有益生菌的蓝莓皮能够促进丁酸盐在血液中循环，而且蓝莓皮中的膳食纤维比黑麦或燕麦麸皮中的膳食纤维对人体更有益。[22]

纤维素也是一种有益的膳食纤维。富含纤维素的食物有南瓜属植物（南瓜、西葫芦、小青南瓜和冬南瓜）以及芹菜、白菜等带梗蔬菜。

膳食纤维的摄入也要恰到好处

生物机制表明，人只有摄入了适量——既不太多也不太少——的膳食纤维才能确保身体维持最佳机能。

膳食纤维是肠道细菌的食物，摄入更多的膳食纤维意味着拥有更多的肠道细菌。但肠道细菌增多也会带来不良影响。因为除产生有益脂肪酸外，肠道细菌还会产生内毒素——脂多糖（LPS），后者会激发免疫反应。

人体调节细菌数量和内毒素水平的机制

内毒素具有脂溶性，而且能够通过膳食脂肪进入人体。免疫系统会监测人体内的内毒素水平，并努力将内毒素和产生内毒素的细菌维持在适当水平。

- 当内毒素水平较高时，免疫系统会利用抗菌肽（AMP）攻击肠道细菌以减少细菌数量。
- 当内毒素水平较低时，免疫系统会放松"管制"，允许肠道细菌增殖。

事实证明，抗生素之所以经常造成致病菌感染，是因为抗生素会杀灭益生菌，从而降低内毒素的水平，使免疫细胞放松警惕。这为病原体侵入人体创造了机会。[23]

如果免疫系统在肠道细菌达到一定水平时发挥其调节作用，那么摄入过多的膳食纤维并不会导致肠道细菌增殖。因为虽然大量摄入膳食纤维会促使更多的细菌"出生"，但当免疫系统为了抑制细菌增殖开始工作时，会有更多的细菌"死亡"。这意味着大量摄入膳食纤维会令肠道暴露在更多的细菌内毒素和免疫活动造成的更严重的炎症中。

肠道细菌同样需要均衡饮食

细菌不仅需要碳水化合物，还需要其他营养物质——需要磷脂制造细胞膜，需要氨基酸制造蛋白质，需要矿物质制造酶。营养状况良好的肠道细菌更有可能与宿主建立有益的合作关系。

这可能是树生坚果有益健康的原因之一。例如，人们已证实杏仁有助于益生菌的繁殖得归功于其中的脂肪：当脂肪被去除后，杏仁的这一益处就消失了。[24]

如果肠道细菌需要脂肪，且提供脂肪能促进肠道健康，那么进行高碳水化合物低脂肪饮食可能造成肠道细菌缺乏具有滋养作用的脂肪，从而对肠道造成伤害。相比之下，进行低碳水化合物高脂肪饮食的话，人将拥有规模更小但更加健康友好的肠道菌群。

最优质的膳食纤维可能并非来自食物

最新研究表明，婴儿体内大量存在的益生菌，如两歧双歧杆菌，能够消化人类的黏液。[25]这就引出了一个有趣的假设：维持"益生"肠道菌群可能根本不需要膳食纤维。

黏蛋白是一种糖蛋白，也是黏液的主要成分，由一种可与糖结合的蛋白质构成。和母乳一样，肠道黏液也可能为有益菌提供养料，帮助有益菌在与人类细胞相邻的黏液层战胜致病菌。此外，益生菌可在肠道黏液层大量增殖。[26]

肠道黏液对益生菌具有保护作用，这表明我们不必担心禁食会损失益生菌，因为即使我们不吃东西，身体也有办法为这些细菌提供养分。

小结

抗生素的作用机制表明，肠道细菌过少对健康造成巨大威胁。但肠道细菌过多同样会造成威胁。因此，必须将膳食纤维的摄入维持在最佳水平——既不太多，也不太少。

膳食纤维的最佳摄入量

母乳中的低聚糖可以为婴儿提供每日所需热量的 3% 的热量，这与膳食纤维的供能比相当。

如果这是对人类而言最理想的膳食纤维供能比，那么美式饮食是缺乏膳食纤维的。美国人饮食中膳食纤维的供能比自 1909 年以来便维持在 0.7%~1.2% 之间。目前，美国人每天摄入的膳食纤维为 23 g，供能比仅有约 1%。[27]

但是成年人膳食纤维的需求量似乎不太可能与母乳中低聚糖的含量相同。大多数植物性食物中膳食纤维的含量为 18~22 g/kg，而美国人每天食用的植物性食物约为 1 kg。所以每天食用 3.2~3.6 kg 植物性食物才可能从膳食纤维中获得每日所需热量的 3% 的热量。但一个人实在吃不了那么多的食物！

临床试验提供的证据表明，每天膳食纤维提供 1% 的热量可能是最完美的。几乎没有哪次临床试验发现增加或减少膳食纤维的摄入量可以改善人体健康。妇女健康倡议组织（Women's Health Initiative）发起的膳食改良试验（Dietary Modification Trial）发现，增加膳食纤维的摄入量对结肠癌、乳腺癌和心脏病的发病风险没有影响，对减肥也是。[28]

研究人员确实发现增加膳食纤维摄入量与健康之间存在关联。例如，美国国立卫生研究院 – 退休人员协会饮食与健康研究（NIH–AARP）显示，膳食纤维摄入最多的人的死亡率降低了 22%。[29] 但这也仅仅能证明二者之间存在关联，因为收入高、受教育程度高、身体健康的人倾向于食用天然谷物，而贫穷、身体不健康的人吃的多是精制的谷物和糖。

我们该相信哪种说法呢？上述临床试验的一个主要缺陷是：建议参与者吃天然谷物。正如前文所述，麦麸中含有的似乎是一种有害的膳食纤维。抗性淀粉在麦麸中的含量仅为 0.4%，而在生土豆中的含量高达 78.1%。[30] 如果做试验时使用了更加健康的膳食纤维——土豆和芭蕉中的抗性淀粉以及莓果和蔬菜中的可溶性膳食纤维，那么试验可能得出膳食纤维有益的结论。

我们有理由认为，适当增加抗性淀粉和水果（特别是莓果）及蔬菜中可溶性膳食纤维的摄入量对健康是有益的。事实上，有些读者在实行 PHD 之后称增加抗性淀粉的摄入量的确有益。

读者反馈：抗性淀粉让我更加健康

去年秋季，我在 PHD 博客上提到自己正在实行一种只吃土豆的禁食法。保罗告诉我，土豆禁食法有效果的部分原因在于其中的抗性淀粉含有丁酸等短链脂肪酸。

于是我开始留意抗性淀粉，并上网搜索了一些信息。结果我得到的信息越多，就越发喜欢这种物质。抗性淀粉的摄入与结肠健康、胆固醇水平改善、血糖得到控制、成功减肥、饥饿感减轻以及维生素和矿物质的吸收率提高之间的相关性已经得到了充分研究。

大多数人类研究显示，每天摄入 20~40 g 抗性淀粉益处最大。而且我发现，如欲在实行 PHD 期间摄入的抗性淀粉达标，我需要生吃一些淀粉类食物，因为冷却后的熟米饭每杯抗性淀粉的含量仅为 5 g，而冷却后的熟土豆每个的含量也不过 8 g。因此，PHD 中的熟食每天只能提供 13 g 抗性淀粉。相比之下，一个生土豆就含有 50 g 抗性淀粉，一根中等大小的青香蕉含有 15 g 抗性淀粉，而一根未成熟的芭蕉中抗性淀粉的含量甚至高达 100 g。

我发现，获得抗性淀粉的最简单的办法是购买未加工（生）的土豆淀粉，并将其混合到其他食物（如酸奶）中。4 汤匙土豆淀粉可以提供 35 g 抗性淀粉。我有时也吃晒干或腌制的生芭蕉片、未成熟的香蕉和几片生土豆。

几个月来，我每天坚持摄入 20~40 g 抗性淀粉，其间我的空腹血糖水平从之前的 110~120 mmol/L 降至 90 mmol/L 左右，HDL 胆固醇水平由 35 mmol/L 提高至 59 mmol/L，LDL 胆固醇水平由 150 mmol/L 降至 130 mmol/L，甘油三酯的水平也从 60 mmol/L 降至 50 mmol/L。

据我所知，除了 PHD，再也没有哪种饮食或饮食方案注重抗性淀粉的摄入了。我认为，坚持实行 PHD、每天摄入 20~40 g 抗性淀粉绝对是我们一直在苦苦寻找的控制血糖和胆固醇水平、维持肠道健康的"灵丹妙药"。

蒂姆·斯蒂尔（Tim Steele），网名"油炸土豆丸子"（Tatertot）

本章小结

针对肠道细菌、膳食纤维及其对健康的影响的研究目前仍处于早期阶段。因此，我们现在提出的任何建议都可能在未来被推翻。

但我们仍然得到了一些可靠的初步结论。

- 人类食用了几十万年的食物——水果、绿叶蔬菜和块茎类含淀粉食物——是最健康的膳食纤维来源。而新石器时代食物，如谷物中往往含有有害的膳食纤维。虽然我们无法排除未来的科学研究发现"一些旧石器时代食物含有有害的膳食纤维或者新石器时代食物含有有益的膳食纤维"的可能，但就目前的研究而言，旧石器时代饮食的原则——只吃旧石器时代祖先吃过的东西——仍然适用。

- 对肠道健康的人而言，膳食纤维通常是有益健康的，因为它们可以防止细菌和病毒进入人体。但我们没有必要特意服用膳食纤维补充剂。服用膳食纤维补充剂是一种不明智的做法。

- 摄入过量的膳食纤维可能造成伤害。对肠漏症患者以及摄入大量多不饱和脂肪酸或酒精的人而言，摄入过量的膳食纤维会患上"内毒素血症"——肠道产生内毒素，进而造成身体中毒。肠道疾病患者可以通过食用椰子油和黄油来获取丁酸等短链脂肪酸，并通过限制膳食纤维的摄入来抑制内毒素的产生。

每天为身体提供约 450 g 有益健康的淀粉类食物和 450~900 g 水果和绿叶蔬菜的 PHD 可能足以为肠道提供适量的膳食纤维。此外，生土豆和未成熟的芭蕉或香蕉中含有抗性淀粉，因此食用这两种食物可以进一步改善肠道健康。

第十五章

酒精

适量饮酒是有益健康的，但最好同时食用富含饱和脂肪酸与其他营养物质（如胆碱）的食物来确保安全。

不少研究表明，适量饮酒——每天饮用 1~3 杯含酒精饮料——有助于保持健康。

最近一项研究对 1 824 名成年人进行了长达 20 年的追踪调查。研究开始时，受试者的年龄在 55~65 岁之间。该研究的结论是："与适量饮酒者相比……戒酒者和酗酒者的死亡风险分别增大了 51% 和 45%。"[1] 此前不少研究也得出了类似的结论。[2]

因此，如果有人据此得出"所有人都应该适量饮酒"的结论，是可以理解的。但有些因素会使问题变复杂。例如，与适量饮酒者相比，戒酒者受教育程度更低，智商更低，吸烟率更高，锻炼和吃蔬菜的频率更低。[3] 许多戒酒者过去都是酗酒者，只是现在不再喝酒，而且"过去饮酒的人更有可能是重度吸烟者、抑郁症患者和失业者……他们更有可能身体状况不佳，不信教，而且未婚。"[4]

一些研究发现，当这些因素都发挥作用时，适量饮酒就不见得有好处了。[5] 但依然有一些研究认为，适量饮酒比不饮酒好[6]，因为适量饮酒对某些疾病（如糖尿病）有益[7]。

所以综合来看，适量饮酒可能是一种健康行为。因此，如果每天喝一两杯酒能为你带来快乐，那么你没有理由不纵情小酌。

当然，你可以采取一些措施来进一步保证自己摄入酒精后是安全的。

不要同时摄入酒精和多不饱和脂肪酸

前文曾提到，酒精性肝病是由酒精（或果糖）和多不饱和脂肪酸共同引起的，而膳食饱和脂肪酸能保护肝脏免受酒精伤害[8]，胆碱也能。

酒精之所以造成许多健康问题，似乎是因为酒精和多不饱和脂肪酸之间存在有害的相互作用。

酒精可引起肠道微生态失调和内毒素血症——肠道细菌制造大量内毒素并释放到人体内。[9]当饮食中有大量多不饱和脂肪酸（如玉米油和出自工业化养殖猪的猪油）时，内毒素血症会大大加重。[10]多不饱和脂肪酸含量低的饮食则有助于缓解内毒素血症。

酒精代谢还会产生一些毒素，如乙醛。这些毒素会使多不饱和脂肪酸氧化，造成肝脏和其他组织中的 AA 和 DHA 耗竭。[11]但有不少营养物质，如蛋氨酸、胆碱、谷胱甘肽、NAC、维生素 C、泛硫乙胺和维生素 B_1，可以帮助人体清除这些毒素。[12]

以下是一些有关安全饮酒的小建议。

- 食用三文鱼或沙丁鱼，以获取 ω−3 脂肪酸。但应避免在食用这些鱼的同时饮酒，因为既吃鱼又喝酒会损害肠道。那么，能够与酒精完美搭配的食物有哪些呢？牛肉、羔羊肉和含脂肪鱼类。
- 保持良好的营养供应。可以通过食用动物肝脏和蛋黄来获取胆碱，同时额外补充抗氧化剂，特别是维生素 C，以便为谷胱甘肽再生提供支持，预防脂质氧化。
- 注意肠道问题。如果你有消化功能障碍相关的症状，如胃酸反流，那么最好在肠道恢复健康之前不要饮酒。

在遵循上述建议的前提下适量饮酒不足为虑。

第十六章

补充能量的最佳食物

- 最佳动物性食物: 鱼类、贝类、牛肉和羔羊肉。
- 最佳油脂: 黄油、椰子油、牛油。
- 最佳植物性食物: 土豆、芋头、红薯。

虽然我们已在前文做了深入探讨, 但你可能还是不禁发问: 我该吃些什么呢? PHD 的具体饮食建议如下。

- 每天通过食用 450 g 红薯、山药、芋头、白米、西米、木薯和土豆等有益淀粉类食物和 450 g 水果 (特别是莓果) 及含蔗糖蔬菜 (如甜菜根和胡萝卜) 摄入约 150 g (600 kcal) 碳水化合物。
- 每天通过食用 225~450 g 肉类、海鲜和蛋类摄入 50~100 g 蛋白质。
- 衡量影响碳水化合物和蛋白质摄入量的因素。
  - ——运动员应根据训练需要额外摄入碳水化合物和蛋白质。
  - ——少摄入蛋白质可以延年益寿。
- 将 ω-6 脂肪酸的供能比控制在 4% 以内。为了确保 ω-6 脂肪酸的供能比不高于该阈值, 应杜绝食用任何植物油, 可食用的食物包括低 ω-6 脂肪酸的油脂（如黄油和椰子油）、肉类（如牛肉、羔羊肉）、鱼类和贝类。

- 为了平衡组织中 ω–6 脂肪酸的水平，可食用含长链 ω–3 脂肪酸的冷水鱼，如三文鱼、沙丁鱼和凤尾鱼。每周食用 450 g 多脂鱼肉有益健康。

- 饱和脂肪酸和单不饱和脂肪酸是最安全的能量来源，人即使大量摄入也不会中毒，因此应该增加饮食中它们的供能比。鱼类、贝类、牛肉、羔羊肉、奶油和黄油等是最佳动物脂肪来源；椰子奶和椰子油是理想的植物脂肪来源。

- 每天食用 2 汤匙椰子油（或 6 汤匙椰子奶）能够为肠道、肝脏、神经、大脑和心血管系统提供短链脂肪酸，有助于保持它们健康。

- 摄入膳食纤维，以便肠道菌群产生更多的短链脂肪酸。膳食纤维应从旧石器时代食物——有益淀粉类食物、水果（特别是莓果）和绿叶蔬菜——中获得。这些膳食纤维来源不但有助于将肠道菌群维持在最健康的状态，还有助于结肠产生最丰富的有益健康的短链脂肪酸。

食物等级

我们在表 16–1、表 16–2、表 16–3 中对含宏量营养素的食物进行了分级。

表 16–1　最佳动物性能量来源

等级	能量来源
A	鱼类、贝类
A	反刍动物的肉：牛肉、羔羊肉
B⁺	有机蛋类；散养的鸭或鹅
B	猪瘦肉；全脂乳制品；有机土鸡
C	工业化养殖的鸡（包括鸡蛋）
D	猪肝、猪血、猪肠；加工猪肉，如香肠和热狗

我们建议每周有 5 天或 5 天以上的日子食用 A 级动物性食物；为了换换口味，可以偶尔吃一次 B 级动物性食物；C 级和 D 级动物性食物最好少吃或不吃。

为了换换口味，获得更好的营养支持，可以偶尔吃内脏和瘦肉。除了牛排之外，牛舌、牛心、牛肾、牛肝、牛肚以及用牛骨熬成的汤也都是营养价值极高的食物。

蛋类属于不同寻常的食物。虽然它们的等级不高（有机蛋类为 B⁺ 级；来自工业化养殖鸡的蛋类为 C 级)，但我们强烈建议将蛋类作为微量营养素的来源，原因详见第四部分。推荐每天吃 3 个蛋黄，但不要将其作为你每天唯一的动物性食物。

超市中的猪肉和猪内脏等，尤其是猪肝、猪血和猪肠，含有可致人感染的病原体。虽然将它们烹熟可以杀灭这些微生物，但为谨慎起见，我们建议尽量避免食用猪的这些部位以及以其为原料制成的食品。

表 16–2　最佳植物性能量来源

等级	能量来源
A	有益淀粉类食物，比如土豆、白米、芋头、木薯、西米、红薯、山药、南瓜属植物；健康的蔗糖类食物，比如甜菜根、胡萝卜、洋葱、水果（特别是莓果）
A⁻	ω–6 脂肪酸含量低的坚果（如澳洲坚果）；椰子
B⁺	ω–6 脂肪酸含量适中的坚果；鳄梨
B	荞麦；木薯淀粉
C	ω–6 脂肪酸含量高的坚果、种子
D	豆类；黑麦；燕麦；藜麦
F	小麦、玉米等谷物；花生

饮食中的植物性食物应以上表中的 A 或 A⁻ 级食物为主，每周至少有 5 天食用 A 或 A⁻ 级植物性食物；可以在想换换口味时偶尔食用 B 级植物性食物；少食用 C 级食物；避免食用 D 级和 F 级植物性食物。

A 或 A⁻ 级植物性食物主要包括有益淀粉类食物和健康的蔗糖类食物。如果食用大致等量的有益淀粉类食物和健康的蔗糖类食物，且不摄入其他形式的碳水化合物，则果糖来源的热量占碳水化合物来源热量的 15%——这是理想的饮食。

A 和 A⁻ 级植物性食物与 B 级植物性食物的主要区别在于 ω–6 脂肪酸的含量及可能含有的天然毒素的含量。

有些植物性食物通常含有大量天然毒素，因此我们认为这些食物不够安全，而且其中某些食物（F 级）的安全性比另一些食物（D 级）的更差。

需要注意的是，表 16–2 中并未列出低热量蔬菜。应根据个人口味食用蔬菜——以营养价值和口感为原则进行选择，但不要将蔬菜的热量计入每日总热量。

表 16-3 最佳油脂

等级	油脂
A	中链脂肪酸含量高、ω–6 脂肪酸含量低的油脂，比如椰子奶或椰子油、棕榈仁油； ω–6 脂肪酸含量低的动物脂肪，比如牛油、羊油、黄油； ω–6 脂肪酸含量低的植物油，比如澳洲坚果油
B	ω–6 脂肪酸含量适中的植物油，比如橄榄油、鳄梨油、棕榈油； ω–6 脂肪酸含量适中的树生坚果酱，比如杏仁酱、腰果酱、开心果酱； ω–6 脂肪酸含量适中的动物脂肪，比如鸭油、散养猪的油
C	ω–6 脂肪酸含量高的动物脂肪，比如工业化养殖猪的油、工业化养殖鸡的油； ω–6 脂肪酸含量高的树生坚果油，比如核桃油
F	ω–6 脂肪酸含量高的种子油，比如大豆油、菜籽油、红花籽油、玉米油、花生油

和植物性或动物性食物一样，我们建议将 A 级油脂作为烹饪和调味的主要用油。B 级油脂也是安全的，你可以在想换换口味时偶尔食用。猪油和鸡油是两个特例：采用放养和天然方法饲养的动物的脂肪一般属于健康脂肪，但工业化养殖和用谷物饲养的动物的脂肪不属于健康脂肪，所以后者你应避免食用。此外，还应避免食用 ω–6 含量高的种子油。核桃很适合用来改善食物口感，但不应将其当作主要的能量来源。

第十七章

消除营养缺乏性饥饿：减肥的关键

- 实行以适当的比例为人体提供全部营养物质的营养均衡型饮食法是消除饥饿感和降低食欲的关键。
- 以最少的热量消除饥饿感是减肥的关键。
- 实行 PHD 对长期减肥卓有成效，因为它遵循了上述原则。其他饮食法虽然可以在早期帮助减肥者快速减轻体重，但最终会导致营养不良和体重反弹。

　　我们在前文讨论过迈克尔·波伦提出的饮食规则："吃天然食物。少食。多吃植物性食物。"[1] 我们已经对赞同第一条和第三条规则的原因进行了阐释。

- "吃天然食物"意味着吃植物性和动物性食物。我们也应该和旧石器时代的祖先一样以其他生物为食。天然食物不但能为人体提供营养，还能帮助我们避免摄入"披着食物外衣"的有毒的化学成分。
- "多吃植物性食物"是个好建议，因为在人类的天然饮食中，碳水化合物的含量高于蛋白质的含量；换算成热量，前者约含热量 600 kcal，后者约含热量 300 kcal。每千克健康的植物性食物中碳水化合物所含的热量与每千克健康的动物性食物中蛋白质所含的热量大致相当。我们推荐的有益淀粉类食物和其他植物性食物，每千克中的碳水化合物含有 440~1 300 kcal 的热量，而每千克动物性食物中的蛋白质含有 880 kcal 的热量。为了保持碳水化合物和蛋白质摄入均衡，饮食中的植物性食物应占 2/3——这是不把低热量蔬菜计入在内的情况。

但到目前为止，我们尚未讨论波伦的第二条规则——"少食"（即"不吃太多"）。

乍一看，"不吃太多"与"不吃太少"并无区别。但波伦之所以用"不吃太多"来表述，大概是因为我们正处于肥胖大流行时期；而"不吃太少"没准会在未来人类发生消瘦危机时派上用场。

毫无疑问，摄入的热量少而消耗的热量多是减肥的关键。但做到这一点还不足以治疗肥胖症，因为肥胖不仅仅是脂肪堆积的问题。自公元前 400 年希波克拉底提出"少吃多动"的建议以来，人类可谓已经将各种减肥方法尝试了一遍。[2] 但减肥往往意味着挨饿，只有意志坚定的人才能忍受，人一旦意志稍不坚定就会导致体重反弹。体重减轻—体重反弹，体重就像溜溜球一样来回变化。

长期经验告诉我们以下道理。

- 试图通过实行营养不良型饮食法减少热量摄入的肥胖症患者，迟早会因饥饿而导致减肥毫无进展甚至体重反弹。在《新英格兰医学杂志》（*The New England Journal of Medicine*）刊登的一项研究中，研究人员要求肥胖症患者连续 10 周吃一种由某品牌代餐奶昔和蔬菜组成的严格减肥餐，并向他们提供了膳食建议。有 1/3 的患者因无法坚持中途便退出了；坚持下来的人则平均瘦了 13 kg。但一年之后，这些患者的平均体重又增加了 5 kg，他们比之前更加饥饿，更加嗜吃。而激素变化表明，他们正在挨饿。[3]
- 少食但不改善膳食质量会造成极其恶劣的长期影响。体重波动大（即先减轻后反弹）的减肥者更容易患糖尿病、高血压和心血管疾病。[4] 除了会导致患病和死亡，为了减肥而少食往往会造成体重增加。一项研究发现，在本不肥胖的加州女孩中，限制热量摄入的女孩在未来 4 年中发胖的概率是不限制热量摄入的女孩的 3 倍。[5]

由上述经验可知，"不吃太多"对肥胖者而言是一个有风险的建议。从保持长期健康的角度来看，建议一个肥胖者少食但不告诉他如何通过健康的方式实现，可能和建议一个感冒患者"不要老咳嗽"一样毫无益处。

感冒和变肥胖其实都是人体对疾病的本能反应，目的是预防疾病对人体造成更大的伤害。任何破坏人体自然反应的企图都会损害健康。

因此，减肥的关键在于确保所摄入的热量少于所消耗的热量。但如何才能做到这一点呢？我们如何才能既做到"不吃太多"而又不损害健康呢？

读者反馈：成功减肥且恢复健康

在坚持实行 PHD 一年多之后，我的健康状况有了很大的改善。我成功减重 25 kg，现在重约 86 kg——我高 1.86 m。无论用什么标准来衡量，我现在都比一般人更健康。

奥利（Ole）

我一点都不觉得实行 PHD 剥夺了我享用美食的权利。我的饮食中照样有红肉和海鲜，有优质脂肪和有益淀粉，所以我吃得既营养又满足。在过去的 2 个月内，我的体重减轻了 4 kg。而我的目标是通过实行 PHD 和散步减掉 5 kg。

阿比（Abby）

营养缺乏性饥饿与膳食均衡

少食往往损害健康，但这并不意味着减肥本身具有危险性。饥饿是危险即将到来的征兆。在饥饿感最弱的情况下进行的减肥才是健康的。

人类进化出食欲系统是为了得到良好的营养支持。当大脑感知到身体需要营养时，食欲系统会让人产生饥饿感。

均衡的饮食指以适当的比例为人体提供所需的全部营养物质并确保人的每种营养物质的摄入量都在最佳摄入范围内的饮食。

而在不均衡的饮食中，一些营养物质过剩，另一些营养物质却仍然缺乏。营养缺乏会勾起人的食欲；于是这些人吃得更多，直到身体缺乏的营养物质得到补充，食欲才会消失。但饮食过量必然导致某些营养物质过剩。

如果过剩的营养物质是宏量营养素，那么饮食就向人体提供了过多的热量。

因此，不均衡的饮食会导致热量过剩，此时我们"饮食过量"；而均衡的饮食含有能满足人体需求的最少的热量，此时我们"饮食适量"。

碳水化合物与蛋白质缺乏性饥饿

我们先对碳水化合物与蛋白质缺乏性饥饿的作用机制进行阐释。前文我们已对多项有关食物奖赏机制调节大鼠碳水化合物和蛋白质摄入量的研究做了回顾，而且还在第六章放了一张反映大鼠蛋白质摄入量和碳水化合物摄入量关系的图。我们假设淀粉类食物和肉类分别是碳水化合物和蛋白质的来源，将那张图中的"碳水化合物摄入量"和"蛋白质摄入量"分别换为"淀粉类食物来源的热量"和"肉类来源的热量"。

由于肉类中脂肪来源的热量占 2/3，蛋白质来源的热量占 1/3，所以要想摄入 1 g 蛋白质，需要食用含 12 kcal 热量的肉类（其中脂肪和蛋白质分别提供 8 kcal 和 4 kcal 的热量）。要想摄入 1 g 碳水化合物，需要食用含 4 kcal 热量的淀粉类食物。同样，以"肉类来源的热量"为横轴，以"淀粉类食物来源的热量"为纵轴，可以绘出图 17–1。

在实验中，研究人员并未限制大鼠的摄食量；数据点表示它们自动停止进食时，即吃饱时所摄入的肉类和淀粉类食物来源的热量情况。我们用两条实线段对这些点做拟合，并将整个曲线命名为"无饥饿感曲线"。图中无饥饿感曲线下方和左侧区域表示大鼠处于"饥饿状态"，此时大鼠会在饥饿感的驱使下食用更多的肉类和淀粉类食物。

图中的虚线连接了饮食总热量（来自肉类和淀粉类食物）为 100 kcal 的所有点，我们称之为"热量恒定线"。任何一条与之平行的线都是热量恒定线，只是对应的热量总值有所不同。

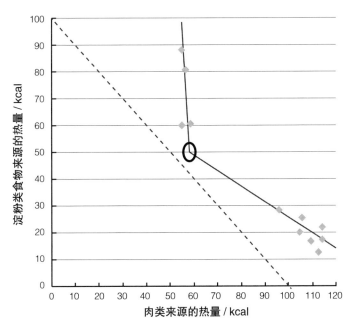

图 17–1 无饥饿感曲线和热量恒定线

　　如果将热量恒定线慢慢地向上平移，其与无饥饿感曲线最先相交的那一点（图中用圆圈圈出的点）代表的就是能消除饥饿感的最低热量摄入量。对大鼠而言，能消除饥饿感的最低热量摄入量由淀粉类食物来源的 50 kcal 热量和肉类来源的 58 kcal 热量（蛋白质和脂肪分别提供 20 kcal 和 38 kcal 的热量）组成。

　　这样的饮食对大鼠而言是热量摄入最少的无饥饿感饮食。它满足了大鼠对碳水化合物和蛋白质的需求，消除了它们对食用更多食物的渴望，同时尽量减少了其热量摄入——只含有 108 kcal 热量。因此，上述饮食是一种用最少的食物满足食欲的饮食。

　　按照"每食用含 58 kcal 热量的肉类，就食用含 50 kcal 热量的淀粉类食物"的原则进食，大鼠就是在践行"适量饮食"。如果大鼠饮食中淀粉类食物和肉类来源的热量比改变，它们就会摄入更多的热量。例如，大鼠在一顿吃下含 80 kcal 热量的淀粉类食物和含 56 kcal 热量的肉类后的确不会感到饥饿，但它摄入的总热量却高达 136 kcal。同样，一顿吃下含 108 kcal 热量的肉类和 20 kcal 热量的淀粉类食物后大鼠也不会感到饥饿，只是它摄入的总热量已达 128 kcal。

　　碳水化合物和蛋白质的含量均处于最佳摄入范围的饮食正是确保大鼠在摄入最少热量的前提下不产生饥饿感的饮食，这并非巧合。

总而言之

　　虽然蛋白质和碳水化合物的摄入情况是饥饿程度的重要决定因素，但我们认为，缺乏任何重要营养素都会导致饥饿。

PHD 科学依据

大脑是如何知道人什么时候缺乏营养的？

　　大脑会对人体内某些营养物质的水平进行密切监测，蛋白质就在其列。但人类尚未建立起一种能使大脑监测大多数营养物质的机制。

　　既然大脑仅能监测少数几种营养物质，那么我们如何才能证明"营养缺乏会导致饥饿"的观点呢？大脑的营养监测机制的运行存在两种可能。

- 大脑能够直接监测很多营养物质的状态，只是其机制尚不明确。或许大脑对营养物质的监测就发生在大脑中，即大脑监测的是神经元的营养状况！

- 大脑无法直接监测人体内营养物质的状态，但可以监测各组织是否正常工作。当身体出现因营养不良引起的组织功能失调和人类在进化过程中发生过的类似的失调时，大脑便会推断人体缺乏营养，从而让人食欲大增。

无论大脑是如何监测人体内营养物质的状态的，我们都确信人体内存在这样的机制。毕竟，除了为身体提供营养，人吃东西难道还有其他目的吗？如果身体没有得到充足的营养，那么人停止进食的原因又是什么？只有当进食成为一种有益行为时，大脑才会进化出一种机制来刺激食欲。营养物质对健康和进化而言实在太重要了，我们不应将进食与停止进食视为简单的机械行为或者毫不考虑身体真正的营养需求的盲目放纵行为。

人体只有获得几十甚至上百种营养物质的支持才能保持健康。人如果因其中任何一种营养物质不足而产生饥饿感，都会造成以下后果：

- 摄入更多的热量；
- 更易发胖。

如果我们对肥胖症患者进行观察，一定会发现他们通常缺乏多种营养物质。身体缺乏的营养越多，大脑越会驱使他们摄入更多的热量。热量过剩越严重，身体就越有可能无法将其燃烧掉，脂肪也越有可能在脂肪组织中堆积。

当我们观察肥胖症患者的营养状况时，会发现什么呢？

- 一项研究发现，维生素 D 缺乏会令腹部肥胖率增加 2.57 倍[6]；另一项研究显示，维生素 D 水平低的人患肥胖症的概率要比维生素 D 水平高的人的患病概率大 3.2 倍。[7]
- 肥胖症患者细胞内镁的水平不到非肥胖症患者的一半。[8]
- 缺铁与肥胖有关联。[9]
- 在一组肥胖症患者中，73.8% 的患者缺锌，67.8% 的患者缺铜。[10]
- 肥胖症患者往往还缺硒。[11]

因此，肥胖症患者往往营养不良绝非虚言。

如果我们的理论是正确的，那么消除营养不良将会降低肥胖症的发病率。事实确实如此。艾奥瓦州女性健康研究（Iowa Women's Health Study）发现，服用复合维生素和其他补充剂与肥胖症的发病率较低有关。[12] 一项临床试验研究显示，服用复合维生素和复合矿物质补充剂的肥胖女性在 6 个月内体重减了 3.6 kg，腰围缩小了，血压也降低了；而安慰剂组受试者的体重仅减了 0.2 kg。[13] 另一项涵盖 15 655 人的前瞻性研究表明，长期服用补充剂与 10 年随访期间体重增量显著减小有关联。[14] 即使补充剂对减轻体重无益，但它们有助于降低食欲，从而使禁食更加容易实现。[15]

如果营养不良会使人食欲大增，而摄入过多的热量会导致体重增加，那么完美减肥饮食法的原则应该与我们的 PHD 的原则相同，即将所摄入的所有营养物质均保持在最佳摄入范围内，确保人体所需的营养物质既不缺乏也不过剩。只有如此，我们才能在摄入最少热量的前提下消除饥饿感。

读者反馈：减肥很容易

人在营养充足时永远不会感到饥饿。到下个月，我坚持实行 PHD 的时间就满一年了。说实话，我现在已经不再对食物产生过分的渴望，也从不感到饥饿。当我在杂货店的过道里看到过去喜欢的美食（如榛子脆饼）时，我只需提醒自己：瘦下来不容易，衣服尺码也由 16 降到了 6，然后就能微笑着走开了。虽然我花了好长一段时间才减肥成功，但踏上减肥之路还是很值得的……77 岁的我几乎减了一辈子肥。我之前采取的方法是减少摄入碳水化合物，虽然这种方法也有效果，但在实行期间，我对碳水化合物含量高的甜食的渴望从未停止过，因此经常半途而废，之后体重就会反弹。但在实行 PHD 一年后，我的体重减轻了 18 kg。我不再嗜吃高碳水化合物食物（包括糖），也不再经常往面包房跑了，因为酵母和肉桂的味道令我反胃。去杂货店购物时，只需记住自己的减肥成果来之不易就足以让我离开摆放饼干的货架。不管营养均衡只是我的自我安慰还是我真的做到了，我都要感谢保罗和守卿，以及评论区里的所有网友。

E. R. P.

实行 PHD 有助于减肥，我在过去的一年里因此瘦了 7 kg。我的主要健康问题是睡眠呼吸暂停，我已经被这种病困扰了很多年，也许已经有几十年了。PHD 的健康属性引起了我的注意，于是我一年前开始实行 PHD。不负所望，PHD 极大地改善了我的健康状况，成功减肥更是一个意外之喜。

加里·威尔逊（Gary Wilson）

减肥遇到瓶颈与体重反弹

　　我们针对肥胖问题提出的营养缺乏性饥饿假说可以解释减肥时遇到瓶颈和体重反弹的问题。即使保持饮食不变，缺乏营养同样会使减肥停滞不前，并使减肥者在随后出现体重反弹。

　　既然饮食不变，那么为什么会出现体重先减后增的现象呢？其实其中的道理简单到令人不可思议。人体所需的营养物质中，有 3 种甚至更多的营养物质与饥饿有关。所以，饮食中缺乏人体已储备的营养物质并不会立即使身体缺乏营养或让人产生饥饿感。

　　以碳水化合物、蛋白质和脂肪为例。如果我们让大鼠直接摄入蛋白质和碳水化合物，而非食用肉类和淀粉类食物，对大鼠模型重新绘图，就会得到图 17-2。

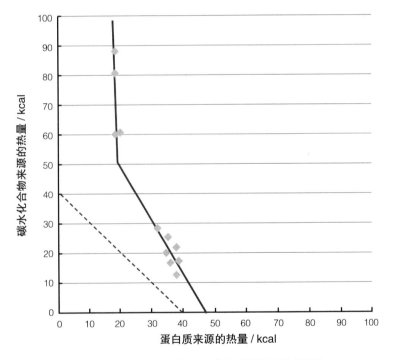

图 17-2　大鼠蛋白质和碳水化合物的摄入

　　由于不再有脂肪为身体提供热量，适合大鼠的、热量摄入最少的无饥饿感饮食中碳水化合物和蛋白质来源的热量分别为 0 kcal 和 48 kcal。我们将这种利用零碳水化合物、零脂肪和足量蛋白质来消除蛋白质、碳水化合物缺乏性饥饿的方法称为"蛋白质节约型改良禁食法"。实行该禁食法的人能在摄入最少热量的情况下消除蛋白质、碳水化合物缺乏性饥饿。

但就我们的目的而言，选择根据无饥饿感曲线上的哪一点的热量摄入情况安排饮食并不重要。例如，我们可以选择由含有 90 kcal 热量的碳水化合物和 18 kcal 热量的蛋白质组成的零脂肪高碳水化合物饮食。减肥就是要进行低脂肪饮食，从而造成体内脂肪或一些与脂肪相关的营养物质（如维生素 A 和胆碱）缺乏。

无论减肥者选择的是哪种饮食——低脂肪素食饮食或低碳水化合物蛋白质节约型改良饮食——都需要限制热量的摄入，且在初始阶段都能成功减轻体重。

但随着时间的推移，体内储备的脂肪和脂溶性营养物质就会被消耗殆尽。接着，体内的一些与脂肪有关的营养物质也会开始缺乏。这些缺乏的营养物质可能是某种脂肪酸（如 ω–3 脂肪酸）或脂溶性维生素（如维生素 A），也可能是磷脂成分（如维生素 A）。但任何一种营养物质缺乏都会引起饥饿。

饥饿与体重无关。在上述大鼠案例中，饥饿是由胆碱和 ω–3 脂肪酸缺乏引起的。虽然脂肪组织仍然可能含有大量的饱和脂肪酸、单不饱和脂肪酸和 ω–6 脂肪酸，但正是缺乏的这部分脂肪酸引发了人的饥饿感，并造成人的食量增加。

如果不对饮食缺陷进行纠正，减肥者的饥饿感会逐渐增强，食欲也会随之提高。此时，减肥便遇到了瓶颈，体重也不再减轻。此时如果摄入较多的热量，缺乏的营养得到了弥补，饮食缺陷不再继续"作恶"，体重便稳定了下来。

但是，如果饮食中的某些营养物质（如胆碱）含量极低，仅仅增加食量并不能解决营养缺乏的问题。例如，如果饮食中的胆碱含量为零，即使将食量翻倍仍然无济于事。

因此，在大多数情况下，如果存在营养缺乏，那么尽管减肥者食用了更多的食物，饥饿感仍将持续存在。只要存在营养缺乏的情况，大脑就会驱使人食用更多的食物，体重便会随之增加。最终的结果是，减肥者不得不放弃当前的饮食法，转而另寻他法。

减肥者采取的新饮食法仍然可能存在营养不均衡的问题。但如果它缺乏的恰好是另一种营养物质，那么在很大程度上能够缓解此前减肥造成的营养缺乏的问题，并在一定时间内再次成功减轻体重，直到体内储备的营养物质被耗尽，出现新的营养物质的缺乏为止。

有些人会从一个极端走向另一个极端。例如，进行低脂肪饮食的人最初会取得显著的成果，直到体内与脂肪代谢相关的营养物质被耗尽且饥饿感再次来袭为止。饥饿感驱使他们摄入与脂肪相关的营养物质，从而造成体重反弹。受体重反弹的影响，他们转而走向了另一个极端——进行低碳水化合物高蛋白质高脂肪饮食。于是，他们的体重再次开始减轻，直到体内的某种植物性营养物质被耗尽。随之而来的是体重不再减轻，饥饿感增强，体重反弹。

杰伊·赖特的体重波动曲线

杰伊·赖特是我们的读者之一，他分享了自己的节食史。

在上大学之前，他的体重不足 80 kg。大学踢足球期间，体重增长到了 85 kg，后来通过喝代餐奶昔降至 80 kg。此后，每次生活发生变化——读研、当体育教练、毕业后成为教师——他的体重都会飙升，一旦体重飙升，他又会通过实行素食饮食法减重。

在喝代餐奶昔和实行素食饮食法期间，虽然起初能轻易减轻体重，但身体缺乏多种营养导致他始终感到饥饿。一段时间之后，饥饿感折磨得他难以将这些节食法坚持下去。

就这样，他的体重波动幅度越来越大，体重一度达到了 110 kg。接着，他通过实行极低碳水化合物旧石器时代饮食法将体重减到了 90 kg，但之后体重又立即反弹到 115 kg，再创新高！

极低碳水化合物旧石器时代饮食法确实让杰伊在无饥饿感的情况下成功减轻体重几个月，但之后饥饿感再次来袭，令他感觉颇为糟糕。杰伊的体重再次反弹，直到他开始实行 PHD。在实行 PHD 之后，他的体重在 7 个月内减轻了 38 kg，达到了 77 kg 的个人最佳水平，而且在随后的一年里毫不费力地维持了减肥成果。

PHD 实现无饥饿感减肥

如果营养缺乏性饥饿假说成立，如果营养缺乏会驱使人摄入更多的热量，如果经过精心设计的 PHD 提供的全部营养物质的量均在人的最佳摄入范围内且 PHD 不会造成任何营养缺乏，那么任何人在实行 PHD 期间都不会感到饥饿，所摄入的热量值也接近最低值。

PHD 能让你在不挨饿的情况下轻松减肥。

几乎所有实行 PHD 的减肥者均称他们的饥饿感减弱了，食欲下降了，而且减肥也更容易了。这令我们深感欣慰。

读者反馈：降低食欲，很少暴饮暴食

我是今年才听说 PHD 的。虽然我很恐惧"有益淀粉"和脂肪，但仍然决定放

手一试。起初我的体重增加了一些，因为我将椰子油当零食吃，还吃原味希腊酸

奶和我最爱的有益淀粉类食物——红薯。这些都是导致我发胖的因素，而且我无法抑制自己想吃它们的欲望。后来，我将椰子油、希腊酸奶和红薯戒除了一段时间，并设法摄入足量的 ω–3 脂肪酸，同时减少摄入 ω–6 脂肪酸。（我之前未能将两者的摄入比例维持在最佳水平。）此外，我还采取了间歇性禁食法（每天禁食 16 小时，在其余 8 小时内进食。每天吃三餐，并在早餐时吃椰子油。）这些措施带来了惊人的效果：我不再感到饥饿，而且感觉好极了！之后，我将普通酸奶、开菲尔酸奶和之前常吃的红薯重新纳入饮食，因为它们不再使我发胖了——现在我很容易就能吃饱，也不再像之前那样毫无节制地吃了。我也不知道是哪些措施起了作用。也许是因为我将 ω–3 脂肪酸和 ω–6 脂肪酸的摄入比例维持在了最佳水平？也许是因为我的身体长时间没有摄入有益淀粉？也许是间歇性禁食法起了作用？也许是实行了几个月的 PHD 后我不再营养不良？虽然我仍然会吃甜食或饮食过量，但只是偶尔而已，而且减肥对我来说确实容易了很多。

虽然我暴饮暴食的问题并没有完全消失，但我的饮食比之前更加健康，维持体重也变得更加容易。这都是 PHD 的功劳！是它让我比之前感觉更好、更快乐、更满足！

康妮（Connie）

在坚持食用有益淀粉类食物 6 个月后，我发现自己更容易吃饱了，零食吃得少了很多——大多数时候，我只吃 1~2 块可可脂含量为 85% 的黑巧克力即可。所以，改变饮食也没那么难。

伊丽丝（Elyse）

我坚持进行旧石器时代饮食已有 2 年之久。由于我暴饮暴食，我的体重一直起伏不定。今年感恩节，我终于下定决心按照你们的建议每天摄入 50~100 g 碳水化合物。之后，我没那么渴望甜食了。食用有益淀粉类食物后我摆脱了饥饿感，也不再需要在餐后吃甜点了。实行 PHD 之后，我对待食物的神经质状态也有所改善。

P. 温（P. Wen）

实行 PHD 后我对甜食的渴望变弱了很多。以前几乎每天都吃巧克力的我现在可以连续好几周不吃了。

S. E.

在实行极低碳水化合物旧石器时代饮食法期间，我每天晚上都会喝 2~3 杯酒。现在，我已经按 PHD 的要求增加了碳水化合物的摄入量，并在过去的几个月里完全戒掉了酒。自此之后，我的体重又减轻了 2 kg。现在，每当酒瘾上来时，我都会吃一些有益淀粉类食物来满足自己的欲望。自从戒酒并增加碳水化合物摄入量之后，我发现自己的精神和睡眠都得到了改善。

C. T.

本章小结

减肥本该是件无须挨饿就能轻松做到的事。但前提是身体得到良好的营养支持——你不仅需要摄入足量的各种营养物质，而且需要以恰当的比例摄入，确保既不会发生营养缺乏，也不会发生营养过剩。

将所提供的全部营养物质保持在人的最佳摄入范围内是 PHD 追求的目标。我们设计 PHD 的初衷是优化健康，但事实证明，这种有益健康的饮食同时也是最有效的减肥饮食。

事实上，几乎所有亲历者都称实行 PHD 后他们的饥饿感和食欲都得到了抑制，他们能更轻松地禁食和控制食量了。这说明我们设定的各种营养物质的最佳摄入范围是准确的。他们成功减肥也使我们相信，实行 PHD 是快乐减肥和维持健康的长期、可持续的途径。

第三部分

·····················

需谨慎食用的食物

第十八章

食物毒素

植物性食物含有的天然毒素对人体健康有很大的影响。

这个世界充满了毒素。只要剂量足够高，几乎任何东西都会产生毒性：7.7 L 水、2 kg 糖或者 225 g 盐……在足够短的时间内吃下它们足以致命。[1]

中世纪"毒理学之父"帕拉塞尔苏斯写道：

> 所有物质都能成为毒药，没有什么是绝对无毒的；有些东西
> 之所以无毒，只是因为剂量小而已。

这一理论概括而言就是今天众所周知的毒理学名言："只要剂量足，万物皆有毒。"

我们认为，毒素对人类健康有很大的影响。知道什么是真正的毒素后你可能大吃一惊。

真正的毒素

我们虽然有理由担心植物性食物中有农药残留，但还是应该对植物性食物这方

面的安全性抱有信心。况且，与植物为抵御昆虫和霉菌而产生的天然杀虫剂的剂量相比，人们因吃植物性食物而摄入的人造杀虫剂的剂量其实很小。

布鲁斯·艾姆斯（Bruce Ames）和洛伊斯·戈尔德（Lois Gold）估计，一个美国人每天要摄入 5 000~10 000 种总计 1.5 g 的天然杀虫剂；相比之下，每人每天农药的摄入量只有 0.000 09 g。[2] 换句话说，人体摄入的毒素中 99.99% 的是天然毒素，人工毒素则仅占 0.01%。

此外，每天食物在烹饪过程中还会产生 2 g 毒素。食物在高温烹饪过程中最容易产生毒素。

既然"只要剂量足，万物皆有毒"，那么食物中的天然毒素和烹饪过程中产生的毒素才更应该引起我们的重视。

读者反馈：清除食物毒素有助于减肥

即使上周我将碳水化合物的摄入量增加了 30%，我体内的脂肪水平仍在持续下降，而肌肉却丝毫没有减少！这让上周给我测量的教练感到不可思议。这些积极的结果全部都要归功于 PHD！过去，我每天都会吃不少小麦制品、糖和奶酪；不吃这些食物后，我的身体发生了翻天覆地的变化。

S. E.

多数毒素不为人知

确定哪些食物有毒，或者食物中的哪些化合物有毒并不容易，原因如下。

- 毒素的不良影响很可能在多年后才会显现。
- 在食物中，毒素会与有益的营养物质结合。所以有益的化合物掩盖了毒素的真面目。
- 小剂量的毒素对人体有益，大剂量的毒素则对人体造成严重损害。这被称为"毒物兴奋效应"。

PHD 科学依据

毒物兴奋效应

毒物兴奋效应是身体对小剂量毒素的有益反应。禁食可以改善健康，但饥饿会致人死亡；运动可以改善健康，但第一个跑完马拉松的人——菲迪皮德斯（Pheidippides）却因此丧命；适量饮酒有益健康，但酗酒会造成毁灭性后果；不少毒素，如肉毒梭菌，在小剂量下又被用作药物[3]。

并非所有食物毒素都能引发毒物兴奋效应。一篇综述发现，只有 1% 的相关科研论文称发现了毒物兴奋效应的量效关系。[4] 但人们认为，小剂量的某些毒素会激活人体的修复机制，进而修复其他缺陷。

米特拉达梯六世（Mithridates Ⅵ）是最著名的毒物兴奋效应实验者。他是本都国王，也是有史以来最成功的反罗马领袖之一（共发动 3 次米特拉达梯战争）。通过经常服用小剂量的毒药，米特拉达梯六世成功使自己的身体对毒药产生了抵抗力。

年逾古稀后，米特拉达梯六世被罗马人击败。他试图服毒自尽，却因自己对毒药免疫而失败。于是，他只能说服朋友用剑杀了自己。

如果连科研人员都很难识别毒素，普通人又如何得知哪些食物不能吃呢？

幸运的是，毒理学和进化生物学的一些原则可以帮助我们辨别。

食物毒理学原则

以下原则是我们辨别食物有无毒素的关键指南。

原则 1：动物性食物一般无毒

对人类有毒的化合物对人之外的动物也没什么好处。由于人类的生物机制与其他动物的生物机制极为相似，所以动物性食物中任何对人类有毒的化合物也会毒害其宿主。甚至连蛇毒都只有在消化不完全的情况下才会产生毒性。

人之外的动物体内的毒素通常来自细菌。例如，每隔一段时间就会有碎牛肉中含有酶细胞毒素（源自大肠杆菌）的消息见报。但大多数肉类中的毒素含量都极低。

原则 2：植物性食物都会产生毒素

植物的生物机制与动物的大不相同。因此，植物会产生一些对人类有毒但对自身无害的化合物，或者具有在关键时刻（如发芽时）使其毒素失效的能力。[5] 植物之所以会产生毒素，是因为它们面临着被当作食物的危险，而且它们无法逃跑。因此，对昆虫、真菌和植食性动物"放毒"是它们的最佳防御策略。

在发芽过程中，植物会通过特殊的酶使其毒素失效，这也是
为什么一些毒性较强的植物（如豆类）的芽是可食用的。

原则 3：小心动物会吃的植物

虽然植物都会产生毒素——我们在前文已经提到，一个美国人每天要摄入 5 000~10 000 种天然杀虫剂——但不同植物产生的毒素的危险性有高低之分。

许多植物的毒素其实是用来毒死昆虫的。但足以杀死一只 3 mg 的蚂蚁的毒素剂量对一个体形是蚂蚁 2 000 万倍的人来说可能几乎什么都不是。

但这在以植物为食的哺乳动物身上又是另一番景象了。植物会进化出针对特定捕食者的毒素，而任何能够毒害植食性哺乳动物，特别是草食性哺乳动物的毒素也能毒害人类，因为它们与人类是近亲。

既然草食性哺乳动物的食物来自草原，那么我们应该从草原植物中寻找会危害人类的毒素。

原则 4：既然"只要剂量足，万物皆有毒"，那就减小毒素的剂量

鉴于小剂量的毒素对人体无害，而大剂量的毒素会致命，那么健康饮食的诀窍就是避免过量食用任何一种植物性食物。相反，我们应该将各种植物性食物搭配食用。

最近，一个 88 岁的老人被家人送到了纽约大学惕怄医院的急诊室。她已经 3 天无法行走和进食，入院后不久便陷入了昏迷。虽然医生通过为她静脉注射甲状腺激素将她从死亡线上拉了回来，但她住院 4 周后才被转到护理机构。这个老人生病的原因是什么呢？原来，她在此前的几个月里每天都吃 900~1 400 g 生白菜，以期控制其糖尿病病情。[6]

原则 5：小心种子

种子通常是植物毒素防护做得最严密的部分，因为从进化的角度看，只要确保种子能落地生根，植物自身即便被吃掉，也在所不惜。

因此，水果的果肉富含营养，可以被食用；其种子却具有毒性，无法被消化。一部分植物正是利用果实来引诱动物散播其种子的。

具危险性的 4 种食物

既然"只要剂量足，万物皆有毒"，那么具危险性的 4 种食物在西式饮食最常见的食物之列或许就不足为奇了。具体如下：

- 谷物；
- 豆科植物；
- 菜籽油；
- 含果糖植物。

接下来，我们将一一探讨为何说这些食物具有危险性。

第十九章

具有危险性的食物：谷物

- 由于哺乳动物在进化过程中一直以植物为食，所以植物也进化出了针对哺乳动物的毒素。
- 谷物——植物的种子——富含对人体健康有害的毒素，因此它们是具有危险性的食物之一。

谷物——小麦、玉米、稻、大麦、高粱、燕麦、黑麦和谷子——是植物的种子，同时也是现代人类的粮食作物。小麦、玉米、稻和大麦的产量占全世界农作物总产量的近70%；如果算上高粱、燕麦、黑麦和谷子，这一比例可进一步上升至76%。这8种谷物为人类提供了所需的56%的热量和50%的蛋白质。[1]

草是一种典型的植物。草与草食性哺乳动物的进化是并行的：它们都源于同一时期，也都在后来遍布全球。与其他植物不同的是，草的叶子是从根部而非尖部长出来的，叶子被吃掉对草造成的伤害较小。草会因为缺少阳光照射而死亡，草食性哺乳动物会践踏和食用其幼苗，而火更是能将一切地面植被烧尽。但之后，土地仍然能焕发生机，稀树草原、干草原或普通草原出现了。

尽管经常被吃掉，但为了成功繁殖下一代，以草为代表的植物进化出了两种手段。第一种手段是高产。一棵草会产生大量种子——每年能产生成千上万颗，因此即便相当一部分种子被食用，只要有一部分种子幸存并落地生根，就足以保证它成功繁殖。正是高产赋予了谷物巨大的吸引力，促使人类种植它们：虽然大部分种子成了盘中餐，但也有大量种子被保存下来，以备来年种植。

PHD 科学依据

谷物会抑制消化

每吃 1 g 麦麸，粪便重量便增加 5.7 g，这是谷物会抑制消化的很好的例证。[2]
吃小麦会导致大量未被消化的食物排出体外！

第二种手段是，草进化出了一系列专门破坏哺乳动物消化能力的化合物。这是为了确保种子能够完整地通过草食性哺乳动物的消化道。这样，种子（而且还带着肥料！）就能在新地方落地生根了。

草食性哺乳动物进化出了防御植物毒素的能力。例如，草食性哺乳动物的消化器官（如瘤胃）中的细菌可以处理毒素。相比之下，缺乏类似器官的人类无法对抗这些毒素。我们的最佳防御手段是在食用之前将谷物烹饪或发酵，如酿造啤酒，以期达到部分解毒的目的。

谷物中所谓的毒素其实是蛋白质，麸皮中的含量较高，籽实的各个部分都含有。白面粉中蛋白质的含量约为 10%，而粗麦麸中蛋白质的含量约为 16%。[3]

接下来我们重点讨论小麦，因为这种谷物似乎具有危险性。小麦中的 3 种毒素毒性比较强。

- 麸质，一种可引发自身免疫性疾病以及会加重癌症、心脏病和神经病变的复合蛋白质。
- 阿片类物质，会造成小麦成瘾，引发精神分裂症。
- 麦胚凝集素（WGA），一种破坏肠道、干扰维生素 D 功能发挥的蛋白质，能够破坏免疫系统，加重慢性感染。

PHD 科学依据

喝啤酒可能比吃面包更健康的原因

　　我们也可以向牛学习，给谷物解毒：用大桶模拟牛的瘤胃，将谷物发酵成酒精。在中世纪的欧洲，蜂蜜酒和麦芽啤酒等酒精饮料提供的热量通常几乎占人们饮食总热量的一半。虽然我们绝对不会建议你通过饮酒满足自己每日一半热量的需求，但某种程度上饮酒比吃面包更健康却是事实！

　　谷物中的毒素绝不止上述 3 种，但我们认为仅仅这些就足以令人生畏了！

麸质敏感与乳糜泻

　　小麦、黑麦和大麦中 80% 的蛋白质是麸质。小麦麸质由两种蛋白质——毒性较强的麦胶蛋白和毒性较弱的醇溶性麦谷蛋白——构成。[4]

PHD 科学依据

麸质对人体细胞有毒害作用

　　麸质会直接对肠道细胞产生毒害作用，如抑制细胞增殖、增加细胞氧化产物、改变细胞膜结构。[5] 在人体内，麸质会改变肠道结构，因为它能够降低肠绒毛的高度、隐窝的深度，减小肠上皮细胞的表面积。[6]

　　麸质会破坏肠道，减小其表面积，进而影响消化。

　　和所有毒素一样，麸质也会激发免疫反应。虽然免疫反应有助于清除肠道内的麸质，防止毒素在肠道内积聚，但肠道也会因此发炎。而炎症反应会反过来杀死肠道细胞，造成肠漏。[7]

　　人体对小麦的免疫反应分为 4 类。

- 约 83% 的人可能对未完全消化的小麦麸质产生炎性反应。[8]
- 约 30% 的人在肠道局部区域对小麦麸质产生抗体。[9]
- 约 11% 的人对小麦麸质产生全身性抗体（即抗体在全身循环）。

- 约 0.4% 的人产生自身免疫性抗体。这些抗体不仅会攻击小麦麸质，还会攻击肠道、甲状腺、胰腺和其他器官。

最后一点即为乳糜泻的发病机制：随着免疫系统攻击和杀伤肠道细胞，肠道会逐渐被破坏到患者难以吸收所需营养的地步。[10]

读者反馈：乳糜泻

我已经与乳糜泻斗争了一段时间，实行旧石器时代饮食法后，我的症状已改善了 80%。但本书是第一部基于科学逻辑帮我最终消除其余症状的著作。

乔丹·里森纳（Jordan Reasoner）

你真正需要了解的是：①几乎所有人都会对小麦产生免疫反应；②这种免疫反应会造成全身性伤害，但首当其冲的是肠道和甲状腺；③对小麦的反应存在个体差异；④免疫系统随时可能针对小麦产生抗体，从而引发自身免疫性攻击和严重的健康问题；⑤预防小麦引起的健康问题的唯一办法是谨慎食用小麦。

麸质敏感的后果

对小麦的免疫攻击不仅会损害肠道，也会损害其他器官和组织。小麦可引发自身免疫性疾病、心脏病、神经系统疾病和癌症。

自身免疫性疾病

前文曾提到，食用小麦通常会引发针对甲状腺的自身免疫攻击，进而导致甲状腺功能减退。[11] 如果胰岛细胞也成为自身免疫系统攻击的对象，大鼠和人类便会患上 1 型糖尿病。其诱因需要追溯到我们尚未讨论过的一种小麦蛋白——球蛋白 1。[12]

幸运的是，将小麦从饮食中去除之后，与 1 型糖尿病和甲状腺功能减退相关的自身免疫抗体便会逐渐消失。[13]

小麦甚至会对心脏造成破坏，因为心脏移植患者通常患乳糜泻。科研人员通过调查发现，攻击麦胶蛋白的抗体也会攻击心脏，从而破坏心脏组织。[14]

读者反馈：小麦、偏头痛和溃疡性结肠炎

　　我是一个慢性偏头痛（患病 16 年）和溃疡性结肠炎患者，而且血小板水平也不稳定。我在 6 周前戒掉了所有的包装食品和酒，2 周前戒掉了麸质。自从不再摄入麸质，我再也没有头痛过，真是太神奇了！！

劳伦（Lauren）

　　此外，小麦还可以通过其他机制引发自身免疫性疾病。例如，小麦会加重肠漏，从而使肠道细菌和蛋白质进入人体。[15] 由于有些细菌蛋白质是人类蛋白质的"拟态分子"，免疫系统产生针对这些细菌蛋白质的抗体会导致自身免疫性疾病，如系统性红斑狼疮、类风湿性关节炎和 1 型糖尿病。

　　乳糜泻患者患其他自身免疫性疾病，比如多发性硬化症、系统性红斑狼疮、1 型糖尿病、干燥综合征和桥本甲状腺炎的概率很大，而肠漏可能是根源。一篇论文称："乳糜泻与其他自身免疫性疾病之间的共病关系已经被证实……乳糜泻患者常见的肠道屏障功能丧失可能是他们患其他自身免疫性疾病的原因。"[16]

癌症

　　患癌症与麸质敏感之间存在关联。总体而言，乳糜泻患者患癌症的风险更大，而且主要发生在乳糜泻确诊后的第一年。[17] 这表明，小麦可引发或加重癌症；患者在被确诊患乳糜泻之后将小麦从饮食中去除自然可以消除小麦的这种致癌作用。

　　麸质与癌症之间的这一关联在淋巴癌上表现得最为显著。对麸质敏感的人患淋巴癌的概率比正常人患淋巴癌的概率大 40~100 倍。[18]

神经病变

　　即使你不存在肠道不适，麸质仍然会引发神经病变。在连续进行无麸质饮食一年之后，身体循环内存在麦胶蛋白抗体的神经病变患者的神经生理学表现得到了显著改善。[19]

死亡率上升

　　有研究显示，对麸质敏感的人的寿命较短。[20]

　　流行病学证据表明，几乎所有对麸质敏感的人长期食用小麦都会影响寿命。在《救命饮食》（*The China Study*）一书中，你可以找到关于这一结论的证据。饮食与疾病的发病率存在关联，我们曾在博客中阐述过这一相关性为 PHD 提供了充分支持的原因。[21]

阿片类物质、小麦成瘾与精神分裂症

虽然没有明显的临床症状，但许多人对麸质敏感——主要症状为胃酸反流和肠道炎症反应，并且他们仍然继续吃小麦。

他们无法戒除小麦的原因可能是小麦成瘾。小麦中含有阿片类物质；在肠漏症患者体内，阿片类物质可能到达大脑，产生与吗啡作用类似的刺激性作用。

阿片类物质与精神分裂症

1979 年，美国心理健康研究院（National Institutes of Mental Health）的克里斯汀·齐乌杜洛（Christine Zioudrou）博士及其同事首次报告了小麦中含有阿片类物质。[22] 他们之所以研究该问题，是因为小麦和精神分裂症之间存在较强的关联[23]：

> 在一个单盲小麦麸质实验中，此前进行无谷物无牛奶饮食且接受抗精神病药物优化治疗的精神分裂症患者的病情非但未能得到持续改善，反而恶化了。病情恶化并不是由抗精神病药物的剂量变化造成的。在停止摄入麸质之后，他们的病情得以继续改善。因此，麸质似乎是精神分裂症症状恶化的主要因素。[24]

一位科研人员认为，如果人很少食用谷物，精神分裂症将成为一种罕见病。他称："流行病学研究表明，谷物食用量与精神分裂症之间存在较强的正相关性。"[25] 此外，曾有用低碳水化合物饮食治愈顽固的精神分裂症的案例，而戒除小麦可能是治愈精神分裂症的关键。[26]

之后，越来越多的证据表明阿片类物质是小麦中引发精神分裂症的毒素。[27]

阿片类物质、癌症与激素

试管研究发现，小麦中的阿片类物质可造成肿瘤细胞增殖。这表明这种物质可能导致癌症恶化，同时也可能进一步证实小麦与癌症之间存在关联。[28]

小麦阿片类物质还可能通过促进一些不常见激素的分泌来刺激男性女性化。例如，"男性乳房发育"可能就是由小麦中的阿片类物质刺激催乳素分泌造成的。[29]

除了小麦，其他食物中也可能含有阿片类物质。未被完全消化的牛奶蛋白、大米蛋白和其他食物蛋白中就含有阿片类物质。[30]

WGA

WGA 是凝集素的一种，同时也是一种可与特定糖类紧密结合的蛋白质。每千克全麦面粉中含有 30~50 mg 的 WGA。许多美国人每天都要摄入 10 mg 的 WGA。WGA 会与人的胃肠道、免疫系统、血管和神经中的某些糖蛋白进行特异性结合。小麦以外的谷物和豆科植物中也存在类似的凝集素。

肠道中的 WGA

WGA 会对肠道细胞产生毒害作用。肠道内壁的完整性受到破坏可导致肠道通透性增强，从而允许肠道细菌、未被完全消化的食物碎渣和细菌废物再次进入体内。极低浓度（十亿分之几）的 WGA 就能刺激肠道中的免疫细胞释放炎性细胞因子，从而进一步破坏肠道屏障。[31]

WGA 会导致肠道刷状缘脱落和肠道表面积减小。[32]除了致使成熟肠细胞脱落外，WGA 还会加速肠内壁细胞分裂，使肠道内壁处于不成熟的状态，无法充分消化食物。研究发现，摄入 WGA 的大鼠患上了乳糜泻。[33]

血液中的 WGA

部分膳食 WGA 可穿过肠壁进入血液，在免疫细胞和血管壁中沉积，并随后进入神经。

WGA 会导致体内各器官（尤其是胸腺）缩小。[34]

大脑中的 WGA 还可能引发瘦素抵抗[35]，从而造成肥胖[36]。（瘦素是脂肪细胞释放的一种激素，具有加快新陈代谢的作用。肥胖症患者会出现瘦素抵抗，较瘦的人则不会。携带瘦素突变基因的小鼠，即出现完全瘦素抵抗的小鼠极其肥胖。）

WGA 能与胰岛素受体结合，引发类胰岛素效应。所以和胰岛素一样，WGA 也能有效地将葡萄糖"推"入细胞，并阻止细胞释放脂肪。这意味着吃小麦可能抑制体重减轻，促进体重增加，而且该机制的触发与热量的摄入水平无关。[37]

在其他分子的辅助下，WGA 会引发自身免疫性疾病。换言之，WGA 会与某蛋白质结合，使人体产生针对该蛋白质的抗体；而在无 WGA 参与时，人体不会产生针对该蛋白质的抗体。例如，一项研究发现，WGA 会使身体产生针对卵清蛋白的抗体。[38]

WGA 具有炎性作用[39]，不但能促进凝血，还能诱导一种名为"基质金属蛋白酶"的蛋白质的释放，而这种蛋白质能够促进血块脱落[40]。WGA 的这些特性增大了心脏病发作的风险。

WGA 还能通过与免疫球蛋白 A（IgA）结合引发 IgA 肾病。[41]

研究显示，WGA 以及小麦以外的谷物和豆科植物中的凝集素（如芸豆植物凝集素）可以剥离小肠黏液，刺激胃酸产生，并促进包括幽门螺杆菌在内的细菌过度生长。这为胃酸反流和胃溃疡的发生创造了条件。[42]

对维生素 D 的干扰作用

佝偻病是一种可造成儿童骨折和骨骼畸形的骨骼软化症。佝偻病在 20 世纪早期较为常见，而且具有致死性。当时，4 岁之前夭折的儿童中有 90% 是佝偻病患者。佝偻病高发地区的儿童死亡率是非高发地区的 3~10 倍。

引发佝偻病

虽然佝偻病被认为是一种维生素 D 缺乏症，但它其实与食用谷物有关。在一个开创性实验中，爱德华·梅兰比（Edward Mellanby）通过给狗喂燕麦或小麦面包诱导狗患佝偻病，然后在其饮食中加入鱼肝油（含维生素 D）来治愈该病。摄入膳食脂肪或晒太阳能够治愈佝偻病，而饮食以谷物为主加上"关禁闭"会诱发佝偻病。[43]

食用谷物会引发佝偻病，即使患者晒太阳且血液中维生素 D 的水平很高。[44] 当今佝偻病高发地区主要在阳光充足的国家，如尼日利亚、南非和孟加拉国。这些地区的居民"以谷物为主食，饮食种类单一，而且乳制品匮乏"。食用乳制品（而非摄入维生素 D）之后，佝偻病患者病好了。[45]1942 年，在居民将饮食中的白面粉替换为全麦面粉之后，爱尔兰暴发佝偻病。这表明麸皮中含有佝偻病的诱发剂。[46]

动物实验表明，即使体内的维生素 D 和钙充足，只要饮食中含有毒素，动物仍然会患佝偻病。一项针对农场火鸡佝偻病的研究发现："饲料中含有足量的维生素 D、钙和磷，所以造成这次佝偻病暴发的根源是饲料中存在某种有毒污染物。"[47]

佝偻病患者常患乳糜泻是证明该病与小麦有关的另一个证据。因此，佝偻病可能是由针对麸质的免疫反应造成的。[48]

给婴儿喂麦麸会导致其出现矿物质缺乏、促进菌群向蛋白质消化型菌群转变以及出现佝偻病的早期症状。[49] 矿物质缺乏可能是由小麦中的植酸造成的，因为植酸能与钙等矿物质结合，从而将人体（包括消化道）内的矿物质消耗掉。[50] 而缺钙是引发佝偻病的一大因素。

干扰维生素 D 生成

小麦会通过以下两种方式干扰人体生成维生素 D。

- 小麦通过一种未知的机制导致人体消耗自身储备的维生素 D。有研究发现，每天吃 20 g 麦麸会使维生素 D 的消耗速度加快 43%。[51]
- 日本研究人员发现，WGA 会阻碍维生素 D 受体（VDR）进入细胞核。[52] 最终的结果是，VDR 无法发挥其作为先天免疫反应基因转录因子的功能。

日本的研究表明，食用小麦的人更容易患传染病。为了保护自身不受人类免疫系统的影响，有些细菌或病毒（如结核分枝杆菌[53]、伯氏疏螺旋体[54]和爱泼斯坦 – 巴尔病毒[55]）进化出了阻断 VDR 生成、下调 VDR 水平的能力。如果小麦也能够触发类似的机制，那么它一定也会破坏人体的免疫功能。

越来越多的证据表明，相较于非小麦食用者，小麦食用者合成维生素 D 的能力受损，他们需要补充更多的维生素 D。他们因而更容易早衰，也更容易患慢性感染性疾病、自身免疫性疾病（比如多发性硬化症）、动脉粥样硬化症和阿尔茨海默病。

读者反馈：小麦与牙菌斑

彻底戒除麸质带来的诸多益处之一是，困扰了我一生（我现年 52 岁）的牙菌斑消失了。在此之前，由于牙菌斑问题严重，我每 4 个月就要洗一次牙以保持牙齿清洁。

来自加利福尼亚州橘郡的雷（Ray）

毒素的神秘之处

有时我们明明发现了某种食物的不良影响，但却不知道该归咎于哪种毒素。

食用小麦可能降低智商，食用大米却未发现此类风险

日本的大多数家庭以大米为主食，有些家庭的主食仍然是小麦。

与早餐食用小麦的儿童相比，日本早餐食用大米的儿童大脑内"好几个区域的灰质体积更大"，IQ 也更高，且二者存在显著差异：大米组儿童的语言单项 IQ 和总 IQ 分别比小麦组儿童的高 3.4 分和 3.8 分。[56]

吃小麦还是吃大米这一饮食差异对智商的影响比我们想象的更大！

食用小麦可能导致肥胖，食用黑麦却未发现此类风险

小麦与黑麦的对比研究显示，被喂以小麦和黑麦的小鼠的体脂率分别为 20.2% 和 13.7%；小麦组和黑麦组小鼠的胰岛素水平分别为 126 pmol/L 和 90 pmol/L；小麦组小鼠空腹胆固醇、甘油三酯和游离脂肪酸的水平较高，而且脂肪细胞明显较大。[57]

简而言之：与食用黑麦相比，食用小麦使小鼠更肥胖，胰岛素抵抗和血脂异常的情况也更严重。

小麦以外的谷物

我们之所以重点关注小麦，是因为它似乎是所有谷物中最"恶劣"的一种。不同的谷物对人体的毒害作用不尽相同。

在此仅举一个例子，玉米属于类蜀黍，是一种被"驯化"的谷物，能够通过一种未知机制诱发糙皮病。在人类将玉米从新大陆引入欧洲之前，欧洲没人患过糙皮病。[58] 和补充维生素 D 可以预防小麦引发的佝偻病相似的是，补充烟酸可以治疗玉米引起的糙皮病。[59]

有些人对淀粉敏感，其原因可能是致人敏感的肠道细菌在消化淀粉时产生了毒素。[60] 谷物似乎尤其擅长引发这种反应。淀粉敏感性与我们自古就存在的等位基因之间的关系表明，引发淀粉敏感性的食物不久之前才被引入人类饮食。[61]

本章小结

谷物中的致敏成分不但会损害肠道、阻碍消化，还会削弱人的免疫系统，使人更容易患慢性感染性疾病。这些成分还可能引发或加重精神分裂症和其他精神疾病，诱发自身免疫性疾病，并促进肿瘤生长。此外，谷物还可能降低 IQ，减小脑容量，造成肥胖，并显著提高麸质敏感人群和患病人群的死亡率。

第二十章

类谷物食物：豆科植物

食用豆类和花生（豆科植物的高热量种子）与食用谷物一样
风险较大，而且烹饪无法消除该风险。

常见的可食用豆科植物包括大豆（全球第五大农作物和第一大非粮食作物）、芸豆、小扁豆和花生。

许多未加工的豆科植物都有毒素。例如，在饮食中添加 1% 的生芸豆即可在两周内将大鼠杀死。烹饪能够破坏豆科植物中的大部分毒素，但无法完全消除毒素。

豆科植物的毒性

豆科植物在毒理学上与谷物相似。除了谷物，草食性哺乳动物还以豆科植物为食。所以豆科植物会对包括人在内的哺乳动物产生毒性。凝集素（谷物中也含有凝集素，如 WGA）和 α – 淀粉酶抑制剂（谷物中同样含有该毒素）是豆科植物中含有的两种重要毒素。

豆科植物具有众多已知的危害，具体如下。

- 引发肠漏、消化不良、腹泻和腹胀。芸豆会导致大鼠患肠漏症，进而使细菌和毒素进入体内。[1] 植物血凝素（PHA）是芸豆含有的一种凝集素，对胃酸的产生具有抑制作用，进而造成消化（尤其是对蛋白质的消化）不良。[2] 这是因为，在 PHA 的作用下，肠道内无法被充分消化的食物的未成熟细胞增多。此外，不成熟的肠道细胞很容易被大肠杆菌等可引起腹泻的细菌利用。因此，PHA 的摄入"伴随着过程可逆的 PHA 剂量依赖性大肠杆菌过度生长"。[3] 大剂量 PHA 还会抑制黏液分泌，缩短肠绒毛。[4] 摄入芸豆中所含的 α–淀粉酶抑制剂的大鼠肠道会严重胀气：

  > 由于淀粉消化……此时可以忽略不计……盲肠几乎被凝固的待消化物堵死……且由于膨胀不均匀，大鼠的肠道有时会被胀裂。[5]

- 造成身体发育迟缓和器官缩小。用豆科植物所含的 α–淀粉酶抑制剂喂养的大鼠出现消化障碍和生长迟缓的问题。[6] 而用大豆喂养大鼠则会改变器官大小："食用大豆的大鼠的胰腺明显增大，肝脏则缩小了。"[7] 在摄入 PHA 之后，人类志愿者的胆囊缩小至正常尺寸的 2/3。[8]

- 引起心脏病和肌腱损伤。人体内名为"甾醇苷"的酶通过将植物甾醇输送至肠道来清除人体内的植物甾醇。甾醇苷发生基因突变会导致植物甾醇在人体内积聚，进而引发一种名为"植物甾醇血症"的疾病。这种疾病会进一步诱发动脉粥样硬化症，使人过早因心脏病死亡，以及造成肌腱和肝脏损伤。而大豆和其他豆科植物中均含有高水平的植物甾醇。[9]

豆科植物造成的典型危害包括胃酸反流和胀气，未烹熟的豆科植物可能引起更加严重的反应。1988 年，一家英国医院在员工食堂推出了"饮食健康日"活动，并在当天为每人供应一盘红芸豆。但就在几个小时内，共有 11 名员工出现严重呕吐，有些还伴有腹泻。一名外科主治医生更是在手术过程中发生了呕吐。该问题最终被确定是由高水平 PHA 引起的。[10]

读者反馈：鼻炎

我的鼻炎症状已经完全消失了。现在的我醒来后不再流鼻涕，也不需要喷药，甚至不用擤鼻涕了。也就是说，我已经完全康复了。听说小麦和大豆通常会引起鼻炎，所以我怀疑我患鼻炎是因为对这些物质过敏。

大卫·S.（David S.）

无法清除的毒素

将豆类或花生浸泡一夜或煮熟能够破坏其中的许多毒素，但无法彻底清除毒素。刀豆氨酸就是一种能够抵御这些破坏行为的物质。刀豆氨酸是一种氨基酸，存在于苜蓿芽、蚕豆、芸豆和刀豆中。

人类蛋白质中并不含刀豆氨酸，但刀豆氨酸与精氨酸类似，后者是一种人类氨基酸。因此，刀豆氨酸在蛋白质的结构中能够代替精氨酸。但由刀豆氨酸构成的蛋白质对人体无益。

刀豆氨酸具有以下危害。[11,12]

- 阻断一氧化氮的合成。一氧化氮是一种重要的血管、免疫和神经系统分子。
- 干扰氨处理过程。
- 阻碍动物（包括人类）繁殖。
- 诱发系统性红斑狼疮，这是一种自身免疫性疾病。

过敏和长期不良影响

花生和大豆过敏是最常见的过敏症。只要肠道受损，如患上乳糜泻，就会造成花生或大豆过敏，并引起严重的后果：

> 研究人员曾对十二指肠炎、克罗恩病、溃疡性结肠炎和乳糜泻患者体内的大豆衍生蛋白抗原做过检测。结果显示，乳糜泻患者的抗体滴度显著增高，对无麸质饮食反应不佳者尤其如此。[13]

即使是没有明显过敏症状的人，长期吃豆科植物也会产生不良影响。研究显示，食用大豆与男性的性腺功能减退和勃起功能障碍[14]以及女性的子宫肿瘤[15]有关联。20世纪60~90年代，研究人员对受试者进行了长期跟踪调查，结果发现，在中年时期每日食用大量豆科植物会使受试者在20年后患认知障碍和脑萎缩的风险大大增加。[16]

本章小结

豆科植物中的毒素种类较多，而且人类并未完全了解这些毒素的危险。

制作含有大量豆科植物的传统美食，如印度菜时，人们一般通过长时间烹饪和其他方法，如浸泡一夜、使其发芽和使其发酵来去除毒素。但这些方法并不能将其中的毒素完全清除。

　　在快节奏的现代生活中，很少有人会把豆子泡上一夜或煮上几个小时。随着印度现代化进程的推进，印度人糖尿病和肥胖症的发病率也一路飙升，这可能并非巧合。因为未经充分烹饪的印度传统美食可能存在安全问题。

　　由于人类对碳水化合物的需求可以通过食用更安全、更有营养的食物轻松得到满足，我们认为敏感人群食用毒素含量高的豆科植物（如豆类和花生）风险很大，得不偿失。在所有豆科植物中，豌豆和四季豆对敏感人群来说相对安全。

第二十一章

富含 ω-6 脂肪酸的植物油：菜籽油

菜籽油不仅富含 ω-6 脂肪酸，而且含有一些其他毒素。

从 20 世纪 50 年代起，尤其是自 70 年代美国政府开始推广植物油以来，不少科研人员也接受了"含 ω-6 脂肪酸的植物油有益健康"的观点，只因这种油具有降胆固醇的功效。

事实证明，这是一个致命的错误认识。威廉·兰茨博士后来写道：

> 我们一直将这种必需……脂肪酸奉为"天使"，但就算是天使，数量多到一定程度一样会成为"恶魔"。[1]

植物油很便宜，但会引起两大问题。

- 植物油中含有大量 ω-6 脂肪酸，而 ω-6 脂肪酸在达到一定水平后具有毒性。在大豆油、玉米油、红花籽油和菜籽油中，ω-6 脂肪酸的含量分别为 55%、54%、75% 和 18%。[2]

- 大多数植物油，尤其是谷物油和豆科植物油——大豆油、花生油、玉米油和小麦胚芽油，含有植物毒素。

ω–6 脂肪酸过量引起的问题

有证据表明，供能比超过 4% 后膳食 ω–6 脂肪酸就会产生毒性。前文讨论的证据我们不再过多赘述，在此，我们只回顾两个事实。

- 大多数美国人的饮食中 9% 的热量来自 ω–6 脂肪酸，这一摄入水平是安全水平的 3 倍。过量摄入 ω–6 脂肪酸会导致死亡率以及心血管疾病、癌症、精神疾病和肥胖症的发病率升高。
- ω–6 脂肪酸摄入过量主要是由食用过多的植物油造成的。

只需随便看一眼超市货架上的商品，你就会发现植物油在加工食品中的使用有多么普遍。从沙拉酱到饼干，大豆油和其他危险的植物油几乎总是排在成分表的最前面。

读者反馈：坚果（含 ω–6 脂肪酸）和蜂蜜（含果糖）带来的烦恼

我们在实行旧石器时代饮食法，但饮食中不含淀粉类食物，而含有蜂蜜和坚果，结果导致我们一家四口出现了各种问题（季节性过敏、便秘、胃灼热加重、膀胱痉挛、眼睛干涩、疲劳加重、无精打采）。这些问题一直没有得到解决，直到我们偶然发现并实行了 PHD，补充了有益淀粉。

来自俄勒冈州波特兰的安吉（Angie）

高 ω–6 脂肪酸植物油的毒性

大多数高 ω–6 脂肪酸植物油中都含有大量毒素。鉴于前文已经对谷物和豆科植物的危害做过探讨，你可能不会对"谷物油和豆科植物油是对人类健康威胁最大的食物之一"的观点感到惊讶了。

花生油与心血管疾病

当饮食中脂肪来源的热量里 40% 的热量由花生油提供时，恒河猴全部患上了动脉粥样硬化症，而且有 1/3 的猴子在 16 个月内心脏病发作。造成这一结果的罪魁祸首似乎是花生凝集素（PNA）或有毒磷脂。[3]

树生坚果和可可脂不会引发心血管疾病。因此，我们建议多吃树生坚果酱，如腰果酱、杏仁酱和澳洲坚果酱。

玉米油与心血管疾病

玉米油是另一种可能含有植物毒素的油，而且和花生油一样能够引起动脉粥样硬化症。[4] 一次随机试验表明，让受试者食用玉米油可能是人类在同类身上测试过的最致命的干预手段。罗斯玉米油试验（Rose Corn Oil Trial）发现，玉米油组受试者的死亡率比动物脂肪和乳制品组受试者的死亡率足足高出了364%。[5]

大豆油与肝脏损伤

有些婴儿一出生就患有"短肠综合征"，需要肠外营养支持，或者直接通过静脉将营养输送到血液中，直到消化道长长并康复。

自1961年以来，肠外营养的脂肪来源一直是大豆油。[6] 但几十年来，接受肠外营养的婴儿遭受了严重的肝脏和大脑损伤。大豆油造成的死亡率在短肠综合征患儿4岁时高达30%。

最终，波士顿儿童医院的医生开始着手调查肝脏和大脑损伤是否是由植物油引起的。小鼠研究表明，正是大豆油造成了肝脏损伤。于是，他们尝试用鱼油代替大豆油。波士顿儿童医院的一位医生称，这一做法带来了"惊人"的效果；家长们更是大赞这简直是"奇迹"。[7]

一次临床试验显示，42名服用鱼油的患儿中有3人死亡，1人需要进行肝移植；而49名服用大豆油的患儿中有12人死亡，6人需要进行肝移植。[8] 因此，鱼油使患儿的死亡率和肝移植率由之前的37%降至10%。

其他有关肠外营养的研究表明，吃过量的大豆油会杀死免疫细胞。为了减轻大豆油对淋巴细胞的破坏，研究人员正在考虑将肠外营养配方中100%的大豆油替换为80%的橄榄油和20%的大豆油。虽然根据新配方制成的肠外营养仍然会杀死免疫细胞，但所杀死的免疫细胞已显著减少。[9]

PHD 科学依据
医学进步的滞后性

为什么人们直到43年后才发现大豆油是问题的根源？波士顿儿童医院的马克·普德（Mark Puder）博士对此进行了解释。

为了厘清肠外营养造成肝脏损伤的具体原因，一些研究人员，包括医院的犹大·福克曼（Judah Folkman）医学博士和罗伯特·沙姆博格（Robert Shamberger）医学博士，提出这种损伤是由日常饮食营养欠缺造成的。另一些人则认为，肠液里的某些成分是罪魁祸首。但多年来，这些观点均被一一否定了……

幸运的是，普德并非肠外营养领域的专家，否则他可能一开始也将脂质排除在外……

"我没有受前人思维的干扰。"德普说。

事实上，直到普德公布自己的观察结果，其他人才意识到他在想什么。但他们反过来告诉普德他的观点是错误的。

普德说："当研究人员将脂质从肠外营养中去除后，肝脏损伤仍然存在。所以他们认为，应该将这种损伤归咎于肠外营养的其他成分。"[10]

通常来说，由碳水化合物提供全部热量的肠外营养可造成糖中毒，进而诱发脂肪肝。用大豆油代替部分糖也会导致脂肪肝，其原因是糖具有糖毒性，而大豆油具有 ω–6 脂肪酸毒性。解决办法是减少糖和 ω–6 脂肪酸的摄入，只可惜从未有人尝试过。

本章小结

美国人饮食中的 ω–6 脂肪酸含量至少是安全摄入水平的 3 倍，其组织中 ω–6 脂肪酸和 ω–3 脂肪酸的比值更是高达最佳比值的 9 倍。大量食用菜籽油是美国人摄入过量 ω–6 脂肪酸的原因。另外，植物油中还含有天然毒素和工业加工过程中产生的人工毒素。食用 ω–6 脂肪酸含量较高的植物油与较高的心脏病死亡率、抑郁症、暴力、癌症、肠道疾病和肝脏损伤有关联。

建议用健康的油脂及其制品，即动物脂肪（如牛油）、乳制品（如黄油和奶油）以及 ω–6 脂肪酸含量低或适中的植物油（如椰子油、棕榈仁油、肉豆蔻油、树生坚果油、橄榄油和鳄梨油）代替 ω–6 脂肪酸含量较高的植物油。

第二十二章

甜蜜的负担：果糖

过量摄入果糖有害。应避免食用含添加糖的食品。

蔗糖和高果糖玉米糖浆是由葡萄糖和果糖构成的两种常见的现代甜味剂。葡萄糖是有益的糖类，适量食用对健康有益；果糖则是危险的糖类。

果糖有两大膳食来源：

- 水果（特别是莓果）和含蔗糖蔬菜（如胡萝卜和甜菜根）；
- 甜味剂（如高果糖玉米糖浆）和含添加糖的食品（如糖果和可乐）。

美国加州大学在视频网站上发布的一段谈话获得 250 万的点击量。在这段视频中，罗伯特·勒斯蒂格（Robert Lustig）博士表示，过量食用果糖会损害人体，增加肝脏（人体内的解毒器官）的负担。基于这两个特征，他认为"果糖有毒。果糖是否有毒与其为人体提供多少热量无关，它本身就是'毒药'。"[1]

由于大多数科研人员都不会持有如此激进的观点，我们采取一种折中的说法：果糖可能有毒，即在大量摄入或与 ω–6 脂肪酸结合的情况下会对人体产生毒害作用。

农业生产的甜味剂

高果糖玉米糖浆的原料为玉米。玉米是世界第二大农作物，产量占农业总产量的 21.6%。蔗糖的原料为世界第六大农作物甘蔗或世界第十二大农作物甜菜根；二者的产量分别占农业总产量的 3.3% 和 1.7%。[①]

鉴于 ω–6 脂肪酸在人类和实验用啮齿类动物的饮食中的含量较高，果糖会引起各种问题也就不足为奇了。

高果糖饮食的危害

啮齿类动物大量摄入果糖会引发胰岛素抵抗、肥胖症、2 型糖尿病和高血压。[2] 人类也会因摄入大量果糖而出现类似的问题，只是摄入果糖与健康出现问题之间的正相关性没有啮齿类动物的强。此外，果糖对肥胖者、超重者或高多不饱和脂肪酸饮食者造成的问题更严重。

过量摄入果糖会导致血脂水平上升

过量摄入果糖会导致血脂水平升高，造成心血管疾病发病率上升、内脏脂肪量增加。例如，在将 25% 的饮食总热量由葡萄糖供应转为由果糖供应后，超重的受试者体内小而密 LDL 的水平上升了 45%，餐后甘油三酯的水平升高了 100%，腹部脂肪量更是增加了 4 倍。[3]

在一个对比实验中，研究人员分别给大鼠喂果糖含量为 60% 的食物和普通食物。仅仅 5 周后，果糖组大鼠的血压、血液甘油三酯的水平和胆固醇的水平分别升高了 15%、198% 和 90%。[4]

过量摄入果糖会加重痛风和肾脏疾病

果糖在体内转化的第一步是变为果糖 –1– 磷酸。磷酸基团源自能量分子三磷酸腺苷；这一步会造成人体内的磷酸盐缺乏和腺苷过剩。过剩的腺苷被转化为尿酸，然后被释放到血液中。因此，过量摄入果糖会导致尿酸水平升高。

---

① 此处数据为原版书出版时的数据。——编者注

尿酸水平升高会造成问题，在所有物种中，只有人类、犬类和猿类体内缺乏尿酸酶（用于分解尿酸）。因此，过量摄入果糖会导致尿酸结晶在关节内积聚，引起剧烈疼痛。这种疾病又被称为"痛风"。[5]果糖代谢受损的人患痛风的概率较大。[6]

过量摄入果糖后导致的尿酸升高同样也可能是人类患肾脏疾病的主要原因。[7]

过量摄入果糖会引发代谢综合征和糖尿病

过量摄入果糖会增大人患高血压和代谢综合征的风险，其部分原因仍然是尿酸水平升高，另一部分原因则是肝脏中毒。[8]

果糖摄入水平与世界各国糖尿病发病率成正比。[9]自1935年以来，全球糖尿病发病率上升8.7倍，果糖摄入量则增加了6~20倍。[10]

过量摄入果糖引发代谢综合征和糖尿病的主要机制可能是，它会诱发代谢性内毒素血症。代谢性内毒素血症是由体内高水平的内毒素造成的，而内毒素存在于肠道细菌的细胞壁中。当肠道细菌死亡后，其细胞壁被分解的同时释放出内毒素。部分内毒素会进入人体——但如果肠漏，会有大量内毒素涌入人体。

与进行其他饮食的小鼠相比，进行高果糖饮食的小鼠血液内毒素的水平更高。内毒素会引发脂肪肝，而且"在使用抗生素对摄入过量果糖的小鼠进行治疗后……堆积在肝脏中的脂肪明显减少"。[11]

内毒素血症本身也能导致代谢综合征和脂肪肝；如果内毒素血症患者存在全身性炎症，脂肪还会在体内堆积。人们认为，内毒素血症会引起一系列疾病，从癌症到帕金森病，不一而足。[12]内毒素血症与所有代谢紊乱密切相关。一篇高被引论文指出："代谢性内毒素血症对炎症、体重增加和糖尿病有控制作用。"[13]芬兰糖尿病肾病研究（FinnDiane Study）显示，血液内毒素的水平与代谢综合征的全部症状的严重程度密切相关。作者因此得出结论："细菌内毒素可能因此在肥胖症和糖尿病等疾病常见的代谢和血管异常的发生过程中扮演着重要的角色。"[14]

无菌小鼠（即缺乏肠道菌群的小鼠）不会患代谢综合征、肥胖症，也不会发生肝脏损伤；接受抗生素治疗可以减轻内毒素血症，控制炎症和代谢综合征。[15]此外，服用益生菌也有一定的作用。[16]因此，任何能够减少内毒素进入体内的方法似乎都能预防代谢综合征。

高果糖饮食和高 ω-6 脂肪酸饮食都能引发内毒素血症。[17]研究人员一般认为高脂肪饮食会导致内毒素血症，但科研设计的几乎所有高脂肪饮食其实都是高 ω-6 脂肪酸饮食。[18]例如，前文曾提到，一项研究使用玉米油（ω-6 脂肪酸占57%）和工业化养殖猪的猪油（ω-6 脂肪酸占33%）来诱导代谢性内毒素血症。[19]另外，诱导内毒素血症的食物大多含有大量蔗糖，而蔗糖中有一半是果糖。

内毒素血症反过来会诱发肠道果糖吸收不良。在注射脂多糖后，动物的消化道对果糖的吸收量减少，因此有更多的果糖被肠道细菌吸收[20]，进而促进细菌繁殖，释放出更多的内毒素。

因此，高果糖饮食和高 ω–6 脂肪酸饮食会形成一个恶性循环，即这两种饮食会导致内毒素血症，内毒素血症造成肠道果糖吸收不良，肠道果糖吸收不良引起肠道内毒素增加，肠道内毒素增加又会加重内毒素血症。内毒素血症会导致代谢综合征、糖尿病、肝病和其他疾病。

心脏病可能是这种恶性循环带来的另一个后果。心血管疾病在进行低膳食纤维低饱和脂肪饮食（即高糖高多不饱和脂肪饮食）的人群中的发病率最高，而在进行高膳食纤维高饱和脂肪饮食的人群中的发病率最低。[21]

读者反馈：戒除果糖，改善健康

我的肠道和消化功能都得到了改善，因吃过多水果（过量摄入果糖）引起的腹胀也有所减轻。改吃有机乳制品后，我不再像以前那样满脸丘疹了；偶尔长出的痘痘也都很小，几乎不会发炎，而且愈合得较快。

怀亚特（Wyatt）

果糖与肥胖

果糖摄入过多还与肥胖有关联。如果每天多喝一杯含果糖软饮料，英国学龄儿童的肥胖率就会增加 60%。[22] 而如果每天少喝 1/5 杯软饮料（50 mL），这些儿童的超重率和肥胖率就会下降 7.5%。[23] 一篇涵盖 88 项研究的综述显示，喝大量软饮料与热量摄入过多、果糖以外的营养素摄入较少和体质指数（BMI）等健康指标差有关联。[24]

造成上述现象的一个可能的机制是，过量摄入果糖引发了瘦素抵抗。瘦素是一种激素，具有减少脂肪、提高新陈代谢水平和减轻体重的作用。因此，发生瘦素抵抗的人更容易发胖。[25]

过量摄入果糖会损害大脑和身体

人体摄入过量的果糖会从肝脏中"溢"出，从而对身体造成伤害，该问题在糖尿病患者身上尤其严重。相对于葡萄糖，果糖使蛋白质和脂肪发生糖化和氧化的能力更强。[26] 大脑也会受到果糖的影响：进行高果糖饮食的大鼠记忆力受损。[27] 过量摄入果糖还会提升血压，导致大鼠的寿命缩短。[28] 过量摄入果糖的糖尿病患者会发生视网膜病变，而视网膜病变是造成失明的主要原因。[29]

本章小结

因食用正常分量的水果（特别是莓果）、甜菜根和胡萝卜等低热量植物性食物而摄入的果糖有益人体健康，包括糖尿病患者的健康。PHD 建议不要过量摄入果糖，即每天的摄入量不要超过 25 g 或每餐的摄入量不要超过 10 g。

摄入过量果糖会造成危险。大多数美国人的饮食中含有大量果糖（比如高果糖玉米糖浆），但这种饮食极其危险，尤其是当他们还食用高 ω–6 脂肪酸植物油时。因过量摄入果糖引发的肝脏损伤和内毒素血症会因食用大量的高 ω–6 脂肪酸植物油而加重，这可能是当今代谢综合征、肥胖症和糖尿病流行的根源。

第二十三章

食品加工产生的毒素

食品生产商生产的食品虽便宜，但大多不健康。

很多消费者并不太注重食品的质量，更在意的是价格。于是，食品生产商投其所好：生产尽可能便宜的食品。

不幸的是，价廉和健康往往无法兼得。

有毒成分

以几乎唾手可得的"废物"为原料是降低食品价格最简单的办法之一。

伊莱·惠特尼（Eli Whitney）于 1793 年发明了轧棉机，用于分离棉花纤维和棉籽。该发明使得棉纺织业迅猛发展，但由此产生的大量棉籽只能被白白丢掉，因为棉籽毒素含量高，人无法直接食用。例如，棉籽含有棉酚，这种物质会导致人缺钾、瘫痪和不孕不育。[1]

于是，化学家们开始研究如何从这些种子中提取出有用的东西。19 世纪 70~80年代，人们将这些种子用作肥料和牛饲料。[2]1899 年，南方石油公司的大卫·威森

（David Wesson）发明了一种方法，可以去除棉籽油中的毒素和难闻的气味。于是，原本属于"废物"的棉籽开始被用来制造 ω–6 脂肪酸含量高（52%）的液态食用油和氢化起酥油，如威臣（Wesson）油、科瑞（Crisco）起酥油。

如今，用于提取棉籽油的棉花是继大豆、玉米和油菜籽（菜籽油的原料）之后的第四大转基因粮食作物。棉籽油也出现在了各种加工食品，包括麦片、面包和零食中。[3]

解毒过程中引入的毒素

天然有毒植物解毒的过程中也会引入新毒素。

菜籽油是 20 世纪 70 年代出现的一种油，英文名 Canola oil 源自 "Canadian oil-seed, low–acid"（低酸性加拿大油菜籽）。经过对原料进行培育和加工，最终的产物——菜籽油中不再含有芥酸和芥子油苷。菜籽油的加工工序是：先使用己烷作为溶剂对油进行高温处理，再经过碱性溶液提纯、漂白和脱胶等工序。[4] 大豆油、玉米油、花生油、红花籽油和其他植物油的制作工序都与之类似，这些工序的目的是去除油中的毒素和异味，并改善口感。

不幸的是，在加工过程中会产生毒素。

反式脂肪

工业食品加工过程会造成不饱和脂肪氧化，产生反式脂肪，而后者对人体有害。

直到最近，市售面包、蛋糕、饼干、薄脆饼、薯片（或玉米片）、薯条和比萨皮中仍然有 10%~40% 的热量由反式脂肪酸提供。[5] 市售的菜籽油中反式脂肪所提供的热量同样高达 4.6%。[6]

随着越来越多的人意识到反式脂肪的危害性，并要求食品公司标出反式脂肪的含量，如今大多数加工食品每份反式脂肪的含量已经不足 0.5 g。而这种低反式脂肪食品一般都以"不含反式脂肪"为卖点。

但问题在于，"每份反式脂肪的含量"中的"每份"的分量有时极小。例如，某知名品牌所谓的 1 份其实就是 1 块饼干。[7] 因此，如果某种加工食品的分量极小，可能意味着其中含有大量反式脂肪！

营养转化为毒素

植物中原本有益的化合物会在加工过程中转化为毒素。

为了延长保质期，食品生产商在加工许多预制食品时会故意将油氢化。在大豆油和菜籽油的氢化过程中，植物性维生素 K 会转化为二氢叶绿醌。二氢叶绿醌是一种抗维生素，它在人体内与维生素 K 竞争，但无法激活维生素 K 依赖性蛋白质。弗雷明汉后代研究（Framingham Offspring Study）发现，摄入二氢叶绿醌与骨密度降低有关联。[8]

高温加工

即便不进行化学处理，加工食品在高温处理过程中仍然可能产生毒素。

检测食物毒素是否存在的一种有效手段是给动物喂无蛋白质食物（如果毒素是蛋白质，应尽量降低食物中蛋白质的含量），然后观察其死亡时间。动物食用缺乏蛋白质的食物后，其肝脏会失去一半的蛋白质以及大部分解毒能力。因此，与完全禁食相比，食用不含蛋白质的有毒食物实际上更易造成寿命缩短。

韦斯顿·普赖斯基金会的萨利·法伦（Sally Fallon）讲过两个不同寻常的故事。[9]

- 第一个故事最早见于生物化学家保罗·斯蒂特（Paul Stitt）的著作《与食品巨头的斗争》（*Fighting the Food Giants*）中。1942 年，一家麦片生产企业对以膨化小麦、水、维生素和矿物质为食的大鼠与以全麦、水、维生素和矿物质为食的大鼠进行对比研究。结果发现，全麦组的大鼠存活了一年多，膨化小麦组的大鼠却在两周内死亡——其存活时间甚至比只以水、维生素和矿物质为食的大鼠还要短。

- 第二个故事见于洛伦·扎尼尔（Loren Zanier）的研究。1960 年，美国密歇根大学的研究人员给第一组大鼠喂正常的食物和水，给第二组大鼠喂玉米片和水，给第三组大鼠则喂硬纸盒。结果发现，硬纸盒组的大鼠死于营养不良，玉米片组的大鼠的死亡时间最早——玉米片组最后一只大鼠的死亡时间早于硬纸盒组第一只大鼠的死亡时间。

法伦对此的解释是，压榨过程需要通过加热和加压处理谷物，蛋白质和其他生物活性物质因此变性，进而产生了毒素。

除了可能制造新毒素，工业加工还存在一个问题：无法清除天然食物毒素。在家烹饪时，你可以通过用水煮沸谷物来去除谷物中的一些最危险的天然毒素，如 WGA，但工业加工过程不能清除这些毒素。因此，经工业加工的谷物类食品比用相同的食材自制的食品含有更多的天然食物毒素。[10]

重组食品与化学加工食品

通常而言，工业加工的过程中，食物先被分离成各种单独的成分，然后这些成分再被重新组合在一起。例如，工厂先使用离心机将牛奶分离成脂肪、蛋白质和其他各种固态和液态的物质，然后将这些物质按新的比例重新组合，制成脱脂牛奶、脂肪供能比为 1% 和 2% 的牛奶以及"全脂"牛奶。剩余原料则被用来制作黄油、奶油、奶酪等乳制品。[11]

加工过程中的化学和热处理工序可能改变天然食物中的化合物并产生毒性。约翰·布里法（John Briffa）博士是这样描述大豆食品的生产过程的：

> 工厂使用酸碱溶液处理大豆浆，使蛋白质沉淀下来。但在该过程中，食品会被铝污染（铝暴露会致人更容易患神经系统退化疾病和阿尔茨海默病）。这一工序产生的高蛋白质"凝乳"先经过高温喷雾加热和干燥被制成粉末……再经过加热和挤压，被制成所谓的组织化植物蛋白（TVP）……在用 TVP 制作素食汉堡、香肠和肉馅之前，工厂通常会在 TVP 中添加味精（MSG），让它产生"肉味"。[12]

加工大豆的危险性有多高？研究人员分别于 1965 年至 1967 年和 1971 年至 1974 年对老年人的饮食和生活习惯进行跟踪调查，并在 1991 年至 1993 年对其认知功能进行测试。其间每周食用 2 份或 2 份以上豆腐的人在 1991 年患认知障碍和脑萎缩的概率是几乎不吃豆腐的人的 2 倍。[13]

农场混入的毒素

有关有机食品是否比用传统种植方式生产的食品更加健康的争论由来已久，但始终没有定论。"有机"标签的背后并没有标明土壤的营养成分，因此有机农产品并不一定就营养丰富。"无农药残留"也不能代表食品中不存在天然植物毒素。但人们陆续发现了一些有趣的证据。总体来看，有机农产品对健康更加有益。

例如，14 岁的莉亚·切布拉（Ria Chhabra）来自美国得克萨斯州普莱诺市，是一个科博项目的发起人。受到该项目的影响，美国南方卫理公会大学做了一个实验。该实验表明，食用有机香蕉和有机土豆的果蝇比食用传统香蕉和传统土豆的果蝇寿命更长，繁殖能力更强，抵抗压力的能力也更强。[14] 但监督该实验的科研人员无法确定有机农产品具有上述优势是因为它们的营养密度更高，还是农药残留更少，抑或是天然抗菌化合物（能够调节肠道菌群）的水平更高。[15]

加工肉类

食用未被感染的新鲜动物的肉都是安全的，但食用加工肉类却存在一定的风险。

一项流行病学研究显示，每天食用牛肉、猪肉和羊肉不会提高发病率，但每天食用热狗或同等分量的加工熟肉会令心脏病和糖尿病的患病风险分别增大 42% 和 19%。该研究的第一作者指出："加工肉类中的钠和硝酸盐的平均含量分别是未加工肉类的 4 倍和 1.5 倍……盐和防腐剂的差异……或许可以解释为什么食用加工肉类会令心脏病和糖尿病的患病风险增大，而食用未经工业加工的红肉却不会。"[16] 如果硝酸盐是造成问题的根源，那么补充维生素 C 可以预防其毒性，因为维生素 C 能够抑制亚硝化作用。[17]

其他权威人士认为，重点并非硝酸盐，因为绿叶蔬菜中含有的硝酸盐是有益的，而加工肉类中用来调味和上色的糖更有可能是罪魁祸首。糖基化终末产物对人体有害，而且在用糖腌制的肉类中大量存在。[18]

相对于加工肉类，新鲜肉类是更安全的选择。建议食用使用天然原料而非糖腌制的培根和熏三文鱼，避免食用用糖腌制的肉类。

转基因食品

选育会降低一些植物的毒性。野生杏仁含有苦杏仁苷，苦杏仁苷在人体内会转化成氰化物。因此，即使是少量的野生杏仁也能致人死亡。但通过选育，驯化杏仁中已经不再含有苦杏仁苷，因此驯化杏仁更加安全。[19]

作为去除植物毒素的一种手段，基因工程有望进一步改进选育过程。例如，可以通过基因工程去除凝集素、α–淀粉酶抑制剂和阿片类物质，修饰麦胶蛋白以降低其免疫原性，最终将小麦改造成一种安全的淀粉类食物。

不幸的是，迄今为止，人类对农作物进行基因改造并不是为了提高其安全性，而是为了增强其对抗害虫的毒性，从而提高产量。转基因可能降低食品价格，但不太可能改善人类的健康。

所以我们有理由担心，一些转基因谷物对人类造成的毒害作用可能比其（本来就有毒性的）野生"祖先"所造成的更大。

PHD 科学依据
转基因食品不确定的安全性

基因工程的努力方向之一是通过将其他植物的杀虫基因加入作物的基因来保护作物免受昆虫的侵害。

大多数转基因作物的动物实验通常只进行 90 天。但如此短的时间不足以检测出转基因作物是否会对健康造成不良影响。

生物学的复杂性使得看似无害的基因改变产生深远的影响。普斯泰事件（Pusztai affair）就是很好的例证。[20]

20 世纪 90 年代，英国一家生物科技公司通过在土豆基因中添加雪莲花植物凝集素基因，开发出了一种转基因土豆。雪莲花植物凝集素对昆虫有巨大的毒害作用，但对哺乳动物无害。

作为植物凝集素领域的权威，阿帕德·普斯泰（Árpád Pusztai）对这种新型转基因土豆进行了测试。结果表明，被喂以普通土豆和雪莲花植物凝集素的大鼠身体健康，被喂以转基因土豆的大鼠的肠道和免疫系统均出现了损伤，但这种损伤并不是由雪莲花植物凝集素造成的，根源是基因表达改变致使土豆的生物机制发生紊乱。这种基因修饰使土豆的毒素表达大为增强。

生物学家对此并不感到震惊，因为基因网络盘根错节，看似微小的序列调整也可能产生深远的影响。

然而，令人震惊的是有些人对该发现做出的反应。普斯泰及其研究团队被英国政府研究机构除名。下议院的一个委员会还对普斯泰发起攻击，禁止其将研究成果公之于世。但在重新收集数据并通过严苛的审查程序之后，普斯泰还是将研究成果发表在了《柳叶刀》（The Lancet）上。后来，普斯泰出走，去美国发展；他的搭档斯坦利·艾德温（Stanley Ewen）则被迫退休。《柳叶刀》的编辑也受到了威胁。据称，当时的英国首相托尼·布莱尔（Tony Blair）和美国总统比尔·克林顿（Bill Clinton）还曾力挺转基因食品行业，试图阻止这类发现发表。但英国的这家生物科技公司最终还是倒闭了。

去除转基因谷物毒素的最佳方法是什么？当然是让动物先吃了。在蒸汽船出现之前的俄亥俄州，将玉米运送到市场的费用高得令人咋舌。当时，猪又被称为"长脚的玉米"，因为把猪赶去市场比直接卖玉米所获得的利润更高。可以公正地说，对当时的人而言，猪肉是一种"健康的玉米"。

本章小结

20 世纪是食品生产创新的世纪。虽然食品价格降低了，但其性质发生了变化。

食品专家就像学了魔法一样开始干预他们并未完全理解的事物，从而产生了人类无法准确预测的后果。

工业加工过程使食品中有了更多的毒素。加工食品中存在的单一毒素含量较低，并不致命，但这并不是什么好事，因为这使得我们很难证明毒素会对健康造成损害。此外，加工食品中出现了越来越多的毒素，其中一些必然对人体造成伤害。

如欲保证饮食健康，首先，你必须愿意在家做饭；其次，你必须愿意花时间和金钱购买品质有保障的食材。食品生产商也会对消费者对健康食品的需求做出回应，所以如今的我们是能够从当地有机农场或养殖场买到有机食品的。

购买有机食品并不会增加开支。你会发现，尽管购买了更昂贵的食材，但在家做饭（不再外出就餐和购买加工食品）会极大地缩减你的饮食开支。

此外，还可以采取一些创造性方法，以便既缩减开支，又提高食品的健康属性。例如，本地每千克有机牛排的售价为 55 美元①，而牛肝、牛肾、牛心、牛舌和牛肚等器官肉每千克的价格仅为 7~8 美元，你可以购买同样有营养的器官肉来节省开支。

---

① 当前人民币与美元的汇率约为 1 ∶ 6.9。——编者注

第二十四章

低毒饮食四步法

如欲做到低毒饮食，需要：

- 少吃不健康的谷物、豆科植物、含果糖食物和植物油；
- 妥善储存和烹饪有益淀粉类食物，确保其安全；
- 低温烹饪食物，但应确保其熟透；
- 实行旧石器时代饮食法，吃各种被证实安全的植物性食物。

控制不健康的谷物、豆科植物、含果糖食物和植物油的食用量是实现低毒饮食的第 1 步。后面的 3 步则用于将饮食中的毒素含量降至最低。

确保淀粉安全

由于热量含量较高，淀粉类食物对昆虫和草食性动物都很有吸引力。因此，淀粉类食物一般都含有毒素。但有些淀粉类食物（我们称之为"有益淀粉类食物"）中的毒素可以通过适当的方法去除。

我们推荐的有益淀粉类食物包括芋头、白米、红薯、山药，以及经过适当处理的土豆、西米和木薯。有益淀粉类食物是 PHD 的重要营养来源，也是其中的重要组成部分。这些食物为人体提供的是葡萄糖而非果糖，有利于改善肠道健康；其中有些食物中还含有包括钾在内的有益矿物质。

烹饪可以使蛋白质更容易被人体消化，从而消除毒素的危害。能够通过烹饪提高安全性的淀粉类食物如下。

- 芋头。[1]
- 木薯。木薯中的氰苷具有毒性。食用了用不恰当方法烹饪的木薯会引发一种神经麻痹性疾病（konzo）。正确烹饪可以消除木薯中的大部分毒素。木薯淀粉是用木薯制成的。
- 白米。"稻米中的抗营养物质……包括菲汀（植酸盐）、胰蛋白酶抑制剂、稻巯基蛋白酶抑制剂和凝集素……均为蛋白质。除菲汀外，其余均具有热变性。菲汀是造成以糙米为食的受试者比以精米为食的受试者体内的矿物质水平均衡性更差的原因。"[2]

我们建议少食用糙米，因为有研究发现，植酸和主要存在于稻壳中的大米蛋白会引发免疫反应，这意味着它们具有潜在危险性。但迄今为止人们尚未发现针对大米蛋白的自身抗体，所以大米不会像小麦那样引发严重的疾病。[3]

我们可以通过适当的处理来保证其他淀粉类食物的安全性。土豆在高温和光照下会产生茄碱和卡茄碱。如果剂量较小，这些毒素能够被有效地排出体外。因此，应将土豆放在阴凉、避光条件下保存。如果土豆变色，则应丢弃。

人们很少研究有益淀粉类食物的替代品，如藜麦、荞麦和籽粒苋，因此很难判断它们的毒性。目前认为，在这 3 种食物中，荞麦的安全性最高。

得益于无麸质运动，我们现在很容易就能买到以有益淀粉类食物为原料的面条、饼干等常见食品。请购买：

- 由米粉、土豆淀粉和木薯淀粉制成的无麸质面包和烘焙食品；
- 大米面条；
- 脆米饼，而非全麦饼。

读者反馈：旧石器时代饮食助力糖尿病康复

我继父是一名 2 型糖尿病患者，因此必须大量服用二甲双胍。我告诉他，二甲双胍其实只能起辅助作用。我还说服他阅读了马克·西森（Mark Sisson）在其个人网站"一日一苹果"（Mark's Daily Apple）上发表的文章，并开始采用马克·西森所著的《原始蓝图》（*The Primal Blueprint*）一书中的建议。劝说继父照着做很不容易，因为他是个固执之人。当然，马克的文字也够吸引人。如今 8 个月过去了，他不吃药就能将血糖维持在较好的水平。他的一个好友也是 2 型糖尿病患者，之前每天需要注射 6 次胰岛素。在采用相同的方法约 6 个月后，这位朋友每天只需要注射 1 次胰岛素了。年近半百的他们还都成功减掉了体重。所以，不要放弃！因为 PHD 或《原始蓝图》可以帮助你对抗糖尿病。

丹尼尔（Daniel）

低温烹饪食物，确保熟透

低温烹饪，确保熟透。只有遵循这两个原则才能制作出最健康的食物。

低温烹饪食物，避免产生毒素

在高温之下，食物会产生各种毒素。肉类中的氨基酸、碳水化合物和肌酸在被烧烤和煎炸的过程中会形成杂环胺（HCAs）。HCAs 会在约 400 ℉（204℃）下大量形成。[4] 更重要的是，HCAs 是一种致癌物质。[5]

但这并不意味着你必须戒掉烤肉。调低烤制温度，延长烤制时间，不要烤焦或让肉沾染烟雾（另一种毒素）即可。

高温烹饪植物性食物后，其中的碳水化合物与蛋白质及其衍生物（如丙烯酰胺）会发生反应生成一种常见的毒素，即美拉德反应产物。淀粉类食物的烹饪温度达到甚至超过 250 ℉（121℃），就会形成丙烯酰胺。烘焙、烤或油炸很容易使食物达到该温度，但水煮不会。有趣的是，土豆中的膳食纤维可以保护肠道免受丙烯酰胺的伤害。[6]

食用高温烹饪的食物对健康造成的影响可以通过实验确定。将碳水化合物含量为 53% 的烧烤、油炸和烘焙食品与含等量碳水化合物的蒸煮食品进行比较显示，一个月后，食用高温烹饪食物的受试者胰岛素敏感性降低了，甘油三酯的水平上升了，血清中 ω–3 脂肪酸、维生素 C 和维生素 E 的水平降低了。[7]

脱水后的植物性食物更容易产生毒素。例如，在甘油脱水过程或碳水化合物热裂解过程中形成的丙烯醛能与 DNA 中的鸟嘌呤结合，造成基因突变。[8] 这也是水分较多的淀粉类食物（比如白米和土豆）比水分较少的淀粉类食物（比如小麦）更加健康，而工业小麦制品在高温挤压下产生毒素的另一个原因，同时也是我们建议将淀粉类食物水煮或清蒸而非用干热法烹饪的原因。

将食物烹熟，以杀灭其中的病原体

在全球范围内，吃猪肉与肝硬化的相关性比饮酒与肝硬化的相关性更强。[9]吃猪肉还与肝癌和多发性硬化症有关联。[10]

其原因可能是，亚洲和欧洲大多数的圈养猪，以及美国相当一部分的圈养猪，都感染了戊型肝炎病毒。这种病毒可以通过烹饪猪肉杀灭，但需要在 160 ℉（71℃）左右烹饪 1 小时。相比之下，仅需 140 ℉（60℃）的温度就可以将猪肉煮到五分熟。[11]

戊型肝炎病毒的滴度在猪肝、猪肠、猪血和生猪肉中最高。因此，大多数生吃猪肝肠的欧洲人都患有戊型肝炎。[12]

由于食用生猪肉存在感染疾病的风险，而且猪肉中 ω–6 脂肪酸的含量较高，我们认为猪肉没有其他红肉——牛肉、羔羊肉——健康。为安全起见，我们建议谨慎食用猪肝、猪肠及其制品；小心清洗猪肉，尽量去除其中的血；在 160 ℉（71℃）左右将猪肉彻底煮熟后食用。

读者反馈：改善体温调节能力

我注意到，我的体温自我开始实行 PHD 之后便升高了。我过去很怕冷，所以暖和起来让我感觉舒服极了——体温长期低下的生活惨不忍言。

来自英格兰布赖顿的 H. 赖利（H. Riley）

遵循旧石器时代饮食原则，吃各种无毒的植物性食物

虽然我们旧石器时代的祖先也吃有毒的食物，但这些食物的毒性一般较低。这一点在有关以色列一处公元前 2.15 万年的谷物碾磨遗址的研究中得到证实。[13]在非洲莫桑比克一处公元前 10.3 万年的遗址中，考古人员在石器上也发现了高粱籽粒的残留物。[14]中石器时代的非洲人用高粱做床上用品、引火和（可能）编制篮子，而且可能已经学会加工和烹饪高粱，尽管目前尚无证据证明这一点。

但旧石器时代饮食确实比现代饮食的健康风险小得多，原因如下。

- 旧石器时代采猎者饮食所包含的食物种类更加广泛，多达几百种[15]，而不像现在的西式饮食那样只含有寥寥数种食物。我们通常认为，旧石器时代采猎者饮食中任何一种毒素的含量都比现代饮食中毒素的含量低得多。鉴

于"只要剂量足，万物皆有毒"，这种饮食的毒性更低。

- 旧石器时代采猎者无法获取现代饮食中毒性最强的食物。

　　——当时的人类仅食用应季谷物和豆科植物，不会将它们储存起来供全年食用。即便是应季谷物，当时的人类也不会大量食用，因为食用谷物需要经过烦琐的加工和烹饪。所以谷物在当时是备用食物或者是只有在"饥荒"时才会食用的食物。

　　——除了蜂蜜和水果，当时的人类没有其他果糖来源。直到公元 350 年，人类才知道如何使用甘蔗结晶；公元 1500 年，全欧洲进口的食糖加起来才寥寥数吨。[16]

　　——在人类学会利用工业加工手段去除毒素并将油脂浓缩之前，人类的饮食中是没有高 ω-6 脂肪酸植物油的。旧石器时代采猎者饮食中的脂肪大多来自动物性食物，尽管当时的人类可能也提取了一些植物油，如棕榈油、椰子油、树生坚果油和橄榄油。中石器时代美洲的印第安人会提取山核桃油。[17]

- 和现代采猎者一样，旧石器时代采猎者可能也掌握了降低植物性食物毒性的方法。例如，他们可能已经知道将种子浸泡一夜可以使其发芽或发酵。相反，现代工业食品加工只追求速度，而忽略了食品安全问题。

以旧石器时代饮食的原则进食（少吃不健康的谷物、豆科植物、富含 ω-6 脂肪酸的植物油和含果糖食物，吃各种各样的植物性食物）可以确保饮食中的毒素保持在极低水平。

第二十五章

太平洋岛民的传统饮食

PHD 与太平洋岛民的传统饮食极为相似，而太平洋岛民以健康和美丽著称于世。

在设计好饮食之后，顺便总结一下 PHD 与常见西式饮食之间的异同可能对你有所帮助。2005 年，谷物、豆科植物、植物油和果糖（或高果糖玉米糖浆）提供的热量在美式饮食总热量中的比例分别为 23%、3%、23% 和 17%。[1] 换言之，美式饮食中 2/3 的热量来自 PHD 建议避免食用的食物！

因此，如欲实行 PHD，必须用健康的食物来替代饮食中不健康的谷物、豆科植物、植物油和果糖（或高果糖玉米糖浆）。PHD 建议多吃的食物如下。

- 有益淀粉类食物，如红薯、芋头和白米。饮食中这些食物的供能比应提高至 20%~30%。
- 水果（特别是莓果）。饮食中这类食物的供能比应提高至 5%~10%。
- 海菜。美国人几乎不吃海菜，但实际上应该多吃。
- 含 ω–3 脂肪酸的海鱼和贝类。饮食中海鱼和贝类的供能比应提高至 7%。
- 含短链脂肪的椰子油和椰子奶。很多人几乎不吃椰子油和椰子奶，但饮食中它们的供能比应达到约 6%。

- 肉类、蛋类和健康的动物油脂。饮食中这些食物的供能比应提高至 55%。

我们在做以上研究时注意到一件有趣的事情，这些食物正是太平洋岛民传统饮食的主要组成部分。换句话说，PHD 接近太平洋岛民的饮食！

接下来，我们将详细探讨太平洋岛民的饮食以及这些饮食对岛民健康的影响。

冲绳传统饮食

冲绳传统饮食包括白米、红薯、鱼类、猪肉、蛋类、蔬菜（包括海菜）。当地人会将猪的所有部位（从头到尾）全部做成食物，而猪油则用于烹饪。"极其油腻"是老年医学专家平贺佳彦（Kazuhiko Taira）对冲绳传统饮食的评价。[2]

但就是这种饮食成就了冲绳人全球最长的预期寿命，当地更是有不少百岁老人。在修正了年龄的影响后，冲绳人心脏病、癌症的发病率和全因死亡率分别比美国人的低 82%、27% 和 36%。冲绳人激素依赖性癌症——乳腺癌、卵巢癌和结肠癌——的发病率比美国人的低 50%~80%。[3]

此外，百岁老人食用的奶、肉类、鱼类、蛋类和油脂最多。[4]

不幸的是，冲绳人最近也开始吃植物油、谷物和工业加工食品。如今的冲绳人普遍肥胖，他们心脏病、癌症和糖尿病的发病率逐渐升高，寿命也在逐渐缩短。[5]

基塔瓦饮食

1989 年，在对全球土著的传统饮食方式调查期间，研究人员发现了新几内亚海岸外的基塔瓦人。基塔瓦人以有益淀粉类食物（山药、红薯、芋头、木薯淀粉和木薯）、水果（香蕉、木瓜、菠萝、芒果、番石榴、西瓜）、鱼类、椰子油和绿叶蔬菜为食。其中，椰子油含有的月桂酸是一种具有 12 个碳原子的短链饱和脂肪酸，同时也是主要的膳食脂肪酸。[6]

基塔瓦有不少 95 岁以上的老人。但由斯塔凡·林德博格（Staffan Lindeberg）带领的研究小组通过对他们进行心电图检查和社区访谈竟然没发现哪怕一个曾经患过心脏病的人。换句话说，基塔瓦没有心脏病患者。基塔瓦人也不受脑卒中、糖尿病和痴呆的困扰，而且没人体重超标、长粉刺或者患高血压。相反，感染（主要为疟疾）和意外（溺水和从椰子树上摔下）是造成基塔瓦人死亡的主要原因。[7]

夏威夷饮食

夏威夷原住民的传统食物包括芋头、红薯、面包果、椰子、鱼类、鱿鱼、贝类、猪肉、家禽（包括鸡）、芋头叶和海菜，以及一些甜水果。

夏威夷国王卡美哈梅哈三世（King Kamehameha Ⅲ）于 1847 年举办的一场盛大节会一次就用掉了"271 头猪、482 盆芋泥、602 只鸡、3 头牛、2 桶咸猪肉、2 桶饼干、3 125 条咸鱼、1 820 条新鲜的鱼、12 桶芋头叶和卷心菜、4 桶洋葱、80 串香蕉、55 个菠萝、10 桶土豆、55 只鸭、82 只火鸡、2 245 个椰子，4 000 个芋头、180 只鱿鱼以及众多的橙子、酸橙、葡萄和其他各色水果"。[8] 除了饼干——那个年代很少有人将其当作正餐食物——其他食物都是我们极力推荐的。正如这份菜单所示，当时的人们饮食中的大部分热量由肉类、鱼类、芋头和椰子提供。

早期欧洲探险者们也对夏威夷原住民和其他太平洋岛民的美丽、强壮、善良和傲人的体形深感惊讶。麦哲伦（Magellan；1521 年）和奎罗斯（Quiros；1606 年）均在航海日记中称太平洋岛民"异常高大，肌肉发达，身形匀称"。在谈及塔希提人时，法国探险家路易斯·德布干维尔（Louis de Bougainville）说："我从未见过身体素质比他们更好的人。"18 世纪 70 年代，詹姆斯·库克（James Cook）船长发现了饮食与太平洋岛民健康之间的联系。[9]

本章小结

我们开始写本书时并没有想到我们后来会推荐太平洋岛民的传统饮食。PHD 是我们对科学文献研究的结果；巧合的是，它的结构与这些传统饮食的结构极为相似，都对人类健康有益。

第二十六章

清除食物毒素最关键

没有哪项措施比减少饮食中的食物毒素更有益健康了。

食物毒素对健康的危害可能比大多数人想象的要严重得多。好消息是，去除食物毒素能够显著改善人的健康状况。

临床试验

饮食试验大多关注宏量营养素的比例（比如低脂肪或低碳水化合物饮食）或食物类型（比如植物性或动物性食物）。但作为旧石器时代饮食法的先驱，瑞典医生斯塔凡·林德博格已经开始试验去除大部分毒素的旧石器时代饮食法。

林德博格的研究取得了显著的成果，受试者的健康状况得到了显著改善。

林德博格开展某次试验时发现，"旧石器时代饮食改善了 2 型糖尿病患者的血糖水平，并减少了心血管疾病的一些风险因素。"[1] 实行旧石器时代饮食法比实行医生给糖尿病患者推荐的标准饮食法效果更好。

实行旧石器时代饮食法似乎能够迅速治愈代谢综合征，帮助肥胖症患者减轻体重，并改善糖尿病患者的生理指标。一篇论文得出了如下结论：

> 如果现代人回归采猎生活，那么肥胖症和糖尿病就不会像现
> 在这样成为头号公共健康"杀手"了。这一论断很难被推翻。[2]

这些早期试验已经表明了清除食物毒素对健康的重要性。

其中一项研究在设计饮食时加入了提取自蜂蜜和胡萝卜汁的大量果糖，提高了碳水化合物的含量（每日提供 1 000 kcal 的热量）。这样的饮食设计对研究很有帮助，因为这样做能够确保旧石器时代饮食组和对照组的受试者摄入的宏量营养素比例一样，从而有利于研究人员观察毒素的影响。研究发现，旧石器时代饮食组受试者血脂、血糖和血压指标的改善可能需要归功于谷物和豆科植物中的毒素被清除了。另外，饮食带来的益处在几天内就会显现：

> 即使只在短期内实行旧石器时代饮食法也能改善久坐人群
> 的……血压和葡萄糖耐量，提高其胰岛素敏感性，并改善其血脂
> 状况。[3]

另一次试验对实行旧石器时代饮食法和地中海式饮食法的 2 型糖尿病患者进行了对比。结果同样发现，即使饮食中宏量营养素的比例不变，不吃有毒食品一样有益健康。作者认为：

> 旧石器时代饮食组受试者葡萄糖耐量的提高与热量的摄入量
> 和宏量营养素的组成无关，这表明不吃西式饮食比计算热量、脂
> 肪、碳水化合物或蛋白质的摄入量更重要。另外，该研究进一步
> 表明，在预防和治疗 2 型糖尿病方面，基于天然谷物和低脂乳制
> 品的健康饮食只能是第二优选项（作者着重强调了这一点）。[4]

值得注意的是，尽管含天然谷物的饮食被描述为"健康饮食"，但它的健康属性仍然不如无谷物饮食。

清除饮食中的毒素也对猪的健康有益。与食用传统谷物类饲料的猪相比，食用不含谷物的、结构与旧石器时代饮食结构相似的饲料的猪的体重减轻了 22%，皮下脂肪量减少了 43%。此外，它们的胰岛素敏感性显著提高，血压下降了 13%，C 反应蛋白（一种炎症标志物）的水平下降了 82%。[5]

读者反馈：睡眠质量和皮肤状况得到了改善

实行 PHD 后，我最先出现的一个变化是睡眠质量提高了（我以前每晚都会醒几次，现在可以连续睡 7~8 个小时）。我的小腿不再抽筋（以前我剧烈运动后小腿偶尔会抽筋），痛经也消失了。此外，我第一次在经期脸上没有长痘痘。要知道，以前，在经期前后，我的脸上经常长出一个颜色较深的大痘痘，且很难消除。如果刚好有重要的典礼要参加，我只能找我丈夫或皮肤科医生徒手帮我除痘……自从我严格实行 PHD 后，我的整体健康状况有了很大的改善。顺便提一句，我的皮肤很敏感，经常发痒或长红斑。但在过去的 4 周里，我随身携带的止痒霜一次都没用到。最重要的是，我的体重也在过去的 4 周里减掉了 1 kg（但由于在备孕，我并不打算减掉 7 kg）。现在的我已经不存在任何健康问题了，也很少生病。我以前的目标很简单，找到适合我的健康饮食，我找到了！这一切都要归功于 PHD。感谢雅米内夫妇！我今年 42 岁，身高 1.7 m，体重 57 kg，正在实行碳水化合物供能比为 20% 的 PHD，而且我感觉棒极了！我决定坚持实行 PHD。

S. E.

饮食转变

既然旧石器时代饮食能够改善健康，那么从旧石器时代饮食转向西式饮食定会损害健康。

太平洋岛民

太平洋岛民为我们提供了较好的例证。过去，坚持进行传统饮食的他们十分健康。太平洋岛民传统饮食的特点如下。

- 多不饱和脂肪含量低（基塔瓦人的饮食中多不饱和脂肪的比例低于 2%）。[6]
- 果糖含量低，淀粉含量高。
- 完全由有益淀粉类食物（芋头、木薯、山药）组成，不含小麦或豆科植物。

现在，太平洋岛民大多放弃了传统饮食，转而进行西式饮食（主要由植物油、糖和小麦组成），结果导致肥胖率大幅上升。

在密克罗尼西亚联邦的科斯雷地区，成年人中超重者、肥胖者和极度肥胖者的比例分别为 88%、59% 和 24%。[7] 然而，仅仅在半个世纪之前，肥胖的问题在该地区还不存在。第二次世界大战之后，美国海军在密克罗尼西亚开展的健康调查发现，这里的居民几乎不存在肥胖、高血压或糖尿病的问题。肥胖最早于 20 世纪六七十年代出现，恰逢美国农业部在该地区推出一个营养补充计划。[8]

饮食越西化，肥胖率越高。一项针对美属萨摩亚人和西萨摩亚人的对比研究发现，饮食更现代化的美属萨摩亚人的平均 BMI 为 35.2，西萨摩亚人的平均 BMI 则为 30.2。[9] 在巴布亚新几内亚，饮食越现代化的人，BMI 越高。[10] 库克岛岛民的体重更是在 1966 年至 1996 年期间平均增加了 22 kg。[11]

其他族群

饮食西化也使世界上其他地区的居民健康恶化、肥胖率上升。

在美国亚利桑那州凤凰城附近定居的皮马印第安人过着现代生活。他们的平均 BMI 比生活在墨西哥农村、依旧遵循传统生活方式的族人的平均 BMI 高，而且其糖尿病的发病率也更高。[12] 在《西方疾病的发病与预防》（*Western Diseases: Their Emergence and Prevention*）一书中，休伯特·C. 特罗韦尔（Hubert C. Trowell）和丹尼斯·伯基特（Denis Burkitt）收集了大量有关从健康的传统饮食过渡到不健康的西式饮食的资料。[13] 通过对发展中国家 200 多家医院的医生进行调查，伯基特推断，包括憩室病、阑尾炎、肠癌、溃疡性结肠炎、静脉曲张、深静脉血栓、肺栓塞和痔疮在内的各种疾病和问题在仍然坚持传统生活方式的人群中十分罕见。[14]

读者反馈：甲状腺功能减退、关节炎

我有软组织恢复问题、关节炎、皮肤问题等。在进行无休止的治疗之后，一位有经验的皮肤科医生告诉我，我患了肠漏症且对麸质敏感。同时，我还患上了桥本甲状腺炎。采取旧石器时代饮食法与肠道和心理综合征饮食法（GAPS）能够解决大部分炎症（比如关节炎）和皮肤问题，但三碘甲状腺原氨酸（T_3）水平和甲状腺的一些症状在我（无意间）吃生酮饮食后反而恶化了。你们的回帖对我帮助很大，我现在正在增加碳水化合物的摄入量。此外，我还买了这本书送给家人和要好的朋友。

埃德尔·滕登（Edle Tenden）

本章小结

在天然毒素对人类健康的影响方面，科学研究才刚刚起步。但很明显，旧石器时代饮食和传统饮食更加健康，其原因可能是其中每种毒素的平均含量更低。

降低食物毒性是快速改善健康状况的有效手段。首先，需要谨慎食用不健康的谷物、豆科植物、含果糖食物和植物油。其次，还应避免食用加工食品；采用低温烹饪，如水煮和蒸的方法制作食物；多吃各种有益健康的食物，尤其是有益淀粉类食物和 ω–6 脂肪酸含量低的肉类和油脂。

第四部分

....

如何摄取足够的营养？

第二十七章

营养不良的六大原因

- 现代人普遍营养不良。
- 营养不良很危险。它的影响具有长期性，甚至会跨代。

保持良好的健康状况不仅需要去除饮食中的毒素和摄入适量的宏量营养素。人体还需要微量营养素，如维生素和矿物质。这就引出了下列问题：

现代人是否营养不良？每种营养素的最佳摄入范围是多少？我们缺乏哪些营养素？过量摄入的营养素又有哪些？在补充缺乏的营养素方面，食物和补充剂哪个更好？

造成大多数人营养不良的六大原因

虽然人类旧石器时代的祖先并不总是营养均衡，但与他们相比，现代人确实营养不良。以下是我们认为造成大多数现代人营养不良的六大原因。

原因1：现代人久坐不动。缺乏运动会降低食欲，进而减少营养摄入。

人类旧石器时代的祖先是采猎者，他们的活动量比现代美国人的活动量大得多。此外，他们的单位体重热量摄入水平也更高。一项研究发现，卡拉哈里沙漠的布须曼人和巴拉圭的阿切人均为采猎者，他们的单位体重热量摄入水平比现代上班族的高50%。最近一项对比西方人与坦桑尼亚哈扎人的高质量研究发现，他们的单位体重热量摄入水平比西方人的高15%。[1] 在其他条件相同的情况下，单位体重热量摄入水平更高意味着单位体重获得的营养也更多。

原因2：与旧石器时代的食物相比，现代的食物缺乏营养。

现代的植物性食物，如小麦、大米、玉米和水果，每千克含有的热量高达2 900~3 300 kcal，因此单位热量所含的营养成分较少。而旧石器时代的植物性食物，如水果和含淀粉的块茎等蔬菜，平均每千克含有约440 kcal的热量，因此营养更丰富。

旧石器时代的人类会吃下整只动物，包括其肝脏和骨髓等营养丰富的部分。但现代美国人只吃动物的骨骼肌部分。

由于旧石器时代的人类会摄入更多的热量，而且单位热量所对应的营养是现代美国人的数倍，因此他们注定能获得更丰富的营养。

原因3：现代化水处理和农产品生产减少了消费者可摄入的矿物质。

水中含有的矿物质在饮用水的处理过程中流失了。水是旧石器时代人类钙和镁的最大饮食来源，但现代水处理技术去除了溶解在水中的大部分矿物质。

在同一块土地上反复种植相同的作物会降低土壤的矿物质含量，最终导致植物的矿物质含量降低，除非肥料能够完全弥补土壤矿物质的损失。

养殖场缺乏矿物质会导致动物肉、蛋和乳制品中的矿物质含量不足。一项研究显示，英国乳制品、肉类和蔬菜中的铜含量分别下降了90%、55%和76%。[2]

"绿色革命"是导致农产品中矿物质含量降低的最大原因。诺曼·博洛格（Norman Borlaug）因发明速生矮秆小麦品种而获得了诺贝尔和平奖，因为这一发明能使小麦产量翻一番。但种植速生矮秆小麦会耗尽土壤中的矿物质。通过研究1845年以来记录在案的土壤与谷物样品的矿物质含量研究人员发现，矿物质含量急剧降低与20世纪60年代以来普及矮秆小麦品种具有同步性。[3]

原因4：现代烹饪方式往往造成营养流失。

传统烹饪方式是在食物中加水煮汤，再使用食油做酱汁或调味汁。这种烹饪方式能够保留水溶性和脂溶性营养物质。用传统烹饪方式煮汤时还可以加入骨头等不可食用的有机物，从而让其中的矿物质等营养物质渗入汤中。但是很多现代厨师不使用骨头，甚至会将烹饪产生的汁水和油去除。

原因5：一些常见的现代食物含有抗营养物质。这种物质会锁住食物中的营养素和毒素，从而影响肠道对微量营养素的吸收。

抗营养物质（如植酸）会锁住食物中的营养物质和毒素，从而阻碍人体吸收营养物质。谷物和豆科植物中的毒素会损害敏感人群的消化能力。许多毒素专门针对蛋白质的消化过程。例如，胰蛋白酶抑制剂会阻碍人体将蛋白质分解成氨基酸。这会影响人体内微量营养素的水平，因为许多矿物质会与蛋白质螯合或与酶结合。

原因6：进行低毒素高营养饮食的旧石器时代的人类仍然难逃营养不良的厄运。

人类学家在旧石器时代人类的骨骼中发现了个别营养不良的迹象，如牙齿发育不全。

此外，理论上而言，不具毒性的饮食并不等同于有益于人类健康的饮食。虽然毫无疑问旧石器时代人类的饮食基本不具毒性，但由马尔萨斯人口增长论可知，当地球人口总数增长到超过一定数量后，每个人的平均健康水平就会下降。因此，轻微营养不良在旧石器时代人类中可能很普遍，尤其是在末次盛冰期之后。

在上述因素的共同影响下，现代人类缺乏微量营养素已成事实。但微量营养素缺乏会造成什么危害呢？

营养不良的危害

虽然人类对严重营养不良引起的急性疾病，如坏血病、佝偻病、脚气病和糙皮病，已经有了充分的认识，但对营养不良引起的长期影响却知之甚少。营养不良造成的长期影响可能具有潜伏性，因此人们难以追踪。

患慢性疾病

美国加州大学伯克利分校的布鲁斯·埃姆斯（Bruce Ames）提出了一个看似合理的理论，即"鉴别分类理论"。该理论认为，当缺乏营养物质时，身体会优先考虑维持繁殖和短期生存（如捕猎）的机能；健康长寿相关的机能则被短暂搁置。[4] 该理论推测，长期营养不良者不长寿，而且晚年的健康状况更差。

针对饥荒（如第二次世界大战期间荷兰发生的饥荒）的研究 [5,6]——饥荒对饥荒发生之前、发生期间和发生之后出生的儿童造成的影响——为这一观点提供了证据支持。这些研究表明，胎儿在子宫内营养不良与肥胖症和糖尿病等慢性疾病的发病率高有关。同样的影响也发生在了动物身上。[7] 令人惊讶的是，饥荒结束后出生的儿童的健康状况，尤其是精神状况，反而最差。

- 在孕前就经历荷兰饥荒的女性的子女成年后患抑郁症的风险增大了1倍，但在妊娠期遭遇饥荒的女性的子女却不受影响。

显然，要想确保婴儿完全健康，女性在受孕前得到良好的营养支持是至关重要的。

由于孕妇需要向正在发育的婴儿提供营养，因此母亲在妊娠期可能出现营养不良。例如，产后抑郁症与缺铁有关。[8]

面部结构与牙齿问题

韦斯顿·A. 普赖斯（Weston A. Price）是美国克利夫兰的一名牙医。他曾周游世界寻找造成龋齿的饮食因素，结果发现，龋齿对进行传统饮食的近现代人来说十分罕见，他们中只有不到 5% 的人患龋齿。相比之下，这一比例在现代人中高达 20%~40%。有些族群——因纽特人、美拉尼西亚人和波利尼西亚人——中仅有不到 0.4% 的人会患龋齿。

读者反馈：纤维肌痛

2007 年冬季，我开始感觉不适。之后，我先后看了 5 名医生，抽了 15 次血，做了五花八门的化验检查，但医生仍然无法确定我究竟哪里出了问题。我甚至担心哪天我会因疼痛而卧床不起。

后来，我被一名医生诊断为纤维肌痛，并且开始服用米那普仑（每天服用 50 mg）。吃了这种药之后，我的病情有所缓解。医生建议我采取饮食排除法来确定致敏食物，因为不少纤维肌痛患者存在食物敏感问题。但我没有足够的意志力来实施这个计划。后来，我决定不再依靠医生，开始自行寻求康复的方法。

我尝试过几种方法，服用过补充剂，也采取过各式饮食法。但这些方法要么毫无作用，要么效果有限，导致我的病情丝毫没有好转。最重要的是，在尝试限制饮食之后，我发现自己对食物的渴望更加强烈了，以至于我完全将自己的病情抛诸脑后，只想满足口腹之欲。只有当酒足饭饱之后，我才会想起自己的病。

2011 年夏季，一位朋友向我介绍了 PHD。由于之前有过太多失败的经历，最初我认为自己无法坚持下来。所以，我决定先从小事做起。我有一位朋友是乳糜泻患者，他读了有关小麦和其他谷物毒性的内容后深以为然。因此，我决定先戒掉这些谷物。几周之后，我的病情就有了起色：我可以打字了！我终于不用再依赖语音识别软件了！

鉴于我之前屡战屡败的经历，这次能够成功戒掉这些谷物的关键在于我可以摄入很多脂肪。几周后，虽然我还是很想吃面包，但这种欲望远不如我在实施其他饮食法时强烈。现在我根本不再想吃面包了。

我将目光转向了 PHD 的其他部分。接下来是戒植物油。我之前是个沙拉狂热爱好者，比如我喜欢吃牧场沙拉酱。经过几次失败的尝试后，我终于戒掉了吃植物油的习惯，还成功减了肥。

中途，我开始服用补充剂。我注意到，补充镁对我的肌肉酸痛和颈部僵硬有显著的效果。我读过有关便秘的文章。所以，我决定补充硒、维生素 C、NAC 和铜等。此外，我开始逐渐增加碘的摄入量，先按较低的建议剂量摄入，每月剂量增加 1 倍。在过去的 2 周里，我每天服用 12 mg 碘补充剂。最近，我注意到自己的情绪有了很大的改善，颈部僵硬的次数也减少了。这使我工作的效率更高，也不再受到严重脑雾的困扰。

回想起过去的种种，我深感今天的一切来之不易。过去我只能缓慢地起身，还因为臀部疼痛而跛了一段时间。我曾经试着打排球，但我无法快速动作，也不能以错误的姿势落地，否则会引起剧烈疼痛。我过去甚至认为，我的身体会一直这样僵硬下去，早上行动困难也会持续下去。脚底疼痛更是让我走路一瘸一拐的。过去，我每天都摄入大量膳食纤维，而且饮食不规律，这导致我的体重增加了 11 kg。我之前嗜吃很多东西，包括糖、面包、鸡柳和薯片。我还经常受到痤疮的困扰。过去，我每打 5 分钟字就必须停下来按摩手肘 10 分钟；脖子在扭动时总是很疼；我的肩膀也时常酸痛。疼痛让我无法接或扔棒球、足球或飞盘。很多时候，有些事情我明明知道，却常常记不住细节。另外，我很容易感到困惑和疲劳。

我的肘部疼痛、银屑病和皮疹症状尚未完全消失，所以我的情况还不算完美。但我认为这些与纤维肌痛无关，我的纤维肌痛已经痊愈。现在，我已经将服药剂量削减为原来的 1/32，并且感觉很好。等彻底不服药时，我会再报告一次。

3 个半月以后

我之所以这么晚才来报告，是因为我想确认我的症状是否会复发。其实我 3 个月前就已经不再服用米那普仑了。今天，我还以最快的速度跑了 3 km，并在晚些时候玩了几小时的极限飞盘。我现在感觉棒极了。曾经的我跑 800 m 就会感到身体异常酸痛，因而心情抑郁。现在的我不仅强壮灵活，而且身体不再酸痛了。我感觉自己几乎回到了 20 岁出头时的样子。

来自印第安纳州南本德的贾斯汀（Justin）

普赖斯还注意到了面部结构的差异。进行传统饮食的近现代人脸和牙弓较宽，牙齿较直。而进行现代饮食的人以及全球各地的现代人的脸和牙弓更窄，牙齿弯曲。据普赖斯估计，25%~75% 的美国人都有这种面部特征，而且其中一部分人还伴有大脑发育缺陷，表现为智力低下和性格变化。[9]

普赖斯发现，动物脂肪（如黄油和鱼肝油）中含有的脂溶性维生素、镁、钙和磷等矿物质是影响面部结构以及牙齿健康的关键营养物质。他报告称，脂溶性维生素 A、维生素 D 和维生素 K_2（普赖斯将其称为"激活剂 X"）在旧石器时代饮食中的含量为在现代饮食中的 10 倍，镁的含量是现代饮食中的 25 倍，钙和磷的含量则是现代饮食中的 5 倍。[10]

营养不良的跨代影响

两组数据表明，营养不良不仅损害个人健康，而且，借用《圣经》之言，这种影响会持续三四代。

波廷杰的猫

小弗朗西斯·马里恩·波廷杰（Francis Marion Pottenger, Jr.）博士是一名兽医。他在一间实验室生产用于医疗的肾上腺激素。那时候尚无较好的方法评估人工制造的激素强度，所以只能在切除了肾上腺的猫身上进行试验。

但这种猫的死亡率较高。他还注意到，相对于吃熟食的猫，生吃大脑和内脏——肝脏、肠胃、胰脏和心脏——的猫的健康状况有了极大的改善。

这一发现促使他在 1932 年至 1942 年间开展了一项著名的研究，他对 4 代共 900 只猫以及 5 种饮食进行了评估。波廷杰将这项研究写进了《波廷杰的猫》（*Pottenger's Cats*）一书。

食用生牛奶、生肉和生内脏的猫繁殖到第 4 代时仍然保持着极佳的健康水平，但食用熟肉、消毒奶、淡奶和炼乳的猫的健康状况却持续恶化。

- 第 1 代猫在晚年患了退行性疾病。
- 第 2 代猫在中年患了退行性疾病。
- 第 3 代猫在早年就患上了过敏和骨质疏松症等疾病，并最终死于寄生虫感染。另外，这一代猫中的大多数无繁殖能力。
- 第 4 代猫全部不具备繁殖能力，而且"患有人类医学已发现的大多数退行性疾病"。[11]

人们如今普遍认为，猫的健康状况恶化是由烹饪造成的营养缺乏引起的。烹饪会破坏一些营养物质，如维生素 C。更重要的是，熟肉中的牛磺酸会在猫的肠道内降解，生肉中的则不会。[12] 对猫而言，牛磺酸是一种重要的膳食营养素，而缺乏牛磺酸的猫会患上波廷杰发现的各种症状。[13]

我们认为，波廷杰的研究有两大重要发现。

- 营养不良的影响会逐代积累，导致后代的健康状况逐渐恶化。这一发现与饥荒研究的结论——营养不良的母亲所生的子女容易遭受肥胖症等疾病的困扰——相符。

- 营养不良的猫患上了人类已知的大多数退行性疾病，这表明人类的许多疾病可能也是由营养不良造成的。

研究表明，和波廷杰的猫患慢性疾病的趋势一样，肥胖的情况同样会逐代恶化。在进行致肥饮食的小鼠中，肥胖在第 4 代小鼠身上表现得愈发严重[14]；肥胖或超重的人类同样会将这一问题传给下一代。[15]

弗林效应

19 世纪末 20 世纪初，贫穷国家的移民来到美国后，与前一代人相比，后一代人的 IQ 都会增加约 10 分，这种现象被称为"弗林效应"。美国人的智商也呈现类似的趋势，只是不太明显。弗林效应只适用于 IQ 低的人群，而高 IQ 人群的 IQ 的代际增加极其有限。此外，弗林效应似乎到 20 世纪末便消失了。[16]

弗林效应与营养改善有关。[17] 这并不奇怪：其他研究表明，母乳喂养的婴儿的 IQ 比配方奶喂养的婴儿的 IQ 高 6~8 分。[18] 因此，我们有充分的理由相信，营养状况会影响 IQ。

此外，移民的身高与其 IQ 同步增加[19]，这是营养影响人类健康的又一例证。

碘可能是一个主要因素。在全球范围内，缺碘是人智力低下的主要原因，即使中度缺碘也会使人的 IQ 降低 10~15 分。[20]

读者反馈：摄取营养的新方式

你们的著作和其他资料改变了我对饮食、营养及健康的看法。因此，我在过去的一年里尽量少吃谷物，不吃加工食品，不吃甜食，更是对高 ω-6 脂肪酸植物油避之如瘟疫。我的饱和脂肪摄入量增加了很多倍，食用油也改成了黄油和椰子油。我早餐吃鸡蛋，并将奶油（或椰子奶）加入咖啡饮用。我每周都会吃沙丁鱼和三文鱼。我还会晒太阳，每周锻炼几次。水果和蔬菜的食用量和过去一致，但我开始吃更多的红薯和土豆。我以前是不吃"邪恶"的土豆的！……我不再纠结于每天摄入了过多的热量，而是跟着自己的感觉进食。实际上，我的体重减轻了，皮肤也变得更加健康。

埃里克（Erik）

体内缺乏的 ω–3 脂肪酸得到补充是移民的 IQ 升高的另一个原因。ω–3 脂肪酸缺乏会跨代积累。进行低 ω–3 脂肪酸饮食的大鼠繁殖到第 4 代时，大脑中的 DHA 水平已经降至正常水平的 20%。[21] 要想使大脑中的 DHA 水平恢复正常，可能需要同样长的时间。

本章小结

饥荒研究、普赖斯对牙齿健康的观察、波廷杰的猫和弗林效应都指向了同一个结论：营养不良对健康具有长期甚至跨代影响，还可能是造成人类患病的主要因素。

如欲得到良好的营养支持，仅仅解决宏量营养素缺乏的问题是不够的。肥胖的母亲生育的子女发育不良是常见现象。[22] 造成孩子发育不良的原因不是缺乏热量，而是营养不良。他们缺乏微量营养素——维生素、矿物质和其他生物活性物质。

因此，我们接下来探讨优化微量营养素摄入的方法，帮助你通过饮食和补充剂将体内的所有微量营养素维持在最佳水平。

第二十八章

补充复合维生素有益还是有害？

复合维生素的益处有多大，害处就有多大。

复合维生素服用起来极为方便——每天只需一片。约有一半的美国人经常服用复合维生素。

如果大多数人都像我们认为的那样营养不良，那么"补充复合维生素对健康有益"似乎是一个合乎逻辑的观点。一些维生素缺乏性疾病，比如佝偻病（缺乏维生素 D）、坏血病（缺乏维生素 C）、脚气病（缺乏维生素 B_1）和糙皮病（缺乏维生素 B_3），以及矿物质缺乏性疾病具有致死性。即使只是亚临床维生素缺乏，也会给健康带来巨大的潜在影响。因此，消除维生素 D 缺乏应该能够极大地改善人的健康状况。

然而，研究人员并未发现服用复合维生素有什么益处。

- 妇女健康倡议组织发起的一项研究对 161 808 名女性进行了为期超过 8 年的跟踪调查。结果发现，与不服用复合维生素的女性相比，42% 经常服用复合维生素的女性在癌症、心脏病、脑卒中的发病率和全因死亡率方面并不存在优势。服用复合维生素的女性的全因死亡率上升了 2%，但结果不具有显著性。[1]

- 通过对 8 项老年人相关临床研究进行荟萃分析研究人员发现，复合维生素有益健康的证据"薄弱且相互矛盾"。服用复合维生素的人与没有服用的人感染的人数相当，但前者痊愈所需的时间则为后者的一半，每年感染的天数也少了 17.5 天。由于数据不全，该研究未能分析死亡率。[2]

令人困惑的是，如果大多数美国人营养不良，而营养不良会损害健康，那么为什么复合维生素无法改善健康呢?

更令人困惑的是，虽然服用复合维生素没有效果，但服用单一补充剂通常可以改善健康。表 28-1 为艾奥瓦州女性健康研究的研究人员基于至少 500 名补充剂服用者的数据总结的补充剂危害比——服用补充剂后死亡的相对概率[3]。

表 28-1 补充剂危害比

补充剂	危害比（已根据年龄和热量摄入修正误差）
复合维生素	1.02
维生素 A	0.99
维生素 B$_6$	1.04
合成叶酸	1.09
B 族维生素	0.93*
维生素 C	0.96*
维生素 D	0.92*
维生素 E	0.92*
钙	0.83*
铁	1.03
镁	0.97
硒	0.97
锌	0.97

＊统计学上认为这几种单一补充剂有效。

上述数据是研究人员根据受试者年龄和热量摄入修正了误差的结果。但这种做法太令人遗憾了，因为这让补充剂看起来比实际情况更糟。补充剂能抑制食欲，减少人的热量摄入和降低死亡率；而修正过的数据使补充剂看起来根本没有这些功效。但即便如此，单一补充剂似乎仍然具有益处：表 28-1 中的 12 种单一补充剂中有 9 种可以降低死亡率，而且统计学上认为有效的 5 种单一补充剂均能降低死亡率。此外，复合维生素只会令死亡率上升 2%，不具有统计意义。

适当服用补充剂的益处有多大呢？如果各种微量营养素只有在人单独补充时才能产生有益作用，那么将其危害比相乘即可了解综合补充的效果。结果显示，补充 B 族维生素、维生素 C、维生素 D 和维生素 E、钙、镁、锌和硒可以将死亡率降低 43%——令人惊叹！

为什么补充复合维生素与综合补充各种单一补充剂效果悬殊呢？我们认为，复合维生素有以下缺陷。

- 营养素，包括镁、维生素 C 以及脂溶性营养素（如维生素 D 和维生素 K_2）的含量过低；
- 含有大量具有潜在风险的营养素，如维生素 A、锰和合成叶酸，有时候还含有铁和硒，因此具有潜在健康风险。

即使复合维生素中的各种营养素与饮食中的各种营养素相加不会对人体产生毒害作用，但补充复合维生素会使营养更加不均衡。

与 ω–6 脂肪酸和 ω–3 脂肪酸的摄入一样，有些微量营养素的摄入同样需要保持均衡。以维生素 A 和维生素 D 为例，大多数美国人都能从饮食中获取充足的维生素 A，但维生素 D 的摄入却极少，因为他们不肯晒太阳。一片复合维生素含有大约 4 000 IU（国际单位）维生素 A，而维生素 D 的含量却极低，服用复合维生素就使得维生素 A 和维生素 D 的摄入进一步失衡。

由于配方存在缺陷，服用复合维生素并非缓解营养缺乏的最佳手段，而食用营养价值极高的食物、综合服用单一补充剂才是获得最佳营养的正确选择。

因此，我们会在后续章节分别探讨各种微量营养素，实际上是一组需要相互配合、按一定比例摄取的营养素，以便确定各自的最佳摄入范围。我们会着重对以下 14 种对健康至关重要且容易服错的营养素展开讨论。

- 脂溶性维生素：维生素 A、维生素 D 和维生素 K_2。
- 甲状腺需要的矿物质：硒和碘。
- 电解质：钾和钠。
- 水溶性矿物质：钙和镁。
- 血管抗氧化剂：锌和铜。
- 胶原蛋白修复剂：维生素 C。
- 甲基化物质：胆碱和叶酸。

此外，我们还会对其他微量营养素——维生素 B、维生素 E 等进行简单评估。

我们会在这部分的最后向你推荐一组你每周或每天应该按量服用的补充剂和食用的食物。

第二十九章

维生素 A、维生素 D 和维生素 K₂

- 每周食用 110~225 g 肝脏,外加蛋黄、有机黄油和颜色鲜艳的蔬菜来补充维生素 A。
- 多晒太阳以补充维生素 D。如有必要,可以服用维生素 D 补充剂,以使体内 25– 羟基维生素 D 的水平达到 40 ng/mL。
- 食用发酵蔬菜和熟奶酪,并补充维生素 K₂。
- 优化维生素 D 和维生素 K₂ 的摄入可以分别将死亡率降低 50% 和 26%。

维生素 A、维生素 D 和维生素 K₂ 是脂溶性维生素,具有多重功效,如促进免疫功能和骨骼健康。韦斯顿·A.普赖斯认为,维生素 A、维生素 D 和维生素 K₂ 是维持骨骼和牙齿健康的关键营养素。

维生素 A 有多种形式。

- 在动物性食物中,维生素 A 以视黄醇的形式存在。视黄醇是一种黄色脂溶性抗氧化剂。

- 在植物性食物中，维生素 A 的前体以类胡萝卜素的形式存在。正是拥有类胡萝卜素，不少蔬菜才有了颜色。

人体内的维生素 D 主要由皮肤暴露在阳光下产生。有些动物性食物（如鱼肝油）也含有维生素 D。

维生素 K₁ 常见于绿叶蔬菜；动物和细菌中含有的维生素 K 是维生素 K₂。维生素 K₂ 的主要形式为肝脏利用膳食维生素 K₁ 制造的 MK-4，以及更长的 MK-7、MK-8、MK-9 和 MK-10。这些维生素 K₂ 在人体内都具有一定的功能，并为人体提供营养。MK-7、MK-8、MK-9 和 MK-10 形式的维生素 K₂ 主要来自发酵食品（如熟奶酪、泡菜和纳豆），MK-4 形式的维生素 K₂ 则来自动物性食物（如肝脏、黄油、奶油和蛋类）。

维生素 A、维生素 D 和维生素 K₂ 是对健康极为重要的维生素。

- 维生素 A 是人体维持视力、发挥免疫功能、重塑骨骼、保持皮肤健康、形成新的血细胞以及保护脂肪不被氧化等必需的维生素。
- 维生素 D 是人体骨骼矿化、免疫功能和其他功能维持所必需的维生素。
- 维生素 K₂ 能够激活某些蛋白质，包括控制骨骼矿化和防止动脉钙化的蛋白质。

缺乏维生素 A 会导致人失明和免疫力下降，甚至使人死于传染病。缺乏维生素 D 会引发佝偻病——一种具有致死性的骨质疏松症，还会造成免疫功能受损。

由于这三种营养物质相互作用，我们很难确定其最佳摄入范围。接下来，我们先来回顾一下相关人口研究和干预试验。

维生素 A 摄入过量，维生素 D 和维生素 K₂ 摄入不足

不少研究发现，大量摄入维生素 A 及其前体——β - 胡萝卜素会造成不良影响。研究人员对共涵盖 131 727 名受试者的 7 次高质量临床试验做了综述和荟萃分析，结果发现，补充维生素 A 及其前体——β - 胡萝卜素的受试者和仅补充 β - 胡萝卜素的受试者的死亡率分别上升了 29% 和 5%。[1]

一项针对 7.2 万名护士进行的前瞻性观察研究发现，相对于每天摄入 3 000 IU 维生素 A 的受试者，通过食物和补充剂每天摄入超过 10 000 IU 维生素 A 的受试者髋部骨折的风险增大了 48%。[2] 但遗憾的是，这项研究并未报告受试者的死亡率。

高骨折发生率组受试者每天摄入的维生素 A 中约有一半来自复合维生素；低骨折发生率组受试者既不服用复合维生素，也不服用 β - 胡萝卜素补充剂，她们从饮食中获取几乎全部的维生素 A。在这项研究中，胡萝卜是膳食维生素 A 最大的食物

来源 (提供了约 2/3 的膳食维生素 A),肝脏和牛奶次之。

很明显,大多数美国人都缺乏维生素 D 和维生素 K_2。我们先来确定这两种维生素的最佳摄入水平,再讨论维生素 A 的相关情况。

维生素 D 的最佳水平

维生素 D 有以下 3 种重要形式。

- 胆钙化醇,或维生素 D_3,是阳光作用于皮肤中的胆固醇产生的。维生素 D_3 是维生素 D 的一种存储形式,不具有生物活性。
- 肝脏将胆钙化醇转化为 25- 羟基维生素 D,后者是维生素 D 的一种活性形式,可在体内循环且能穿过细胞膜。它被简称为 "25OH-D"。
- 人类细胞都可以将 25OH-D 转化为更活跃的形式,即 1α,25- 二羟基维生素 D (1, 25-D)。1, 25-D 无法穿过细胞膜,因此在不同细胞内的水平存在差异。

25OH-D 在人体各种细胞中的水平大致相当,因此维生素 D 在全身的活动水平也较为接近。细胞通过将 25OH-D 转化为 1, 25-D 来微调维生素 D 的活动水平,而 1, 25-D 在激活 VDR 方面的效能约为 25OH-D 的 500 倍。[3]

罗伯特·希尼 (Robert Heaney) 博士发现,在内布拉斯加州的整个冬季,健康的男性每天需要 3 000~5 000 IU 的维生素 D 才能将 25OH-D 的水平维持在 30 ng/mL。[4] 女性每天需要的维生素 D 可能稍少。但如果因患病或食物毒素造成体内维生素 D 耗竭,人体每天需要更多的维生素 D。

虽然人体有潜力每天产生多达 20 000 IU 的维生素 D[5],但在正常的阳光照射下,人体通常会将维生素 D 的平均日产量限制在 3 000~5 000 IU 的水平。

此外,还可以用循环 25OH-D 的水平来估计维生素 D 的最佳摄入水平。很显然,25OH-D 水平的下限为 32~35 ng/mL,25OH-D 水平低于下限表示维生素 D 缺乏,至少有欧洲血统的人是这样的。当 25OH-D 的水平低于 32 ng/mL 时,人更容易患病。[6] 当 25OH-D 的水平高于 32 ng/mL 时,人的骨密度随之升高,骨折发生率降低;癌症和其他许多疾病的发病率也会降低。

生物运动学研究同样支持为人体内 25OH-D 的稳定水平设定下限,下限约为 35 ng/mL。一项研究报告称:

> 我们可以合理地假设,当肝脏中的 25OH-D 的产量达到
> 饱和状态时,此时的 25OH-D 的水平……即血清 25OH-D 的

浓度为 88 nmol/L（35.2 ng/mL），就是正常水平的下限……有趣的是，这一估计值与研究人员之前根据 25OH–D 与钙吸收量、血清甲状旁腺激素的浓度之间的关系确定的正常水平的下限（75~85 nmol/L 或 30~34 ng/mL）较为接近。[7]

上述研究的结论基本一致，即将 25OH–D 正常水平的下限设定为 35 ng/mL；25OH–D 的水平超过 35 ng/mL 则表明体内维生素 D 充足。

但我们很难评估维生素 D 开始产生毒性时体内 25OH–D 的水平，因为很少有人能将体内的维生素 D 维持在较高水平。最近有一篇综述发现，维生素 D 的日摄入少于 10 000 IU 很少造成问题；而且，当 25OH–D 的水平低于 200 ng/mL 时，维生素 D 很难产生毒性。[8] 但有理由认为，25OH–D 的最高安全水平为 50 ng/mL。

- 在维生素 D 供应量充足的情况下，大多数人似乎都能将 25OH–D 维持在适当水平，即 40~45 ng/mL。在该水平下，人体会将额外获得的几乎全部的维生素 D 储存起来。[9] 非洲采猎者体内的 25OH–D 也处于该水平，比如坦桑尼亚哈扎人体内 25OH–D 的平均水平为 43.6 ng/mL。[10]
- 在夏季被阳光暴晒后，人（比如救生员）体内的 25OH–D 水平最高可达 45~80 ng/mL。热带户外工作者体内的 25OH–D 水平一般在 48~80 ng/mL。[11] 因此，热带户外工作者体内的维生素 D 已经超过正常水平。

  —— 印度南部居民体内的 25OH–D 水平可达 89 ng/mL，他们患心脏病的风险比普通人患心脏病的风险大 3 倍。[12]

  —— 以色列救生员患肾结石的风险是普通人患肾结石风险的 20 倍。[13]

- 当人体内的 25OH–D 水平低于 100 ng/mL 时，细胞会通过激活维生素 D 降解基因 *CYP24A1* 来破坏维生素 D。[14] 这表明 25OH–D 的正常水平要远远低于 100 ng/mL。

另一个迹象表明，25OH–D 的正常水平应低于 50 ng/mL：人的骨密度在 25OH–D 的水平为 32~45 ng/mL 时达到峰值；当 25OH–D 的水平高于 45 ng/mL 时，骨密度会随着该水平的升高而下降。黑人的骨密度会在 25OH–D 的水平达到 40 ng/mL 时开始下降。[15]

为了将 25OH–D 的水平维持在约 40 ng/mL，人体会把额外获得的维生素 D 储存起来。因此，持续补充维生素 D$_3$ 可能使维生素 D 的存储形式——维生素 D$_3$ 的水平升高。如果存储空间被全部填满，或者存储的维生素 D 因人进行减肥而被释放，那么持续补充维生素 D$_3$ 可能导致人体内的 25OH–D 水平飙升，从而对人体产生毒害作用。一项研究指出了这一风险：

几乎可以肯定的是，维生素 D 中毒会导致脂肪在体内堆积。此外我们认为，持续数月的高钙血症正是由维生素 D 从身体储备中持续被释放出来造成的。[16]

为了使维生素 D 维持在最佳水平，人体内 25OH–D 的水平应该处于 40 ng/mL——一般通过每天晒太阳或补充约 4 000 IU 维生素 D₃ 就能使 25OH–D 处于该水平。

大多数美国人缺乏维生素 D

当今，在室内工作使大多数人无法接触到阳光。

这也是许多美国人缺乏维生素 D 的原因，尤其是在北纬地区的冬季。如果体内 25OH–D 的水平低于 35 ng/mL 是维生素 D 缺乏的标志，那么约有 80% 的美国人缺乏维生素 D。

- 69% 的美国儿童体内的 25OH–D 水平低于 30 ng/mL。[17]
- 77% 的美国成年人体内的 25OH–D 水平低于 30 ng/mL。[18]

为了确保体内的 25OH–D 处于最佳水平，大多数美国成年人和儿童每天应分别根据每 23 kg 体重至少 2 000 IU 和 1 000 IU 的剂量补充维生素 D。

对美国人而言，缺乏维生素 D 会引发下列疾病或问题，对健康危害极大。

- 癌症。在美国，人居住得越靠北，越容易死于癌症。很多癌症，如乳腺癌、结肠癌和卵巢癌患者的情况都符合这一规律。我们建议你仔细阅读美国国家癌症研究院发布的在线地图。[19] 若体内的 25OH–D 水平上升 20 ng/mL，乳腺癌的发病率会降低 41%[20]，其他癌症发病率的降幅也与之相当。换句话说，仅通过优化体内 25OH–D 的水平就能将美国的癌症发病率降低近一半。
- 心血管疾病。人体内维生素 D 的水平还能够用于预测脑卒中死亡风险：维生素 D 的水平越低，人发生致死性脑卒中的概率越大。[21] 欧洲人的心脏病死亡率与太阳辐射水平有关：太阳辐射水平越高，死亡率越低。[22]
- 全因死亡。维生素 D 水平高的人全因死亡率较低。
  —— 通过对 3 258 名受试者进行为期 7.7 年的随访，研究人员发现，相对于 25OH–D 的水平处于第 1 个四分位区间内（中位水平为 28.4 ng/mL）的患者，25OH–D 的水平处于第 3 个四分位区间内（中位水平为 13.3 ng/mL）和第 4 个四分位区间内（中位水平为 7.6 ng/mL）的患者的全因死亡率分别上升了 53% 和 108%。[23]
  —— 在 6.2 年的随访期内，25OH–D 的水平处于第 4 个四分位区间内的老年人的死亡率上升了 124%。[24]

—— 路德维希港风险和心血管健康研究（LURIC）发现，只有 8% 的受试者体内的 25OH–D 水平高于 30 ng/mL。这些幸运者面临的死亡风险仅为维生素 D 严重缺乏者的 1/4。[25]

- 糖尿病。维生素 D 水平高与糖尿病发病率低有关联。[26]
- 传染病。严重佝偻病患者往往死于呼吸道感染性疾病，如肺炎、肺结核和流感。流感和其他呼吸道感染性疾病主要发生在冬季，此时人体内的维生素 D 水平较低。这一关联并非巧合。维生素 D 水平低下会令结核病的患病风险增大 5 倍。[27] 一次针对日本学龄儿童的随机试验发现，每天补充 1 200 IU 维生素 D 可以将甲型流感的患病风险减小 42%。[28] 细胞研究表明，在细胞激活针对病原体（病毒和无细胞壁的细菌）的先天免疫反应方面，维生素 D 至关重要。维生素 D 是抗菌肽（如组织蛋白酶抑制素）转录的必需维生素。这些肽是细胞、肠道和皮肤内病原体的重要"杀手"。[29]
- 痴呆。维生素 D 可有效改善阿尔茨海默病患者的认知能力。[30] 美国佐治亚州的一名医生报告称，一名一年都没开口说话的阿尔茨海默病患者在连续几个月每天服用 5 000 IU 的维生素 D 后恢复了语言功能。[31] 究其原因，阿尔茨海默病可能是由大脑慢性细菌感染引起的。[32] 阿尔茨海默病患者大脑内的淀粉样蛋白斑块可能具有抗菌作用。[33] 维生素 D 激活的强烈免疫反应可能杀死细菌或使其进入休眠状态，从而使神经元恢复功能。
- 多发性硬化症。人们早就发现，多发性硬化症与纬度具有强相关性——高纬度地区人口的发病率高得多。这是因为，多发性硬化症的发病与维生素 D 水平低密切相关。[34] 越来越多的证据表明，维生素 D 可以改善多发性硬化症的病程。例如，在一次临床试验中，研究人员每天给予多发性硬化症患者 10 000 IU 的维生素 D。结果发现，"与对照组受试者相比，治疗组受试者的复发率似乎更低。T 细胞的增殖量也持续减少"。[35] 多发性硬化症与同时感染肺炎衣原体和爱泼斯坦 – 巴尔病毒（有时是水痘带状疱疹病毒）有关联。有研究发现，维生素 D 能有效抑制爱泼斯坦 – 巴尔病毒感染。[36]

读者反馈：情绪、认知功能、关节异响和疼痛

在开始实行 PHD 几个月后，我的情绪和认知功能有了显著改善。如今 12 个月过去了，这方面的改善仍在持续。

> 我关节出现异响已经有约 20 年了（我现年 72 岁），直到最近我才意识到这种咔咔声是衰老造成的一种不可避免的现象。但在实行 PHD 3 个月后，我背部、颈部的疼痛竟然消失了……8 年来，我第一次可以平躺着睡觉，脖子扭转 90° 也不会有什么不适……在实行 PHD 之前，在同样的锻炼强度下，如果我摄入更多的热量，就会出现脂肪缓慢堆积的现象，但现在不会了。总之，我感觉好极了。
>
> 莫里斯·格鲁克（Morris Goruk）

晒太阳还是服用补充剂?

大多数美国人只需优化维生素 D 的水平即可改善健康状况，甚至可以将死亡风险减小一半。优化维生素 D 水平的最佳方式是每天裸露着皮肤晒半个小时太阳，早上或中午最佳。晒太阳不足者应检测自己 25OH-D 的水平，并在必要时补充维生素 D，以便将 25OH-D 的水平维持在 40 ng/mL。晒太阳不足者应补充的维生素 D_3 剂量如表 29-1 所示。

表 29-1　维生素 D_3 补充剂量对照表

地点	冬季剂量	夏季剂量
阿拉斯加州	4 000 IU	2 500 IU
美国本土北部	2 500 IU	1 000 IU
美国本土南部	1 000 IU	——

建议你对自己的 25OH-D 水平进行监测，并根据全年不同时段的日照水平灵活补充。

维生素 K 的最佳水平

维生素 K_2 是一种极其重要的脂溶性营养素，可通过名为"羧化作用"的过程激活各种蛋白质。缺乏维生素 K 会造成以下问题：血液无法凝结，从而导致大量失血；骨骼无法适当钙化，从而导致骨折；软组织发生钙化，从而引发动脉粥样硬化症和关节疾病；癌症发病率升高。

大多数美国人缺乏维生素 K_2

未被激活的、参与循环的骨钙素的含量可以作为衡量维生素 K_2 是否缺乏的指标。

海德堡欧洲癌症与营养前瞻性研究（EPIC–Heidelberg）发现，如果羧化不全骨钙素的含量达到 10%，晚期前列腺癌的病例就会增加 38%。[37]

如果以羧化不全骨钙素的含量达到 10% 作为判断维生素 K_2 缺乏的依据，那么大多数美国人缺乏维生素 K_2。弗雷明汉后代研究显示，美国男性骨钙素的羧化不全率为 17%，而女性的为 19%。绝经女性的骨钙素羧化不全率最高，不过幸好雌激素替代疗法改善了她们体内维生素 K_2 的水平。[38] 大多数 11~12 岁荷兰女孩的骨钙素羧化不全率大于 20%。[39] 8~14 岁孩子的骨钙素羧化不全率为 11%~83%。[40] 荷兰的另一项研究显示，荷兰 43% 的成年人和 67% 的儿童体内存在羧化不全骨钙素。[41] 维生素 K_2 缺乏在儿童中较为严重，因为骨骼生长需要消耗更多的维生素 K_2。

由于维生素 K 在人体内没有大量储备，维生素 K 缺乏引起的症状会很快显现出来。喝不含维生素 K 的配方奶 7~10 天就会令婴儿患上维生素 K_2 缺乏症。[42]

维生素 K_2 缺乏会引起严重后果。

- 骨质疏松。维生素 K_2 是骨骼矿化必需的维生素。有 7 项临床研究显示，每天补充 45 mg 维生素 K_2 可持续降低骨折的发生率。补充维生素 K_2 可使椎骨、髋骨和非椎骨骨折的风险平均分别减小 60%、77% 和 81%。[43]

- 动脉粥样硬化症和心脏病。维生素 K_2 能够预防软组织钙化。软组织钙化可引起一系列问题，如肾结石、关节炎、白内障、心脏瓣膜功能不全、皮肤长皱纹、长骨刺、衰老等；最重要的是，软组织钙化会导致冠状动脉粥样硬化。冠状动脉钙化——动脉壁骨化和发硬——是动脉粥样硬化的直观特征，同时也是预测心脏病发作和致死率的重要依据。[44] 一项在荷兰开展的研究发现，补充维生素 K_2——而非维生素 K_1——可以减小冠状动脉钙化[45] 和心脏病[46] 的发病风险。每天多补充 10 μg 维生素 K_2 可使心脏病的发病率降低 9%。

- 死亡。鹿特丹研究（Rotterdam Study）显示，维生素 K_2——而非维生素 K_1——的摄入量与死亡率成反比。[47] 在过去的 7~10 年间，维生素 K_2 的摄入量由高到低排在前 1/3（每天 41 μg）的人全因死亡风险减小了 26%，心脏病致死风险减小了 57%，主动脉钙化风险减小了 52%。法国佩里戈尔享有世界鹅肝之都的美誉，鹅肝富含维生素 K_2。佩里戈尔居民心血管疾病的死亡率全法国最低。[48]

- 癌症。30 年来，人们已经了解到，维生素 K_2 可以杀灭癌细胞，包括肝癌、结肠癌、肺癌、胃癌、乳腺癌、口腔癌、白血病和淋巴癌发病时异常增生的细胞。此外，维生素 K_2 还能诱导白血病细胞向正常细胞分化，防止它们增殖。[49]

海德堡欧洲癌症与营养前瞻性研究显示，膳食维生素 K 摄入水平由高到低排在前 25% 的人患前列腺癌和晚期前列腺癌的风险分别减小了 24% 和 75%。[50]

在骨质疏松症女性患者补充维生素 K 的试验（ECKO 试验）中，研究人员要求老年女性受试者连续 4 年每天补充 5 mg 维生素 K_1 以观察这种维生素能否减少骨质流失和预防骨折。结果显示，维生素 K_1 的确能够预防骨折——维生素 K 组有 9 例骨折，对照组则有 20 例。令人意外的是，维生素 K_1 对癌症的治疗功效更加突出：维生素 K 组患癌人数为 3，而对照组患癌的人数为 12。因此，维生素 K_1 使癌症发病率降低了 75%。[51] 或许值得注意的是，维生素 K 组的所有癌症患者均在试验早期发现患癌。到了研究的最后 2 年，维生素 K 组没有新增 1 例癌症病例。

临床试验还表明，维生素 K 能够帮助治愈癌症。一项针对急性髓系白血病患者的试验研究显示，每天补充 45 mg 维生素 K_2（MK–4）后，71% 的患者病情减轻了。[52] 多项临床试验研究发现，维生素 K_2 能够抑制肝细胞癌（HCC，肝癌的一种）的发生与复发。[53] 肝细胞癌通常会在 3~6 个月内致人死亡。[54] 日本的一项试验研究显示，每天服用 45 mg 维生素 K_2 和一种降压药"能显著抑制肝细胞癌的复发"。[55] 维生素 K_2 可抑制癌细胞转移和扩散。[56] 因此，维生素 K 的水平是癌症患者的最佳生存预测指标。[57]

PHD 科学依据
服用香豆素的患者应补充维生素 K_2

维生素 K_2 被华法林阻断的大鼠在 3 周内便发生了动脉钙化，而补充维生素 K_2 可以逆转这一情况。[58]

上述现象同样会发生在人类身上：服用香豆素的患者也会出现动脉钙化。[59] 因此，此类患者应补充维生素 K_2，从而改善其骨骼和血管健康并（随着香豆素剂量的调整）稳定其国际标准化比值（INR）。

基于上述证据，我们建议癌症患者在摄入足量的维生素 D 优化 25OH–D 水平的同时摄入大剂量的维生素 K_2。

- 神经和认知功能异常。胚胎需要维生素 K_2 来保证大脑和神经健康发育。作为维生素 K 的拮抗剂，孕妇在妊娠的前 6 周服用华法林会导致胚胎出现严重的出生缺陷；如果孕妇在孕中期和孕晚期服用华法林，则会造成胚胎神经系统异常、痉挛和癫痫。[60] 因为能影响与大脑和神经系统有关的酶的生成，所以维生素 K$_2$ 对维持大脑和神经系统的健康至关重要。[61] 血清维生素 K$_2$ 水平升高会直接引起大脑中髓磷脂的水平升高，而髓磷脂能够防止认知能力随年龄的增长而下降。[62] 此外，维生素 K$_2$ 对产生髓磷脂的细胞具有保护作用。神经就被包覆在髓磷脂中，因此维生素 K$_2$ 对神经发挥正常功能至关重要。[63]

- 维生素 D 毒性。补充大剂量的维生素 D 会导致组织钙化和一系列症状，包括厌食、嗜睡、发育迟缓、骨质流失和死亡。维生素 K$_2$ 可以预防上述所有问题或症状，这说明维生素 K$_2$ 具有预防维生素 D 毒性的作用。事实上，有观点认为，维生素 D 只有在诱发维生素 K$_2$ 缺乏时才对人体产生毒害作用。[64] 已知维生素 D 会消耗维生素 K$_2$。[65] 因此，为了避免维生素 D 中毒和维生素 K$_2$ 缺乏，建议同时补充维生素 D 与维生素 K$_2$。

案例研究

补充维生素 K$_1$ 或维生素 K$_2$ 并不会对人体产生已知的毒害作用。在日本开展的一项为期 3 年的试验研究中，研究人员每天对大剂量的维生素 K$_2$（45 mg，为普通摄入量的 1 000 倍）进行测试，但并未发现其毒性。

虽然缺乏维生素 K$_2$ 会导致大量出血[66]，但只要逐步调整，大剂量的维生素 K$_2$ 不会造成过度凝血。由于维生素 K$_2$ 可同时激活促凝因子和抗凝因子，因此高水平的血清维生素 K$_2$ 一般意味着凝血功能正常。[67]

补充维生素 K$_2$ 益处颇多。一项为期 10 年的研究发现，补充维生素 K$_2$ 使死亡率降低了 26%。即使剂量超过大多数美国人摄入量的 1 000 倍，维生素 K$_2$ 仍然不会产生不良影响。维生素 K$_2$ 是维生素 D 的必要"伴侣"：二者对癌症治疗尤其有效。

因此，我们建议食用富含维生素 K 的食物，如绿叶蔬菜、有机黄油、奶油、发酵蔬菜、熟奶酪、肝脏和蛋黄，同时服用维生素 K 补充剂。当前，维生素 K 补充剂主要有 MK-7 形式（源自细菌）和 MK-4 形式的维生素 K$_2$。我们建议每周补充 MK-7 形式的维生素 K$_2$ 3~7 天，每天补充 100 μg。如果身患维生素 K$_2$ 缺乏性疾病，则可以加服 MK-4 形式的维生素 K$_2$。

维生素 A 的最佳水平

现在，我们回到本章开头的话题，继续探讨维生素 A 的最佳水平。

摄入大剂量的维生素 A 对骨折和癌症的影响与维生素 D 和维生素 K₂ 缺乏造成的影响完全相同。

这并非巧合。人体内的维生素 A 和维生素 D 需要保持均衡，因为它们只有协同作用才能控制人类细胞核内的基因表达。而维生素 A 和维生素 D 失衡会造成基因表达出错。

如果只有维生素 A 和维生素 D 之间保持均衡才能确保人体健康，那么摄入恰当比例的维生素 A 和维生素 D 更加重要。维生素 A 过量和维生素 D 缺乏都会导致二者失衡。维生素 D 缺乏会令原本处于最佳水平的维生素 A 过剩。

临床试验和前瞻性队列研究显示，维生素 D 缺乏可能是造成维生素 A 摄入过多的美国人维生素 A 中毒的原因。

多项研究表明，维生素 A 和维生素 D 保持均衡至关重要。1941 年，欧文·斯皮斯曼（Irwin Spiesman）博士发表了一篇有关用维生素 A 和维生素 D 搭配治疗普通感冒的研究报告。他发现，首先，维生素 A 和维生素 D 搭配服用可以有效预防感冒，但单独服用均无此效果；其次，单独服用这两种维生素中的任意一种都容易引发毒害作用。7 名只服用维生素 A 的受试者中有 4 人出现维生素 A 中毒症状；7 名只服用维生素 D 的受试者中有 2 人出现维生素 D 中毒症状；同时服用两种维生素的 40 名受试者无一人中毒。[68]

塔夫茨大学的研究为"维生素 A 和维生素 D 应保持均衡"的观点提供了支持。研究人员根据克里斯·马斯特约翰（Chris Masterjohn）的建议[69]，对维生素 A 和维生素 D 的情况与基质 GIa 蛋白（MGP，一种维生素 K 依赖性蛋白质）的激活状态之间的关系进行了评估。评估结果如下。[70]

- 单独服用维生素 A 无法改变 MGP 的状态。
- 单独服用维生素 D 会增加活化 MGP 的数量，同时也会增加未羧化 MGP 的数量；后者增量更大，而且可能具有毒性。
- 搭配服用维生素 A 和维生素 D 时活化 MGP 的增量比单独服用维生素 D 时的大，但搭配服用无法完全抑制具有毒性的未羧化 MGP 数量上的增长。

因此，保持维生素 A 和维生素 D 均衡可以在抑制副作用的同时增强维生素 D 的有益功效。

维生素 A 的最佳补充剂量

如果维生素 A 和维生素 D 的摄入比例非常重要，那么最优比值又是多少呢？

我们已经注意到，缺乏维生素 D 和维生素 K₂ 的美国人每天摄入 10 000 IU 的维生素 A（服用复合维生素的人通常会达到该水平）会引发毒害作用。一般来说，美

国人维生素 D_3 的摄入量约为最佳摄入量的一半，他们每天仅摄入 2 000 IU 维生素 D。我们推断，维生素 A 与维生素 D 的最佳比例应低于 5 : 1，2.5 : 1 或较为适宜。

由于维生素 D 的最佳摄入量为 4 000 IU，那么在维生素 D 摄入充足的情况下，维生素 A 的最佳摄入量应为 10 000 IU。

虽然补充 10 000 IU 的维生素 A 在维生素 D 和维生素 K_2 缺乏的情况下非常危险，但维生素 D 和维生素 K_2 均有预防维生素 A 毒性的功效。因此，在体内的维生素 D 和维生素 K_2 充足时，补充大剂量（如斯皮斯曼博士在实验中使用的剂量）的维生素 A 仍然是安全的、对人体有益的。

建议：只通过食用富含维生素 A 的食物摄取维生素 A

鉴于维生素 A 具有潜在毒性，我们不建议直接服用维生素 A 补充剂。这也是我们不建议服用复合维生素的原因之一：护士健康研究发现，复合维生素服用者出现了维生素 A 中毒的情况。

但我们认为，在体内维生素 D 和维生素 K_2 处于最佳水平的情况下，大量食用富含维生素 A 的食物可能产生有益作用。因此，我们建议食用富含维生素 A 的食物，特别是蛋黄和肝脏（及其他内脏），以从动物性食物中摄入维生素 A；食用颜色鲜艳的蔬菜，如胡萝卜、南瓜、辣椒、红薯和绿叶蔬菜以获得维生素 A 前体——类胡萝卜素。

本章小结

表 29-2 对我们提出的补充维生素 A、维生素 D 和维生素 K_2 的建议进行了总结。

表 29-2　补充维生素 A、维生素 D 和维生素 K_2 的相关建议

营养素	主要来源	补充剂
维生素 A	每天 3 个蛋黄，每周 110 g 肝脏，有机黄油、颜色鲜艳的蔬菜	无
维生素 D	每天裸露着皮肤享受 30 分钟的日光浴	必要时补充维生素 D_3，以便将 25OH-D 的水平提升至 40 ng/mL
维生素 K_2	每天 3 个蛋黄，每周 110 g 肝脏，有机黄油、发酵蔬菜、熟奶酪	每天补充 100 μg 维生素 K_2（MK-7）

第三十章

硒和碘

- 如欲补硒，多吃肾脏、牛肉、鸡蛋、鱼类、贝类。
- 碘每天的初始剂量应为 225 μg，然后逐步提高至 1 mg。
- 优化硒和碘的摄入可以将癌症的发病率分别降低 30%～50% 和 20%～30%；优化碘的摄入还能大幅降低传染病的发病率。

硒和碘是另外两种必须保持均衡的营养素，因为它们在维持甲状腺健康和免疫功能方面协同作用。

硒和碘的作用

T_3 是维持人体健康最重要的激素之一，可以与甲状腺受体共同激活许多基因的转录。其主要作用是激发新陈代谢：T_3 可以增加氧和能量的消耗，提高葡萄糖生产和释放到血液中的速度，加快脂肪作为能量源向细胞输送的速率，加速心跳并增强心跳的力度。T_3 还会刺激髓磷脂、神经递质和轴突的生长，对胚胎和婴儿神经系统的发育至关重要。

T_3 缺乏又被称为"甲状腺功能减退"。这种病不仅会造成身体虚弱和浮肿，而且会导致人类包括肥胖症在内的几乎所有疾病恶化。

为了制造 T_3，人体需要两种矿物质：硒和碘。甲状腺素（T_4）由碘构成：作为 T_3 的前体，T_4 是由 4 个碘原子附着在肽分子上形成的。在含硒脱碘酶的作用下，T_4 脱去一个碘原子形成 T_3。

硒也是含硒脱碘酶之外的其他几十种酶，比如谷胱甘肽过氧化物酶和硫氧还蛋白还原酶（二者对维持谷胱甘肽和硫氧还蛋白——两种关键的细胞抗氧化剂——的水平具有重要的作用。）必需的矿物质。

缺硒会对严重依赖抗氧化剂的三大器官——甲状腺、肠道和免疫器官——造成严重影响。

- 谷胱甘肽和硫氧还蛋白可以保护甲状腺免受甲状腺激素合成过程中产生的过氧化氢和活性氧的伤害。在通过食用大豆等具有毒性的食物摄入致甲状腺肿因子后，人体会产生大量的活性氧。如果此时人体的抗氧化能力较差，高水平的活性氧就会造成甲状腺损伤。因此，硒对维持甲状腺功能具有双重作用——既能产生活性 T_3，又能保护甲状腺免受伤害。

- 谷胱甘肽对肠道尤为重要，因为人体的大部分免疫细胞都位于肠道。此外，肠道是大量活性氧产生的场所，活性氧对肠道细菌具有控制作用。因此，消除硒缺乏对肠道健康极其有益。

- 白细胞通过释放活性氧来杀灭病原体。白细胞获得的保护性抗氧化剂，特别是谷胱甘肽的水平决定了它们制造和释放的活性氧的水平。因此，体内的硒水平低意味着白细胞的功能存在缺陷。

碘对人体维持免疫功能同样重要。中性粒细胞是白细胞的一种，可通过酶、活性氧和酸的"呼吸爆发"来杀灭细菌和真菌。为了形成"呼吸爆发"，髓过氧化物酶需要卤化物作为"伴侣"[1]，而碘则是最有效的"伴侣"。

中性粒细胞从甲状腺激素中获取碘。[2] 为了支援中性粒细胞，甲状腺激素会在病变组织中聚集，并且很快就会被消耗掉。[3] 因此，当人体缺乏甲状腺激素时，无法获得碘的中性粒细胞的免疫防御功能被削弱。在慢性感染者体内，如果免疫细胞消耗甲状腺激素的速度比人体利用储备的有限的碘制造甲状腺激素的速度快，而他们仍然按原水平摄入碘，就会造成碘缺乏，进而引发甲状腺功能减退。

碘在 19 世纪被广泛用于治疗传染病。诺贝尔奖得主、维生素 C 的发现者阿尔伯特·森特-哲尔吉（Albert Szent-Györgyi）博士讲述了下面这段轶事。

在我还是一名医学生时，碘化钾是一种万能药。虽然没人知道它的作用机制是什么，但其中的碘确实起了些作用，而且是有益作用。同学们当时常用一句打油诗来概括当时的情形：遇到疑难病，就开碘化钾。[4]

碘化钾的标准剂量为 1 g，其中含 770 mg 碘。

免疫系统利用含硒脱碘酶从甲状腺激素中获得碘，因此缺硒或缺碘都会对免疫系统造成伤害。

硒

缺硒与很多疾病，包括克山病、大骨节病、癌症、免疫功能受损引起的疾病、神经退行性变性疾病、衰老引起的疾病、甲状腺疾病等有关联。缺硒还会使缺碘引起的疾病，如呆小病的病情加剧。[5]

多摄入硒通常是有益的

许多人通过补硒改善其甲状腺功能。法国女性的甲状腺大小与她们硒的摄入量成反比。[6]

补硒通常可以改善免疫功能。在连续 8 周每天补充 200 μg 硒之后，健康人和免疫功能受损的人对外来抗原的免疫反应均有所增强。[7]

同时补充硒和辅酶 Q10（CoQ10）的瑞典老年人全因死亡率和心血管疾病死亡率分别降低了 24% 和 53%。[8]

补硒还可能帮助预防癌症。

- 4 项硒补充试验研究表明，"硒可以对胃肠道癌症的发病产生显著的有益影响"。[9]

- 在涉及 20 多种动物癌症的 100 多项已发表的研究中，超过 2/3 的研究显示，补硒能显著降低肿瘤发生率。[10]

- 在中国肝癌高发地区开展的补硒干预试验发现，补硒使肝癌的发病率降低了 35%。在一个规模更小的慢性乙肝患者亚组中，补硒组的 113 人均未患肝癌，而安慰剂组的 113 人中有 7 人患了肝癌。[11]

- 有皮肤癌史的美国男性每天补充 200 μg 硒，在接下来的 7.4 年里，他们前列腺癌的发病率降低了 49%。[12]

硒的毒性

摄入大剂量的硒具有危险性。因意外或出于自杀的目的摄入数克硒即会死亡。临床报告显示，13 人在服用了因厂家生产错误致使每片的硒含量高达 27.3 mg 的硒补充剂后出现明显中毒迹象。

长期小剂量地服用硒补充剂可导致慢性硒中毒，其症状包括毛发和指甲变脆弱且易脱落、肠胃功能紊乱、起皮疹、长痤疮（或玫瑰痤疮）、真菌感染、有蒜味口臭（或体臭）、疲劳、易怒、甲状腺功能减退和神经系统异常。美国食品与营养委员会基于预防毛发和指甲变脆弱的目的，将成年人每天硒的可耐受最高摄入量（UL）设定为 400 μg。[13]

但硒中毒也有微妙之处。

- 动物性食物，如肾脏和贝类中的硒主要以硒代半胱氨酸的形式存在，因此可能是最安全的硒来源。摄入极大量硒代半胱氨酸的格陵兰岛因纽特人并未出现硒中毒的迹象。[14]

- 主要以硒代蛋氨酸的形式为人体提供硒的植物性食物可能就没那么安全了。硒代蛋氨酸对人类非但没有益处，反而可能产生毒害作用，硒代半胱氨酸则不会。例如，硒代蛋氨酸会抑制 DNA 的修复[15]，并造成 DNA 甲基化变性[16]；它还会取代蛋白质（如白蛋白）中的蛋氨酸，但其影响尚不明确。在亚马孙盆地塔帕若斯河下游地区，摄入高水平的硒代蛋氨酸导致 42% 的人出现指甲损伤，24% 的人出现全身皮肤问题或真菌感染，这些都是硒中毒的症状。[17]

- 硒补充剂中通常含有的硒是无机形式的，如亚硒酸钠和硒酸盐。无机形式的硒对人类而言最危险：发育中的胚胎对亚硒酸盐的耐受能力较差；过量的亚硒酸盐会导致斑马鱼的大脑、躯干和尾部神经元功能丧失和心脏功能缺陷，以及胚胎死亡，但补充叶酸可以弥补心脏和神经元缺陷。[18]

基于上述考虑，我们主张将动物性食物当作硒的主要来源，其次是植物性食物，但不要服用硒补充剂。

造成硒中毒的另一个原因是，食物中硒的含量随着当地土壤中硒含量的变化而变化。

加拿大西部牲畜体内硒的水平是加拿大东部牲畜体内硒水平的 4 倍。[19] 在位于美国中西部高地平原的内布拉斯加州和南北达科他州，土壤中硒的含量存在差异导致每 100 g 小麦中硒的含量在 14~803 μg 之间波动，即最高含量与最低含量之间相差 56 倍；每 100 g 牛肉中硒的含量为 19~217 μg，即最高含量与最低含量之间相差 10 倍。[20]

换言之，450 g 牛肉中硒的含量可能低至 86 μg，也可能高达 985 μg！

硒含量存在差异意味着美国农业部营养数据库提供的各种食物的硒含量并不可靠。美国农业部营养数据库显示，每 100 g 巴西坚果的硒含量为 1 917 μg，这是因为它们来自土壤硒含量高的巴西，而其他地区种植的巴西坚果则未必然。

硒的最佳摄入量

鉴于食物中硒含量的不确定性，个体的实际硒摄入、保持硒摄入充足对健康的重要性，以及硒中毒的危险性，我们既要避免缺硒，又要防止硒中毒。

一般而言，植物性食物中硒的含量较低，但谷物、坚果和种子例外，只是这些食物均不是健康饮食的主要组成部分。每千克肉类中硒的含量通常约为 400 μg；由于富含硒，每千克肾脏可以为人体提供约 1 650 μg 硒。每千克蛋类中硒的含量约为 330 μg；每千克鱼类和贝类中硒的含量一般为 800~1 600 μg。

硒的最佳日摄入量为 200~400 μg。由于 PHD 中的硒大多来自肉类、鱼类和蛋类，因此你每天的硒摄入量取决于你的食量。

- 如果你按建议值的上限摄入蛋白质，即每天食用 450 g 肉类、海鲜和蛋类——主要是反刍动物的肉和海鲜，那么你每天从食物中摄取的硒可能超过 200 μg。此时你不需要补硒。
- 如果你按建议值的下限摄入蛋白质，又分为两种情况：一是你每天通过食用 225 g 硒含量低的瘦肉摄入蛋白质，那么你每天摄入的硒较少，只有约 100 μg；二是你每天通过食用 225 g 肾脏、鱼类和贝类摄入蛋白质，那么你每天的硒摄入量恰好位于最佳范围内。不少方法能帮助你增加硒摄入量：常吃蛋类；常吃鱼类和贝类；在饮食中加入一些巴西坚果——每周 2~3 颗；偶尔服用硒补充剂，如每周服用 1~2 次。但务必选择有机硒补充剂，避开亚硒酸盐。

如何应对硒中毒的风险呢？

人体内多余的硒和其他矿物质可通过尿液和汗液排出体外。在硒过量时，通过汗液排硒是造成身体发出大蒜臭味的原因。

避免硒和金属中毒的一种方法是出汗。[21] 多喝水，每天做一些让自己出汗的事情，比如剧烈运动或蒸桑拿。

虽然人喝水和锻炼的原因众多，但排毒算得上好动机。我们认为，主要通过食用动物性食物补硒、大量饮水、经常出汗能在很大程度上消除硒中毒的风险。

读者反馈：为甲状腺功能减退患者提供营养支持

实行 PHD 后我感觉相当好。作为桥本甲状腺炎患者，我发现摄入膳食碳水化合物确实能够改善我的症状（提高精力水平，减轻颈部肿胀）。实行 PHD 之后，我服用的用于治疗甲状腺的药物的剂量也削减到了原来的 1/3。这些变化令人激动。感谢你们所做的一切。

贝基（Becky）

治疗甲状腺疾病是我的工作，而我本人也是桥本甲状腺炎患者……我发现，自从我实行 PHD 并服用合适的补充剂之后，我需要服用的干甲状腺片逐步减少——之前每天服用 2.5 片，现在每天只需服用 0.5 片。此外，在增加有益碳水化合物的摄入量后，我感觉棒极了！在此对保罗表示感谢。

医学博士威廉·D. 特朗博尔（William D. Trumbower）

碘

碘可能是人最容易大量缺乏的微量营养素之一，但它也是对人体健康最为重要的营养素之一。

增加碘摄入量的益处

缺碘是造成可预防性脑损伤的最常见的原因。在全球范围内，约有 8 亿人患缺碘症，表现为甲状腺功能减退和智力低下。[22]

缺碘会损害免疫功能，而且与胃癌发病率高有关联。[23] 在实施强制性碘预防计划之后，波兰男性和女性胃癌的发病率分别降低了 18% 和 29%。[24]

很少有临床研究关注补碘对慢性疾病的影响。这一点令人深感意外，因为医生早在 19 世纪和 20 世纪初就已经观察到了补碘的积极影响。轶事证据显示，在尝试补充大剂量碘之后，不少现代人治愈了慢性疾病。

补碘的效果同样得到了流行病学证据的支持。有食用海菜的饮食习惯的人一般更加长寿、健康。

食用富碘海菜的日本人因长寿而出名。日本人每天的平均碘摄入量为 1.2 mg[25]，居住在日本北部沿海地区的人每天摄入的碘更是多达 50~80 mg[26]。

相比之下，美国碘的推荐每日膳食供给量（RDA）为 150 μg，仅为普通日本人碘摄入量的 1/8。美国人每天的平均碘摄入量约为 240 μg。[27]

食盐加碘不仅可以显著预防智力低下，而且对癌症预防也有显著效果。在 1996 年开始实施碘预防计划之前，波兰是欧洲居民碘摄入量最少、胃癌死亡率最高的国家。但实施该计划之后，波兰男性和女性的胃癌发病率分别以年均 2.3% 和 4% 的速度稳步下降。[28]

碘一般不具有毒性

无机碘是最安全的微量营养素之一。有研究发现，连续多年每天摄入 6 g 碘化钾（其中含有 4.6 g 碘）并不会造成安全问题。[29] 柏林自由大学附属医院哮喘门诊的医生以每周连续服用 4 天、每天服用 36 g 碘化钾的药方治疗过数千名患者。这些医生发现，"碘化钾的副作用并不比其他药物的副作用大"。[30]

补碘最常见（也是最明显）的副作用是溴中毒——常引发痤疮。碘会将化合物中的溴等卤化物置换出来，并将其释放到身体循环中。这是一种有益机制，因为溴是一种不良物质。进入身体循环的溴会被肾脏排出体外。但人体可能需要几个月的时间才能将溴完全排出体外。为了加速排溴，你可以多喝水，多吃盐，并补充维生素 C。

对于碘在治疗甲状腺疾病中的价值，研究人员得出的证据相互矛盾。中国研究人员发现，摄入大剂量碘导致自身免疫性甲状腺炎和亚临床甲状腺功能减退的发病率升高。[31] 大鼠实验表明，只有当体内的硒缺乏或过量时，大量摄入碘才会损害甲状腺。在桥本甲状腺炎患者中，碘摄入量增加与抗体滴度降低、TSH 水平降低和甲状腺肿减轻有关联。[32]

摄入大剂量碘无法保证安全性。

- 在缺硒或硒摄入异常的情况下，碘过量或者缺乏都可能损害甲状腺。摄入大剂量的碘会损害缺硒大鼠的甲状腺，并导致其甲状腺功能减退。但每天摄入 200~400 μg 硒的大鼠，在较宽泛的范围（包括每天摄入 12 mg，与人类的碘摄入水平相当）内摄入碘后甲状腺仍能保持健康。[33]
- 碘的摄入量应渐进式增加，以便给甲状腺留出适应的时间。碘摄入量增加过快可能导致短暂的甲状腺功能亢进，随后往往伴随反应性甲状腺功能减退。但如果以渐进的方式增加碘摄入量，"正常人的甲状腺可以通过自动调节来适应碘激增的情况"。[34]
- 在因患甲状腺炎或接受重组 α 干扰素治疗而导致甲状腺损伤的病例中，其甲状腺可能无法适应大剂量的碘。此时，摄入大剂量的碘可能引发甲状腺功能减退，但该病症可在停止摄入碘 3 周后消退。[35]

- 一些含碘有机化合物（如作为药物的胺碘酮）已知对甲状腺具有毒害作用，可引起甲状腺功能减退或甲状腺功能亢进。[36] 但天然含碘食物（如海菜）和无机碘补充剂一般没有这些毒害作用。

- 由于碘会增强白细胞的杀伤力，自身免疫性疾病患者的病情可能因补充大剂量的碘而恶化。甲状腺是自身免疫系统攻击得最频繁的器官。为了减小自身免疫的风险，最好将小麦从饮食中去除几个月之后再开始摄入大剂量的碘。

但我们赞同罗伯特·乌迪格（Robert Utiger）博士在《新英格兰医学杂志》上发表的评论："相对于碘缺乏带来的危害，碘摄入过量的风险极小。"[37]

碘的最佳摄入量

由于碘本身相对安全，而碘缺乏会造成严重危害——出生缺陷、呆小病、癌症、甲状腺功能亢进、甲状腺功能减退、传染病和溴中毒，因此我们建议摄入碘。

摄入碘的一个合理方式是定期食用海产品，并在不食用海产品期间服用碘化钾。服用碘补充剂的目的是防止碘的日摄入量出现较大波动。

除了海鱼和贝类，海菜也是碘的良好来源。但我们不建议吃海带，因为经过浓缩，海带中的碘和毒素——天然溴化合物[38]、砷和汞[39]甚至放射性碘[40]——含量极高。而海苔、裙带菜、紫菜和掌状红皮藻是优选。

摄入大剂量的碘——每天摄入 50 mg——也许能够有效治疗某些疾病，包括癌症和传染病。为了预防副作用，摄入大剂量碘的同时还应：每天摄入 200 μg 以上的硒——最好来自肝脏、贝类、鱼类和蛋类；饮用大量水，多吃盐；补充维生素 C 和镁。

然而，在将小麦从饮食中去除之前应避免补充大剂量的碘。此外，应渐进式增加碘的摄入量：先从每天 225 μg 开始，之后每个月将摄入量增加 1 倍——即 1 个月后增加至每天 450 μg，2 个月后增加至每天 900 μg，3 个月后增加至每天 1.5 mg，4 个月后增加至每天 3 mg，以此类推，直到达到预期摄入量为止。

PHD 科学依据
甲状腺功能减退

甲状腺功能减退是一种常见且诊断率较低的疾病。

大多数医生将 TSH 的水平作为诊断甲状腺功能减退的指标。当人体内的甲状腺激素不足时，脑垂体会释放 TSH，以刺激甲状腺分泌更多的激素。

但检测报告所谓的"正常"对应的 TSH 的水平太过宽泛。大多数实验室将正常 TSH 水平的上限设定为约 4 mIU/L。但当人的健康因 TSH 的水平升高而急剧恶化时，TSH 的水平竟然仍处于"正常"范围内。

- 在 8.3 年的时间里，特伦德拉格健康研究（HUNT Study）一共招募了 2.5 万名 TSH 水平正常的健康的挪威人。该研究发现，TSH 水平为 1.5~2.4 mIU/L 的人比 TSH 水平为 0.5~1.4 mIU/L 的人的死亡风险大 41%，TSH 水平为 2.5~3.4 mIU/L 的人比 TSH 水平为 0.5~1.4 mIU/L 的人的死亡风险大 69%。[41]

- 意大利的一项涉及 4 123 名孕妇的研究发现，TSH 的水平为 2.5~5.0 mIU/L 的孕妇流产率为 6.1%，而 TSH 水平在 2.5 mIU/L 以下的孕妇流产率仅为 3.6%。[42]

- 荷兰研究人员发现，TSH 水平在 0.7 mIU/L 以下的孕妇的臀位分娩剖宫产率最低，TSH 的水平为 0.71~2.49 mIU/L、2.5~2.89 mIU/L 以及 2.9 mIU/L 以上的孕妇的臀位分娩剖宫产率分别提高至原来的 5 倍、11 倍和 14 倍。[43]

因此，将 TSH 的水平由 2.0 mIU/L 减至 1.0 mIU/L 可能将死亡风险减小 1/3；哪怕 TSH 水平为 1.0 mIU/L 可能仍然提示甲状腺功能低下。

如今，1/5 的美国人的 TSH 水平高于 3.0 mIU/L，可想而知这意味着什么。

你如果有甲状腺功能减退的临床症状，如嗜睡、疲劳、体温过低、畏寒、体重增加、头发干枯（或脱发）、肌肉痉挛、肌肉疼痛、便秘、抑郁、易怒、记忆力减退或月经周期异常，那么有必要改善自己的甲状腺状况了。此外，不要被所谓的"正常"误导了。

即使你没有表现出甲状腺功能减退的迹象，也要尽量将自己的 TSH 水平维持在 1.0 mIU/L 左右。

我们认为，治疗甲状腺功能减退可以先从改变饮食开始。首先，不再食用谷物、豆科植物和植物油。其次，优化硒、碘、铜、铁、维生素 D、维生素 C 和镁的摄入。如果你缺乏维生素 A，也应予以补足。

碘的初始摄入量应保持在每天 225 μg 或 225 μg 以下，然后逐步增加；每过 1 个月或待副作用消退后将摄入量翻 1 倍。TSH 的理想水平为 1.0 mIU/L 左右。

如果上述措施还不够，你可以要求医生给你开调节甲状腺激素的处方药。可选的处方药有左旋甲状腺素（一种合成 T_4）、碘塞罗宁（一种合成 T_3），以及同时含有 T_3 和 T_4 的天然甲状腺提取物。医生多倾向于开具合成 T_4，但大多数甲状腺功能减退患者服用 T_3 和 T_4 混合物比单独服用 T_4 效果更好。[44]

本章小结

关于补充硒和碘，我们的建议如下。

- 最好通过饮食补硒，且硒的来源应以动物性食物为主。虽然大多数肉类都含硒，但硒的最佳来源是鱼类、贝类、蛋类和肾脏。如果你之前不吃这些食物，偶尔吃一次（而非每天）也会有益。为了避免硒中毒，建议你大量饮水，并通过运动来出汗。

- 碘补充剂可以选择碘化钾片或碘溶液。碘的初始摄入量应为每日 225 μg，且每日最多摄入 1 mg。病患可以适当增加碘的补充剂量。为了避免潜在的副作用，建议在摄入大剂量碘的同时额外补充盐、水、维生素 C、镁和硒。

第三十一章

钾和钠

- 通过食用天然植物性食物——土豆和其他块茎类蔬菜、西红柿、绿叶蔬菜、巧克力、鳄梨、甜菜根、胡萝卜和香蕉——补充钾。
- 根据个人口味食用盐。
- 优化钾和钠的摄入可以将死亡率降低 1/3。

钾和钠是人体的主要电解质；换言之，它们溶解于水，且携带电荷。要想维持健康，人体需要细胞内钾浓度高、细胞外钠浓度高。然而在自然情况下，钾会因渗透压的存在渗向细胞外，因此细胞会不间断地向细胞外排出钠，向细胞内泵入钾。细胞的钾钠平衡极其重要，以至于大脑中 40% 的能量都消耗在了钠和钾的泵送上！[1]

人体健康取决于钾和钠之间的均衡情况。

高钾低钠饮食的益处

旧石器时代饮食富含钾，但钠含量较低，因为盐在那时属于珍稀食物。因此，人类进化出了抵御低钠威胁的机制：食物奖赏机制和激素"网络"。食物奖赏机制会大大奖赏人类吃盐的行为；激素"网络"其实是肾素－血管紧张素系统，每当人体缺钠时，该系统就会抑制人体排尿和出汗。但人类并未针对钾进化出类似的系统，尽管钾水平低下会对人类健康造成严重危害。

和旧石器时代的人类为了促进碳水化合物的摄入而进化出的碳水化合物奖赏机制如今却对摄入糖的行为过度奖赏一样，现代人摄入钠的行为（吃盐）似乎也被过度奖赏了，而摄入钾的行为却没有。（其原因可能是，既然钾存在于植物性食物中，那么旧石器时代的人类对摄入碳水化合物的奖赏其实也是对摄入钾的奖赏；但如今人类很容易就能获得不含钾的高糖食物。）

无论什么原因，美国人钾摄入明显不足，钠摄入却明显过量。

- 美国国家健康与营养调查（National Health and Nutrition Examination Survey，NHANES）发现，进行高钠低钾饮食的美国人的死亡率高出 50%，且死亡率随着钾摄入量的增加而降低。[2]
- 尿液钠和钾的比值越高，心血管疾病的发病率越高。[3]

增加钾的摄入量比增加钠的摄入量更重要，因为前者是控制血压、治疗肾结石和骨质疏松症的关键。[4] 摄入更多的钾可以改善骨骼健康[5]，降低血压[6]。西红柿富含钾，这可能是每天食用 225 g 西红柿能够显著降低血压的原因。[7]

钾对运动员同样重要，因为它具有保护肌肉的作用。要想增加肌肉量，必须为身体供应足够的钾；如果缺钾，身体会牺牲肌肉，将钾释放到其他细胞中。例如，一项代谢病预防研究对只含火鸡的饮食和火鸡＋葡萄汁的饮食进行了比较，结果发现，火鸡组受试者的非脂肪组织丧失，火鸡＋葡萄汁组受试者的非脂肪组织得以维持。[8]这表明，火鸡组受试者缺钾，而葡萄汁可为人体提供足量的钾。[9]

钾和钠的最佳摄入量

2004 年，美国食品与营养委员会估计，每天摄入 4 700 mg 钾就足以获得所有已知的益处。[10] 到目前为止，这一估计值似乎仍然是最佳可用数据。

除了西红柿，富含钾的食物还包括鳄梨、土豆、红薯、香蕉、绿叶蔬菜和海菜（如掌状红皮藻）。表 31-1 至表 31-4 展示了 4 类植物性食物（有益淀粉类食物、健康的含果糖植物性食物、含脂肪植物性食物和低热量蔬菜）中钾的含量。

表 31-1　有益淀粉类食物的钾含量

有益淀粉类食物	钾含量（mg/kg）
土豆	5 355
红薯	4 753
芋头	4 844
白米	291

表 31-2　健康的含果糖植物性食物的钾含量

健康含果糖植物性食物	钾含量（mg/kg）
甜菜根	3 053
胡萝卜	3 203
香蕉	3 583
蓝莓	772

表 31-3　含脂肪植物性食物的钾含量

含脂肪植物性食物	钾含量（mg/kg）
鳄梨	4 855
澳洲坚果	3 684
椰子奶	2 632
巧克力（可可脂含量为 70%~85%）	7 156

表 31-4　低热量蔬菜的钾含量

低热量蔬菜	钾含量（mg/kg）
菠菜	5 584
晒干的西红柿	34 300
紫菜	3 563
芦笋	2 242

动物性食物中钾的含量通常约为 3 300 mg/kg。我们设计的饮食要求你每天食用 450 g 有益淀粉类食物，450 g 健康的含果糖植物性食物，总计 225~450 g 的肉类、海鲜和蛋类，以及 450 g 低热量蔬菜。为了达到每天摄入至少 4 700 mg 钾的目标，每天食用的植物性食物的平均钾含量应为 2 400~2 900 mg/kg。

这一目标很容易实现，你只需食用钾含量较高的植物性食物即可。有益淀粉类食物中，土豆、红薯和芋头（而非白米饭）是更好的选择；含果糖植物性食物中，甜菜根、胡萝卜和香蕉是优选；含脂肪植物性食物中，巧克力、鳄梨和坚果类零食是优选；食用油可选用椰子油；低热量蔬菜中，晒干的西红柿、绿叶蔬菜和海菜等是不错的选择。

优化钠的摄入也很容易实现，因为人体的食物奖赏机制（它对我们吃盐的奖赏）会帮助我们。因此，我们可以凭借天生的味觉偏好来引导自己食用适量的盐。

由于所有食物都含钠，所以一丁点儿盐——每天 0.5~1 茶匙——即可满足我们的需求。但与其按量吃盐，不如跟着自己的感觉走。试着在舌头上放一点儿盐，如果感觉很好，那就多吃一点儿；如果感觉不好，说明你不需要额外吃盐。

第三十二章

钙、胶原蛋白和镁

- 与其服用钙补充剂，不如每天喝一碗骨头汤。
- 每天补充 200 mg 镁。
- 补充镁可以将死亡率降低 24%。

钙和镁是另外两种电解质。由于溶于水，它们是现代人容易缺乏的物质。现代水处理技术的应用使得饮用水中不再含有钙和镁，如果我们再将烹饪时的汁水倒掉，那么连食物中的钙和镁也将流失。

钙

出于预防骨质疏松症的目的，钙已经成为一种颇受欢迎的膳食补充剂，在老年女性群体中更是如此。此外，很多人建议大剂量补钙，甚至有人建议每天补钙 1 200 mg。

但不幸的是，大剂量补钙对很多人来说是一种错误做法。

补钙是危险行为

补钙对改善骨骼健康的作用不大,因为这非但无法显著减小老年女性骨折的概率,反而可能增大其髋部骨折的风险。[1] 补钙对维生素 D 水平正常的人而言并无好处。相反,每天通过饮食摄入的钙(约 600 mg)足以最大限度地保持骨骼健康。[2]

PHD 科学依据
改善骨骼健康的正确方式

补钙是一种错误做法。造成骨质疏松症的真正原因是维生素 D、维生素 K_2 和镁缺乏。

- 人的骨密度在 25OH–D 的水平为 40 ng/mL 时最大。[3] 但大多数美国人 25OH–D 的水平仅为 20 ng/mL。
- 补充维生素 K_2 能够使髋部和椎骨骨折的发生率分别降低至原来的 1/4 和 1/5。[4]
- 补镁比补钙更能改善骨密度。[5]

更糟的是,后续不断有研究发现,补钙会令脑卒中和心脏病的发病率提高 30% 以上 [6],总体死亡风险也会增大 9%[7]。分析表明,"连续 5 年补充钙或钙 + 维生素 D 会使心肌梗死或脑卒中的发病率上升 6 次 / 千人;相比之下,骨折发生率仅仅降低了 3 次 / 千人。"[8]

心脏病发作和早亡并非补钙造成的唯一风险。

- 摄入钙与老年人大脑损伤有关。[9]
- 护士健康研究显示,补钙导致草酸钙肾结石的患病风险增大了 20%。[10]
- 钙会促进生物膜的形成,加重感染。[11]
- 每天补充 1 200 mg 钙的人更容易患危险的高钙血症。[12]

钙的最佳摄入量

钙的最佳摄入量如今已经十分明确。

- 每天摄入 741 mg 钙即可维持钙平衡。[13] 超出该阈值即造成钙过量,此时身体反而会排出钙。
- 如欲将骨折发生率降至最低,钙的日摄入量应维持在 700~900 mg。[14] 这与上述阈值一致。

将钙的摄入保持在最佳水平很容易通过饮食实现。绿叶蔬菜和乳制品是钙的良好来源，但我们认为喝骨头汤是补钙的最佳途径。

建议购买草饲牛的骨头熬制骨头汤。第一锅汤：文火炖 3 小时，汤中含有油脂、骨髓和肉——但不要炖太久。第二锅汤：文火炖 3~8 小时，同时加一些醋以提取骨头中的矿物质。第二锅汤中含有大量的钙和磷，二者均是骨骼中的主要矿物质。这两锅汤不仅营养丰富，而且含有其他食物缺乏的营养。

骨头汤很可口。可以在炖汤时加入不同的蔬菜，丰富菜品。

不喝骨头汤、不吃乳制品和绿叶蔬菜的人也可以通过饮用矿泉水或服用钙补充剂来摄入钙。应以小剂量服用钙补充剂：每天的剂量不超过 300 mg。

PHD 科学依据
骨头汤的正确饮用量

过量饮用骨头汤也会导致钙摄入超标。据报道，一名年轻的印度板球运动员每周有好几天每天都会喝 1~2 L 骨头汤，结果该运动员在 6 个月后患上了高钙血症。[15]

骨头汤中的钙含量约为 1 500 mg/L。一个普通汤碗的容量为 0.3 L。因此，每天喝 1 碗骨头汤可摄入约 450 mg 钙。

如果实行 PHD，饮食中的绿叶蔬菜和乳制品每天就能为你提供大约 300 mg 钙。因此，每天再喝 1 碗骨头汤就能差不多将你每日钙的摄入量维持在最佳水平。骨头汤每天喝 1 碗足矣，不可过量。

喝骨头汤时，你同样可以跟着自己的感觉走。如果你认为骨头汤很好喝，这说明你尚未补充足够的钙；但如果你觉得自己喝不下了，暂时不喝为上策。

胶原蛋白与其他细胞外基质

人体内有 30% 以上的蛋白质在细胞外基质中。细胞外基质是蛋白质与糖结合形成的"支架"，细胞则附着在"支架"上形成有机结构。

人们对细胞外基质中的化合物已经有了充分了解。胶原蛋白是人体内最丰富的蛋白质，人体内 30% 的蛋白质是胶原蛋白。目前，葡糖胺和硫酸软骨素已成为热门补充剂。透明质酸是细胞外基质中含量最高的多糖。

细胞外基质对人体健康至关重要，但大多数美国人很少吃到这种东西，因为它在瘦肉中含量较低。

有证据表明，摄入细胞外基质的构成成分可以提高人体维持细胞外基质健康的能力。

研究证明，补充胶原蛋白可以在以下方面改善人体健康。

- 骨密度。在实验大鼠的饮食中加入明胶（熟胶原蛋白）的话，可以提高其骨密度。[16]

- 骨关节炎。补充胶原蛋白可使骨关节炎患者的骨关节功能评分提高 33%。相比之下，补充葡糖胺和硫酸软骨素可使该评分提高 14%。[17]

- 类风湿性关节炎。一项针对类风湿性关节炎患者食用鸡肉胶原蛋白的临床研究显示，关节肿胀、疼痛和功能至少改善 20% 和 50% 的患者的比例分别为 69% 和 41%。[18]

- 背痛。与对照组受试者相比，每天补充 1.2 g 胶原蛋白的实验组受试者腰椎疼痛减轻了。[19]

- 皮肤损伤。补充胶原蛋白可以保护皮肤不受夏季阳光的伤害。[20]

那么，我们应该服用胶原蛋白补充剂吗？当然不！

首先，我们同样可以罗列一串研究来证明补充细胞外基质的其他构成成分，如葡糖胺、硫酸软骨素和透明质酸，同样有益。因此，最好同时补充细胞外基质的各种构成成分，而非仅补充胶原蛋白一种。

其次，胶原蛋白补充剂极其昂贵。你几乎不花钱就可以在当地超市获得含胶原蛋白的食材！屠宰场经常将新鲜的富含胶原蛋白和其他细胞外基质的食材——主要为带关节的骨头——直接丢弃。

购买这些带关节的骨头自己炖汤，就能以极低的成本获得全部有机基质。唯一的问题是你得自己做。

其实炖骨头汤是不可避免的，因为如欲补充钙和磷，你同样需要炖骨头汤。记得只购买带关节的骨头。

牛蹄、牛尾和鸡爪中的胶原蛋白等细胞外基质成分含量尤其丰富。所以，使用这些食材炖汤也是很好的选择。

镁

镁是一种对健康有益的矿物质。人体内共有超过 300 种酶需要镁，包括制造三磷酸腺苷（一种能量分子）和合成 DNA、RNA 和蛋白质所需的酶。镁在骨骼和细胞中同样起结构性作用，能够帮助离子通过细胞膜。

缺镁较普遍，且会造成危险

美国国家健康与营养调查显示，大多数美国人都缺镁。白人和黑人男性的镁日摄入量中位数分别为 326 mg 和 237 mg；白人和黑人女性的镁日摄入量中位数分别为 237 mg 和 173 mg。但这 4 个群体的镁日摄入量均低于 RDA——男性为 420 mg，女性为 320~400 mg。[21] 相比之下，旧石器时代人类镁的日摄入量约为 700 mg。[22]

镁的 RDA 是人们基于均衡研究确定的。在控制饮食的条件下，健康男性在摄入约 380 mg 镁后，肠道对镁的吸收开始减少；如果摄入量增加 1 倍，肠道对镁的吸收会减少 60% 左右。[23]

缺镁会引发致命危险。急性缺镁的症状包括肌肉痉挛、心律失常、颤抖、头痛和胃酸反流。

慢性缺镁会引发一系列疾病或症状（或者至少是引发这些疾病或症状的一大因素）：心血管疾病、高血压、代谢综合征、糖尿病、偏头痛、骨质疏松症、甲状腺功能减退、痛经、经前期综合征（PMS）和哮喘。[24] 此外，试验显示，缺镁会导致心脏病发作。[25]

缺镁会导致线粒体衰退和加速衰老。[26] 镁是人体维持正常免疫功能所必需的营养物质，谷胱甘肽的合成也需要镁。[27]

维生素 D 正常功能的发挥有赖于镁的参与。[28] 因此，缺镁会导致人患佝偻病——即便其维生素 D 水平正常。[29]

缺镁会对发育中的胎儿造成损害。一项临床研究显示，孕妇补充镁可使新生儿患脑瘫的风险减小 30%。[30]

此外，镁还可以降低死亡率。

- 水硬度高（镁含量高）的地区居民的心血管疾病死亡率较低。[31]
- 临床试验表明，心脏病患者服用镁补充剂可显著降低死亡率。一项针对心脏病发作者的研究显示，患者接受溶栓治疗前服用镁补充剂可使死亡率降低 24%。[32] 俄罗斯研究人员发现，镁补充剂组受试者在试验期间的死亡风险减小了一半。[33]

读者反馈：补充镁治疗便秘

我母亲患慢性便秘 60 多年了，是你们帮助了她。在有幸读到你们的文章之后，我让她停掉了服用了几十年的番泻叶，改服柠檬酸镁。结果就像打破了魔咒一般，我母亲再也不需要服用有毒的番泻叶了。感谢你们！

海伦娜（Helena）

镁具有轻微的毒性

镁的最佳摄入范围较宽泛。目前尚无证据表明饮食中的镁会达到中毒的水平。

镁中毒的初始症状是腹泻。对肾脏健康的人而言，腹泻可能是镁中毒表现出的唯一症状，这也是镁可以用作泻药的主要成分的原因。作为泻药使用时，2 g 镁（或 17 g 柠檬酸镁）即可使成年人产生稀便。

大剂量补充镁——远高于 2 g——可能造成血压下降，进而导致嗜睡、精神错乱、心律不齐和肾功能减退。极大剂量补充镁则会引发心脏骤停。

镁的最佳摄入量

消除镁缺乏对健康有极大的益处。为了达到该目标，我们建议将镁的日摄入量定为 400 mg 或 400 mg 以上。如果你的肾功能正常，即使你每天（通过食物和补充剂）摄入 800 mg 的镁也不太可能造成镁中毒。我们认为，镁的最佳摄入范围为 400~600 mg。

约有一半的美国人每天通过饮食摄入的镁不足 250 mg，极少有人每天的镁摄入量能达到 500 mg。这表明，大多数美国人需要额外摄入 200 mg 镁。

海菜、坚果（或坚果酱）、咖啡、茶和巧克力都是镁的良好来源。也许这就是这些食物对健康有益的原因。例如，大量食用巧克力可以将心血管疾病和脑卒中的发病率分别降低 37% 和 29%。[34]

服用镁补充剂是最便捷的办法。我们建议你将每天镁的常规补充剂量设定为 200 mg。

第三十三章

锌和铜

- 建议每周食用 110 g 牛肝或羊肝来补充铜。如果你不吃肝脏，也可以服用铜补充剂，剂量为每天 2 mg。
- 适当补锌：每周（而非每天）补 50 mg 为宜。
- 益处：优化铜和锌的摄入可以显著降低心血管疾病的死亡率。

锌和铜是另外两种需要保持均衡的营养物质。其原因之一是，铜锌超氧化物歧化酶——一种极其重要的抗氧化剂——同时含有这两种物质。

意大利塞伦特衰老和长寿研究（ilSIRENTE Study）同样证明了锌和铜保持均衡的重要性。该研究发现，通过血液中铜和锌的比值预测的死亡率比通过铜或锌的含量预测的死亡率准确性更高。[1]

铜

缺铜相关研究最早见于动物，而且造成了严重的影响。

- 缺铜的牛会因心脏萎缩和结疤而猝死。[2]
- 缺铜的猪会死于动脉衰弱或破裂和心脏病发作。[3]
- 缺铜的小鼠会死于血栓、心肌变性和冠状动脉硬化。[4]
- 缺铜会缩短大鼠的寿命，并可能导致其因心脏破裂而猝死。令人不安的是，进行美式饮食的大鼠摄入了更多的果糖，从而增加了铜的消耗。与摄入淀粉的大鼠相比，摄入果糖的大鼠在限制铜摄入量的前提下更容易猝死。[5]

缺铜造成的各种不良影响，如贫血[6]、甲状腺功能减退[7]、毛发变白[8]以及最令人担忧的心脏病，同样会发生在人类身上。

一次试验发现，在将铜的日摄入量由 1.38 mg 适度减至 1 mg 后，23 名受试者中有 4 人出现心脏问题，其中 1 人患了心脏病。作者称：

> 为了开展研究，贝兹维尔人类营养研究中心共招募了 337
> 名此前从未出现过任何与心脏功能相关的健康问题的受试者。
> 这项研究共持续了 11 周，其间我们降低了受试者饮食中铜的含
> 量……结果发现，23 名受试者中有 4 人被诊断出存在与心脏相
> 关的异常。[9]

这一结果令人不安，因为美国确定的铜的 RDA 仅为 0.9 mg，着实太少。

撇开锌而单独讨论铜的固定 RDA 是不恰当的。研究表明，铜的需求量与锌的摄入量具有相关性，但两者的比值并不固定。每天摄入 10 mg 锌和 1.1 mg 铜可保持锌铜平衡。但如果摄入 15 mg 锌，则相应地需要摄入 1.35 mg 铜；如果摄入 20 mg 锌，铜的摄入量就要增至 1.6 mg。[10]

美国人之所以不会因铜摄入过少而患心脏病，似乎是因为他们摄入的锌同样很少。贝兹维尔人类营养研究中心的研究人员为受试者设计的锌日摄入量为 21.5 mg，这几乎是大多数美国人锌日摄入量的 2 倍。

缺铜是普遍现象

2001 年发表的一项研究显示，美国人铜日摄入量的中位数仅为 0.759 mg，远低于 RDA。1/4 的美国人铜的日摄入量不足 0.57 mg；铜的日摄入量达到 1 mg 的美国人也仅有 1/4。[11]贝兹维尔人类营养研究中心的试验表明，铜的日摄入量达到 1 mg 仍然会引发心脏病，所以美国人缺铜已达到了惊人的程度！

这一发现并不值得大惊小怪，因为美国人极少食用富含铜的食物，如肝脏、贝类和坚果。此外，大多数肥料都缺铜，从而导致土壤铜含量低。英国一项研究估计，自 1940 年以来，乳制品、蔬菜和肉类中铜的含量分别下降了 90%、76% 和 55%。[12]

铜的毒性

铜中毒时有发生，尤其是使用铜容器盛放饮料的话。铜中毒的症状包括腹痛、恶心、呕吐和腹泻，这些都是身体在消除多余的铜的表现。一旦人体内的铜过量，肝脏和肾脏就会受损。

美国食品与营养委员会为美国人每天铜的摄入规定了 UL，即 10 mg。[13] 虽然有不少研究称每天摄入 6~10 mg 铜并不会造成不良影响，但一项研究确实观察到，连续 5 个月每天摄入 7.8 mg 铜会造成轻微的不良影响。[14]

虽然食物中的有机铜很安全，但是铜补充剂、铜管、铜制卫生器具和炊具中的无机铜造成的毒害作用很大。这些无机铜与老年人患认知障碍和神经退行性变性疾病有关联。[15]

铜的最佳摄入量

我们估计，铜日摄入量的安全上限为 2~4 mg。美国设定的铜的 RDA 为 0.9 mg，这着实太低，因为研究发现，将铜的日摄入量从 1 mg 增至 1.4 mg 可显著改善人的健康状况。不幸的是，铜的日摄入量能达到 2 mg 的美国人仅占 5%。

铜含量最高的食物有牛肝、羊肝、牡蛎、香菇、黑巧克力、腰果、鱿鱼和龙虾。

你可以每周吃 110 g 牛肝或羊肝来为身体提供 12~16 mg 铜；当然，你也可以选择每天服用 2 mg 铜补充剂。这两种方法均能将铜的摄入量维持在最佳水平。（其他动物肝脏中铜的含量不如牛羊肝脏中的高。110 g 的猪肝和鸡肝分别只能为人体提供 0.8 mg 和 0.4 mg 铜。）注意，每周牛肝和羊肝的食用量不可超过 110 g；如果你想多吃肝脏，可以换成鸡肝，以免因铜摄入超标而造成风险。

另外，吃 30 g（可可脂含量为 85%）黑巧克力可以为人体提供 1 mg 铜，再吃一些海鲜和坚果，同样可以将铜的摄入调至最佳水平。

由于有证据表明补充剂中的无机铜有毒，而食用肝脏还会带来其他益处（如为人体提供胆碱和少量的矿物质），我们建议采取下列策略，通过饮食摄取铜。

- 每周食用 110 g 牛肝或羊肝。
- 每周食用 110 g 鸡肝、鸭肝或鹅肝，每天吃 30 g 黑巧克力，并常吃坚果和海鲜。

锌

锌是一种重要的矿物质，缺锌会带来致命危险。在锌补充剂出现之前，患过敏性结肠炎（一种遗传病，会影响锌吸收）的婴儿有可能会夭折。

严重缺锌会使人患侏儒症、性成熟迟缓、长皮疹、脱发、腹泻、免疫功能受损、伤口愈合缓慢、夜盲、抑郁、认知能力下降和发生行为障碍。轻度缺锌会损害免疫功能。[16]

锌和铜在体内的一个重要功能是形成人体必需的氧化剂——超氧化物歧化酶。兔子胆固醇中毒试验（研究动脉粥样硬化的经典动物模型之一）显示，补充铜和锌可以预防动脉粥样硬化。[17]

缺锌是普遍现象

美国女性和男性锌的 RDA 分别为 8 mg 和 11 mg。而美国女性和男性锌的平均日摄入量分别为 9 mg 和 14 mg。

即使以 RDA 为标准进行衡量，缺锌仍然是普遍现象。大约 1/3 的美国人锌的日摄入量低于 RDA。缺锌在吃肉较少的老年人中更为普遍。意大利老年人锌的日摄入量尚不足 RDA 的一半。[18] 约有 20% 的孕妇被诊断为缺锌，这可能对孩子造成长期影响。[19]

我们认为美国设定的锌的 RDA 过低，锌的正常日摄入量应大于或等于 15 mg。按照该标准衡量，大多数美国人都缺锌。

锌的最佳日摄入量约为 15 mg，这一观点得到了临床试验的支持。临床试验显示，补锌能提高人体的免疫力，改善儿童的生理和心理发育情况等。[20] 观察研究也得出了类似的结论：锌的日摄入量小于 14 mg 与前列腺癌的死亡率上升有关联。[21]

读者反馈：用抗氧化剂治疗便秘

我目前正在实行 PHD，几个月来也一直在坚持服用 PHD 推荐的补充剂和其他治疗性补充剂。上周，我开始补锌和 NAC。从这周开始，我多年来第一次没有便秘，实在是太神奇了！

匿名者

锌的毒性

人每天锌的 UL 为 40 mg。其原因是高水平的锌可通过影响肠道对铜的吸收而导致身体缺铜。因此，大量摄入锌会降低铜锌超氧化物歧化酶的水平。[22]

大量摄入锌不仅会导致缺铜，还会使前列腺癌的患病风险大大增加。[23]

锌摄入过量会对人体产生神经毒害作用，患上神经退行性变性疾病是长期大剂量摄入锌最有可能造成的不良影响。有观点认为，阿尔茨海默病可能是由锌过量和铜缺乏引起的。[24] 同时大量摄入锌和铜可能加重肌萎缩侧索硬化，这是一种与铜锌超氧化物歧化酶积聚有关的疾病。[25]

过量摄入锌还会促进病原体繁殖。锌是病原体所需的关键营养素。人感染病原体后，免疫细胞会通过释放钙防卫蛋白（一种锌螯合剂）剥夺病原体的锌。在所有矿物质中，锌似乎最有益于真菌生长。[26]

锌的最佳摄入量

每天摄入超过 15 mg 锌似乎是一个有益的选择，但前提是摄入足量的铜，以维持锌铜平衡。但锌摄入过量（如每天摄入超过 40 mg）是极其危险的做法。

基于锌铜平衡研究 [27]，我们建议搭配摄入铜（每天摄入 2~4 mg）和锌（每天摄入 15~30 mg）。

实行 PHD 的人每天通常能摄入 10~15 mg 锌。因此，除食量大的运动员和大量食用含锌食物（如牡蛎）的人外，我们建议其他人服用锌补充剂，但每天最多服用 10 mg。

确保锌摄入处于最佳水平很简单：每周吃 7 只牡蛎，或者每周服用 50 mg 锌补充剂。

第三十四章

维生素 C

- 每天补充约 1 g 维生素 C。
- 维生素 C 益处多多，而且几乎不会造成任何危险。

人体许多成分的制造离不开维生素 C，比如：

- 胶原蛋白，即所有器官、骨骼和组织的"支架"；
- 肉碱，可将脂肪运输至线粒体；
- 去甲肾上腺素和肾上腺素，即与警觉性、性欲和动力有关的激素和神经递质；
- 酶，参与肽类激素的分泌、酪氨酸的代谢和胆汁酸的生成。

维生素 C 也是人体维持谷胱甘肽——免疫系统的主要抗氧化剂——的水平所必需的维生素。

维生素 C 缺乏的信号可能包括易发生龋齿（或易骨折）、毛发（或牙齿）脱落、出现瘀伤、牙龈出血、肌肉流失（或增肌困难）、伤口愈合缓慢、关节疼痛和肿胀。严重缺乏维生素 C 甚至会致人死亡。

维生素 C 缺乏较为普遍，且会产生严重影响

美国国家健康与营养调查发现，在美国成年人、青少年男性和青少年女性中，维生素 C 的日摄入量不足 30 mg 的人分别占 18%、14% 和 20%。这些人维生素 C 的日摄入量与美国成年人和青少年维生素 C 的 RDA 相差甚远：成年男性的 RDA 为 90 mg，成年女性和青少年男性的 RDA 均为 75 mg，青少年女性的 RDA 为 65 mg。

血液检测发现，34% 的男性和 27% 的女性存在维生素 C 缺乏或耗竭的问题，即其血液维生素 C 水平低于 28 mmol/L。老人、病患、酗酒者、吸烟者、肥胖者和承受压力的人最容易缺乏维生素 C，而且他们对维生素 C 的需求更多。[1]

人体缺乏维生素 C 会造成严重甚至致命的影响。

- 缺乏肉碱会令身体疲劳、虚弱，线粒体也会因此加速衰老。
- 缺乏胶原蛋白会令身体所有组织和器官，包括心脏、血管、肌肉、肠道和骨骼肌衰弱。伤口也会因缺乏胶原蛋白而难以愈合。
- 无法"回收"谷胱甘肽会使氧化应激加剧，弱化免疫防御，从而造成感染和发炎。

同时缺乏维生素 C 和其他营养物质造成的影响更加严重。例如，同时缺乏硒和维生素 C 会导致大量肌肉细胞死亡。[2]

维生素 C 的最佳日摄入量可能远高于 RDA。研究显示，只有当维生素 C 的日摄入量达到 400 mg 时，健康年轻人的血细胞——可能还包括其他细胞——才会停止吸收维生素 C。[3]

病患服用大剂量的维生素 C 对病情有益。维生素 C 有助于治疗许多病毒感染性疾病。我们曾在博客中讲过一名新西兰男子的故事。就在医生认为他已经毫无希望、意欲关闭其生命维持系统时，这名男子竟然靠着每天服用 100 g 维生素 C 康复了。[4] 罗伯特·卡思卡特（Robert Cathcart）博士给 1.2 万名患者开过大剂量的维生素 C，发现维生素 C 可以有效地治疗许多感染性疾病。[5]

维生素 C 的功效也得到了大量研究的支持。补充维生素 C 可显著降低死亡率，尤其是心血管疾病的死亡率。

- 在美国第一次国家健康与营养调查（NHANES I）期间开展的流行病学随访研究显示，当维生素 C 的日摄入量达到 300 mg 或 300 mg 以上时，男性和女性的全因死亡率分别降低了 35% 和 10%，心血管疾病的死亡率分别降低了 42% 和 25%，癌症的死亡率分别降低了 22% 和 14%。每天摄入 800 mg 维生素 C 的男性的寿命比仅按 RDA 摄入维生素 C 的男性的寿命长 6 年。[6]

- 护士健康研究对 8.5 万名女性进行了长达 16 年的跟踪调查，结果发现，补充维生素 C 可使心脏病的发病风险减小 28%。[7]
- 在对 9 项前瞻性队列研究（共涉及 29 万名成年人，平均随访时间为 10 年）进行分析后研究人员发现，相对于不补充维生素 C 的受试者，每天补充超过 700 mg 维生素 C 的受试者患冠状动脉性心脏病的风险减小了 25%。[8]

维生素 C 通常无害

即使摄入大剂量的维生素 C 也很难造成明显的不良影响。研究发现，人对每天通过静脉注射的 120 g 维生素 C 具有良好的耐受性，且每天摄入这么多的维生素 C 不会造成危险。[9]

每天口服 4 g 维生素 C 可能导致反胃，并最终引发腹泻。基于此，我们将维生素 C 的 UL 定为 2 g。[10] 但肠道的耐受性并不是不变的；患者即使口服 100 g 维生素 C 也可能不会超过肠道的耐受极限。肠道对维生素 C 不耐受可能始于身体停止吸收和利用维生素 C。因此，肠道开始对维生素 C 不耐受仅表明维生素 C 在该剂量下不再产生益处，而非中毒的标志。

癌症患者慎用维生素 C

维生素 C 可保护所有人体细胞——包括癌细胞——免受伤害。[11] 由于维生素 C 会妨碍化疗效果，癌症患者应间歇性地补充维生素 C，并在化疗期间停止补充。

本章小结

现代快节奏的生活很容易导致人缺乏维生素 C。长期缺乏维生素 C 会造成严重后果，而且不易被察觉，因为其不良影响是逐渐累积的。在确诊患某种与维生素 C 缺乏相关的疾病前，患者可能已经有多年的维生素 C 缺乏史了。

通过饮食获取适量的维生素 C 是一种可行的办法。维生素 C 在柑橘类水果（如柠檬和橘子）中的含量约为 530 mg/kg；在甜豌豆和花椰菜中的含量约为 880 mg/kg；在菠菜中的含量约为 280 mg/kg；在土豆、红薯和西红柿中的含量约为 200 mg/kg。但许多蔬菜中的维生素 C 含量较低。例如，1 kg 甜菜根或洋葱中仅有约 44 mg 维生素 C。此外，烹饪还时常造成维生素 C 流失。

不吃富含维生素 C 的蔬菜和水果的人可以每天服用 500 mg 维生素 C 补充剂。按该剂量补充维生素 C 非但不会造成任何伤害，反而具有显著的益处，如降低死亡率。因此，我们建议有需要的人服用维生素 C 补充剂。

　　病患和承受压力的人应进一步增加维生素 C 的补充剂量——正如罗伯特·卡思卡特博士所建议的那样，以服用后不会反胃的最大维生素 C 剂量作为肠道的耐受剂量。

第三十五章

胆碱和叶酸

- 优化胆碱的摄入可以预防出生缺陷、肝病、肥胖症、心血管疾病和癌症；95% 的美国人缺乏胆碱。

- 补充合成叶酸虽然对备孕的女性有益，但不利于缓解胆碱缺乏。大多数人应通过饮食摄取天然叶酸。

- 如欲补充胆碱，可每天吃 3 个蛋黄，每周吃 1 次肝脏。天然叶酸可以通过食用动物肝脏、蛋黄、海菜、绿叶蔬菜和蘑菇获取。

　　胆碱是一种极其重要的营养素，是制造乙酰胆碱（一种神经递质）和磷脂（细胞膜中的脂质）必需的营养物质。胆碱同时也是一种甲基供体，能够为甲基化反应，如基因调控所需的 DNA 甲基化，提供甲基基团。

　　合成叶酸是一种合成维生素，在人体内会形成各种形式的"天然叶酸"，包括四氢叶酸。四氢叶酸可以与甲基结合形成甲基四氢叶酸。甲基四氢叶酸是一种重要的物质，它可以通过贡献甲基基团为众多生物过程，包括沿着胆碱合成的路径"回收"同型半胱氨酸提供支持。此外，甲基四氢叶酸还会为多巴胺（一种神经递质）、血清素和去甲肾上腺素的合成提供支持。

因此，胆碱和合成叶酸这两种营养物质在大脑和神经功能、脂质代谢、DNA 健康以及其他许多方面起着重要的作用。

肝脏和蛋黄中含有丰富的胆碱，但这两种食物美国人已经不常吃了，胆固醇被妖魔化是造成这一现象的部分原因。与此同时，自然界不存在的合成叶酸在美式饮食中的含量已经达到了极高的水平。

- 每片复合维生素和孕期维生素中合成叶酸的含量分别为 400 μg 和 800 μg。
- 美国自 1973 年起开始向面粉和谷物中添加合成叶酸，并且于 1998 年进一步增加了合成叶酸的添加量。如今，美国要求叶酸强化型面粉中的合成叶酸含量达到 1 543 μg/kg。

饮食每天可以为人体提供约 300 μg 天然叶酸。服用复合维生素的美国人所摄入的合成叶酸占叶酸总摄入量的 65%；服用孕期维生素的女性所摄入的合成叶酸占叶酸总摄入量的 75%。每天食用大量烘焙食品和麦片且服用孕期维生素的女性每天很容易摄入 1 500 μg 甚至 1 500 μg 以上的合成叶酸，但人每天对叶酸的耐受上限为 1 000 μg。[1]

向大众供应合成叶酸是出于利民考虑颁布的一项公共卫生政策，但遗憾的是，结果并不令人满意。

合成叶酸

补充合成叶酸与成年人癌症和心血管疾病的患病风险增大有关联。

- 癌症。食物中的天然叶酸似乎具有预防癌症的功效，但每天补充 1 mg 合成叶酸会令患前列腺癌的风险增大 1 倍。[2] 在向面粉中添加合成叶酸后，智利居民结肠癌的发病率翻了一番。[3] 有关前列腺、肺、结肠、直肠、乳腺和卵巢的癌症筛查试验显示，每天摄入 400 μg 合成叶酸会令乳腺癌的患病风险增大 20%。[4] 雌性大鼠摄入叶酸后，其幼鼠患乳腺癌的概率增大了 1 倍，而且肿瘤的生长速度也更快了。[5]
- 癌症及死亡率。挪威的一项试验研究发现，每天摄入 0.8 mg 合成叶酸和少量维生素 B_{12} 的人患癌和死亡的概率分别增加了 21% 和 38%。[6]
- 心脏病发作、脑卒中及死亡率。加拿大的一项试验研究中，研究人员每天为糖尿病患者提供 2.5 mg 合成叶酸以及少量的维生素 B_6 和维生素 B_{12}。结果显示，合成叶酸组受试者的死亡率上升了 20%，心脏病发作或截肢的风险增大了 1 倍，脑卒中的风险增大了 6 倍，而且肾损伤更加严重。[7]

孕期服用合成叶酸可以减小新生儿发生神经管缺陷的概率，而神经管缺陷可引发脊柱裂等问题。但有迹象表明，母亲孕期服用复合维生素会增加子女患哮喘和自闭症的概率。

- 母亲孕期补充合成叶酸会增加子女患哮喘的概率。[8] 雌性小鼠在孕期服用合成叶酸会造成幼鼠患哮喘。[9]

- 母亲孕期每天服用含 1 mg 合成叶酸的复合维生素与子女患自闭症之间的相关性高达 87%。[10]（与之相反，最近一项研究发现，自闭症儿童的母亲孕期摄入的合成叶酸比正常儿童的母亲孕期摄入的略少。[11]）

合成叶酸的毒害作用机制尚不明确。人体无法完全将合成叶酸转化为天然叶酸。有一种观点认为，人体内低水平的合成叶酸产生毒性是造成上述不良影响的原因。[12]但叶酸过量似乎是更加合理的解释。而合成叶酸造成上述影响的一个可能途径是增强基因沉默。

经过进化，人体的生理功能似乎已被优化，人体能够适应食物中天然存在的叶酸——每天 300~400 μg。但我们的基因很有可能无法很好地应对如今通过复合维生素和叶酸强化型食物进入人体的高水平合成叶酸。

PHD 科学依据
合成叶酸与基因调控异常

叶酸最重要的作用之一是通过将 DNA 甲基化以支持基因沉默。通常，人体内的叶酸水平升高意味着基因沉默增强。

只有饮食中含有特定水平的叶酸，人类的基因才能发挥最佳功能。在饮食之外补充合成叶酸会造成基因甲基化异常，从而导致 1 000 多种基因调控异常。

我们发现，尽管叶酸的摄入水平……低于叶酸强化指南中规定的水平，但仍然会造成基因调控明显异常。[13]

新生儿表观遗传学研究（NEST）的早期结果证实，在孕期补充合成叶酸的母亲所生的孩子确实会出现甲基化异常。[14]通常来说，甲基化异常不太可能对人类有益。

雌性小鼠在孕期服用合成叶酸会使幼鼠出现表观遗传变化，比如，幼鼠的毛色由黄色变为黑色。[15]

如果补充合成叶酸有风险，那么我们又该如何预防神经管缺陷呢？其实，有一个比服用合成叶酸更好的办法。

胆碱

直到 1998 年，即叶酸强化运动开始 25 年后，胆碱才被正式确定为一种必需营养素。根据预防肝脏损伤所需的胆碱，美国食品与营养委员会将男性和女性胆碱的每日适当摄入量分别定为 550 mg 和 425 mg。[16]

按照上述标准，几乎所有美国人都缺乏胆碱。护士健康研究发现，仅有不足 5% 的护士摄入了足量的胆碱。[17] 美国国家健康与营养调查显示，美国人中摄入足量胆碱的人仅占 10%。[18]

官方确定的每日适当摄入量可能过低，而增加胆碱的摄入能够带来巨大的益处。

- 胆碱能够预防代谢综合征、脂肪肝和肥胖症。胆碱缺乏本身会引发代谢综合征（胰岛素抵抗、血清甘油三酯水平升高、血清胆固醇水平升高）和肥胖症。在低蛋白质饮食的共同作用下，胆碱缺乏更是会诱发脂肪肝。[19] 而补充胆碱则可以迅速治愈脂肪肝。研究显示，胆碱能在短短 12 天内将肝脏脂肪含量从 15% 降低至 4%。[20]

- 胆碱具有抗炎作用。[21] 阿提卡研究（ATTICA Study）显示，膳食胆碱含量丰富的人体内炎症标志物——白介素 –6（IL–6）、肿瘤坏死因子 – α（TNF–alpha）和 C 反应蛋白（CRP）的水平最低。[22] 护士健康研究表明，膳食胆碱摄入较多的人的炎症标志物指标得到改善，如脂联素的水平升高、抵抗素和 C 反应蛋白的水平降低。[23]

- 胆碱能预防癌症。饮食中缺乏胆碱可在短短一个月内加重 DNA 损伤。[24] 而胆碱摄入充足的女性患乳腺癌的风险减小了 24%。[25]

- 胆碱可促进婴儿的智力发育。孕妇尤其需要注意摄入足量的胆碱，因为母亲在孕期缺乏胆碱会导致子女患永久性记忆和学习障碍。[26]

- 胆碱可预防叶酸缺乏。胆碱有助于叶酸多种功能的发挥，并且能缓解叶酸缺乏。[27]

- 在预防神经管缺陷方面，胆碱优于叶酸。服用含有叶酸的复合维生素可以将发生神经管缺陷的风险减小一半。[28] 但一项针对美国加利福尼亚州孕妇的研究发现，相对于孕期胆碱摄入量处于第一个四分位区间的母亲，孕期胆碱摄入量处于最后一个四分位区间和中值区间的母亲生育的子女发生神经管缺陷的概率分别增加了 17 倍和 7 倍。[29]

最后一项统计数据值得进一步分析。将叶酸维持在最高水平能够将发生神经管缺陷的风险减小一半,而部分缓解胆碱缺乏却能够使患病风险减至 1/17。(需要注意的是,处于第一个四分位区间的大多数女性的胆碱摄入量仍然低于美国官方确定的每日适当摄入量。)神经管缺陷可能是由胆碱缺乏造成的,而摄入叶酸并不能有效地缓解胆碱缺乏。

叶酸和胆碱的最佳摄入量

我们建议只从饮食中获取叶酸,即使是在怀孕期间。富含叶酸的食物——动物肝脏、蛋黄、海菜、绿叶蔬菜、蘑菇、甜菜根和坚果——往往也富含维生素 A 和胆碱。因此,应将它们当作实行 PHD 期间的主要食材。

此外,我们建议将叶酸强化型食物——市售的烘焙食品和谷物制品——从饮食中去除。如果你在实行 PHD,则需要将叶酸强化型白米淘洗之后再使用以去除含有叶酸的衣层。

大量摄入胆碱能够带来巨大的益处。食用高胆碱食物对备孕期或孕早期女性至关重要。幸运的是,食用蛋黄和动物肝脏可以轻松地改变人体内胆碱的水平。我们建议每天吃 3 个蛋黄,每周吃 110~225 g 动物肝脏(牛肝或羊肝每周最多吃 110 g,以免摄入过量的铜;如果想吃更多的动物肝脏,可以选择鸡肝、鸭肝或鹅肝)。食用蛋黄和动物肝脏即可保证胆碱的日平均摄入量达到 420~490 mg(其中 350 mg 的胆碱来自蛋黄,70~140 mg 的胆碱来自动物肝脏)——这与美国官方为女性定的胆碱的每日适当摄入量相当,再食用一些其他含有胆碱的食物,足以将胆碱维持在良好的水平。

第三十六章

其他维生素、矿物质等营养素

- 许多营养物质只适合偶尔补充（我们建议每周补充 1 次）或者在特殊情况下补充（比如维生素 E 适合在减肥期间补充）。
- 有些营养物质，比如锰，我们完全不需要补充。

我们先讨论复合维生素中含有的我们前文已讨论过的营养素之外的营养素，再对有关微量营养素的调查做一个总结。

B 族维生素

B 族维生素具有水溶性，可随尿液排出体外，因此我们服用它们的中毒风险较小。

- 由于有些 B 族维生素——维生素 B_1（硫胺素）、维生素 B_2（核黄素）、维生素 B_5（泛酸）、维生素 B_7 和维生素 B_{12}——是无毒的，美国食品与营养委员会甚至没有为它们设置 UL。
- 维生素 B_6 的每日 UL 相对较高，为 100 mg，是 RDA 的 50 倍不止。

- 合成叶酸（每日 UL 为 1 mg）和烟酸（每日 UL 为 35 mg）的潜在风险更大。

人们普遍缺乏 B 族维生素

大多数美国人并不服用复合维生素，而且他们还摄入大量"无营养热量"，如饮用含糖饮料。其结果是，美国人常常缺乏 B 族维生素。

- 12% 的健康人和 33% 的心力衰竭者缺乏维生素 B_1。[1]
- 25%~75% 的人缺乏维生素 B_2，多项研究提示了缺乏维生素 B_2 的后果：按由高到低的顺序排列，维生素 B_2 摄入量排在后 20% 的人患白内障的概率比排在前 20% 的人患白内障的概率大 1 倍[2]；27% 的心力衰竭者因缺乏维生素 B_2 而出现红细胞功能缺陷[3]；维生素 B_2 摄入量排在后 25% 的人患晚期结直肠腺瘤的概率是排在前 25% 的人患晚期结直肠腺瘤的 2 倍[4]。
- 38% 的心力衰竭者缺乏维生素 B_6。[5]

实行全食物饮食法，如 PHD，极少造成 B 族维生素缺乏。尽管如此，考虑到 B 族维生素的低毒性，我们还是有必要进行预防性补充。

补充大剂量 B 族维生素的益处

虽然 B 族维生素对健康人的益处少有文献记载，但补充大剂量 B 族维生素对某些疾病具有治疗作用。

- 临床试验发现，维生素 B_1 能够有效改善糖尿病患者尿中含有微量白蛋白的情况。[6]
- 临床试验发现，维生素 B_2 降低了偏头痛的发作频率。[7]
- 两名脑病患者在服用生物素和维生素 B_1 后"症状显著改善"。[8]

我们的建议

B 族维生素毒性低意味着它们是安全的补充剂。虽然全食物饮食中极少缺乏 B 族维生素，但我们仍然建议合理（并非每天）补充 B 族维生素。

我们建议偶尔服用 50 mg 维生素 B_1、50 mg 维生素 B_2、50 mg 维生素 B_6、500 mg 维生素 B_5（或泛酸酸）、5 mg 生物素以及 500 mg 维生素 B_{12}——每周不超过 1 次。

我们在这里列出的这些营养素的平均剂量比 RDA 和除烟酸与合成叶酸之外的维生素的剂量都要大。由于 B 族维生素缺乏的症状在一周以后才会显现，服用大剂量 B 族维生素有助于预防 B 族维生素缺乏。

PHD 科学依据

为什么按周补充微量营养素可能是最佳策略

我们体内储备的微量营养素足以维持一周或更长的时间，因此我们不需要每天补充大量微量营养素。

微生物寿命较短，时刻需要营养。

按一定的时间间隔间歇性地为身体提供营养有助于让体内的微生物长期处于饥饿状态，方便免疫系统对其发起攻击或使其失去抑制免疫防御的能力。

细菌和其他微生物主要依赖 B 族维生素生存。因此，每周补充 1 次 B 族维生素是最理想的做法。这样做的话，细胞仍然可以吸收所需的特定维生素，其余的则随尿液排出体外，而且能够确保细菌体内的 B 族维生素在一周的大部分时间里都处于极低水平。

我们不建议补充烟酸的原因

人体几乎不需要补充烟酸，因为它含量丰富：烟酸在大多数肉类和植物性食物中的含量分别为 44 mg/kg 和 11 mg/kg。因此，在实行 PHD 期间，你每天可摄入约 30 mg 烟酸，该摄入量是 RDA 的 2 倍，更是预防烟酸缺乏所需每日烟酸量的 3 倍。

应避免过量摄入烟酸的原因如下：人类和细菌都可以利用烟酸；摄入大量烟酸不利于控制血糖，这也是为什么有人认为 1973 年以来在饮食中添加烟酸是肥胖症流行的主要原因之一。[9]

维生素 E

维生素 E 是除维生素 A、维生素 D 和维生素 K 之外的另一种脂溶性维生素，它能够预防多不饱和脂肪发生过氧化反应。

维生素 E 的临床表现不佳。在对 19 项相关临床试验研究进行荟萃分析之后研究人员发现，在研究期间每天补充 400 IU 以上维生素 E 的受试者死亡风险增大了 4%。在 13.5 万名受试者中有 12 504 人死亡。[10]但随后的一次试验显示，维生素 E 组和安慰剂组受试者的死亡率并无区别。[11]

最近的两项研究分别观察了单独补充维生素 E 与综合补充维生素 E 和维生素 C（或硒）的效果。结果未发现补充维生素 E 的任何益处。

- 在一次临床试验中，约 1.5 万名男性医生被分为维生素 E 组和维生素 C 组。其中维生素 E 组受试者连续 10 年每天服用 200 IU 维生素 E，维生素 C 组受试者连续 10 年每天服用 500 mg 维生素 C。结果表明，维生素 E 组和维生素 C 组受试者的总死亡率分别上升了 8% 和 7%。[12] 但研究人员认为这些差异不具有显著性。
- 在硒 – 维生素 E 癌症预防试验（SELECT 试验）中，3.5 万名男性在 5.5 年间每天补充 400 IU 维生素 E 和 200 μg 硒。[13] 结果显示，安慰剂组受试者的死亡率最高，但结果同样不具有显著性。

虽然无法基于上述研究得出结论，但每天补充 400 IU 以上的 α – 生育酚可能造成危险，这可能是大剂量的维生素 E 会产生毒害作用的缘故，也可能是不同类型的维生素 E 之间失去平衡的缘故。

但减肥者应补充维生素 E。一方面，人体组织中的维生素 E 流失速度较快；另一方面，脂肪组织会连续多年对外释放多不饱和脂肪酸，而多不饱和脂肪酸需要维生素 E 的保护。[14] 因此，减肥期间应合理补充维生素 E。

富含维生素 E 的食物有红棕榈油、杏仁（或杏仁酱）以及榛子。红棕榈油味道极其浓郁，可用来调味。如果需要服用维生素 E 补充剂，建议选择同时含有生育酚和三烯生育酚的产品，而非仅仅含有生育酚的产品。

铬

由于目前尚无检测人体铬水平的好办法，而且食品中铬的含量也没有被很好地标识，研究人员很难检测或衡量人体中铬的水平。鉴于无法通过检测手段了解人是否缺铬，我们很难将缺铬与健康问题联系起来。

虽然活人体内铬的水平难以检测，但我们可以精确地量化死者组织样本中铬的含量。尸检为人体对铬的需求提供了线索。

与意外死亡者相比，心脏病死亡者心脏中镁、铜、铬的含量分别低 24%、17% 和 46%，但钙的含量高出 26%。（作为心脏病发作的主要危险因素，冠状动脉钙化一般是由缺乏维生素 D 和维生素 K$_2$ 造成的。）在镁、铜和铬含量方面，意外死亡者和心脏病死亡者之间的标准差为 8%、4% 和 3.3%。[15]

这些数据有力地表明，镁、铜和铬是保持心脏健康必需的矿物质，缺乏这些矿物质会导致心脏病发作。另外，值得注意的是，几乎所有死于心脏病发作的人都缺乏这 3 种矿物质。

肠外营养（即静脉营养）以前并不含铬。但接受肠外营养的患者出现了不明原因的体重下降、葡萄糖利用障碍和周围神经病变，而这些症状在患者连续两周每天补充 250 μg 铬之后即可消失。这是铬是一种重要营养素的另一个例证。[16]

铬的主要作用是帮助葡萄糖进入细胞。随着人体内铬水平的提高，更多的葡萄糖从血液进入细胞。中国研究人员发现，每天服用 1 000 μg 吡啶甲酸铬的糖尿病患者的血糖水平比安慰剂组受试者的低 15%~19%。[17]

铬对糖尿病患者是否有益目前尚不明确。铬无法清除多余的葡萄糖，只能将其送入细胞。至于葡萄糖是在细胞外部产生的毒性强还是在细胞内部产生的毒性强，目前尚不得而知。

最需要快速吸收葡萄糖的细胞是免疫细胞。免疫细胞利用葡萄糖产生活性氧来杀灭真菌和细菌。因此，缺乏铬会削弱免疫细胞的杀伤力。

动物实验已经证实了铬在帮助免疫系统防御真菌感染方面的重要性。缺铬会使山羊发生全身性真菌感染。[18] 此外，铬对真菌具有直接杀伤力。[19] 因此，铬很可能在免疫系统攻击细菌的过程中发挥着一定的作用。

美国人可能普遍缺铬。据估计，美国女性每日铬的摄入量为 23~29 μg，男性每日铬的摄入量为 39~54 μg。[20] 但这可能远远不够。

铬似乎不具有较强的毒性。多项研究显示，连续几个月每天补充 1 000 μg 铬并不会产生不良影响。也有研究发现，连续 4~5 个月每天服用 1 200~2 400 μg 铬会导致肾衰竭。偶有研究发现铬的服用剂量不足 1 000 μg 也会造成肾衰竭。[21]

目前尚无足够的信息来支持我们确定铬的最佳摄入范围。但我们认为，每周补充 200~400 μg 铬是明智之举。

锰

每日补充的复合维生素中锰的含量为 2.3 mg，该剂量同时也是 RDA。但我们不建议额外补充锰。

首先，进行天然饮食很少会造成锰缺乏，因为鱼类、贝类和植物性食物中都含有锰，有的含量甚至很高。榛子中锰的含量为 130 mg/kg，松子中锰的含量为 110 mg/kg，大部分香料中锰的含量为 90 mg/kg，贝类（如贻贝）中锰的含量为 65 mg/kg，核桃和澳洲坚果中锰的含量为 45 mg/kg，蓝莓、菠萝和巧克力中锰的含量为 20 mg/kg，土豆、鱼类、海菜、豌豆、洋葱和其他许多食物中锰的含量也有约 10 mg/kg。因此，实行 PHD 每天轻而易举就可以摄入 5 mg 锰。

其次，锰是一种神经毒素。锰中毒的症状与帕金森病的症状极为相似，而且中毒者还会表现出与精神分裂症患者类似的行为。[22]

较小剂量的锰即可引起神经系统方面的症状。

- 在希腊，锰含量为 2 mg/L 的水会造成饮用者普遍出现神经系统方面的症状。这意味着每天摄入 5 mg 锰即可产生神经毒性。[23]
- 饮用锰含量为 0.8 mg/L 的饮用水的儿童智力测试得分较低。[24] 饮用锰含量为 0.6 mg/L 的饮用水的儿童容易患多动症。[25]

饮用水并非锰的唯一来源。通过食物和复合维生素摄入大量锰的人患帕金森病的概率会增加 70%。[26] 铁是另一种可致人患帕金森病的微量元素。因此，铁和锰摄入量均高于中位数的人最有可能患帕金森病。

上述研究表明，正常饮食中的锰已经接近致人中毒的水平。因此，复合维生素中的锰非但不会发挥已知的益处，反而会带来风险。锰的潜在毒性是我们应避免服用复合维生素的一大因素。

铁

铁是人体必需的营养素，也是血红蛋白等数百种蛋白质和酶的组成成分。

月经正常的女性、孕妇、素食者、幽门螺杆菌感染者和耐力运动员通常缺铁。贫血是缺铁造成的主要影响，其症状包括疲劳、心率加快、心悸、用力时呼吸急促、运动能力差和体力不济等。

不献血的男性和绝经后的女性体内的铁常常过剩。30% 的人携带某种等位基因，如果不献血，这些人会出现铁过量。

PHD 纳入的食物，如红肉、肝脏和贝类铁含量丰富。此外，补充维生素 C 有助于人体对铁的吸收。因此，人缺铁的风险较小。

由于铁含量过低和过高都具有风险，我们建议你偶尔检测一次血铁水平，尤其是在孕期。一般而言，将铁蛋白的水平保持在正常参考范围的下限更有利于身体健康。作为最有可能缺铁的人，孕妇可通过食用高铁食物和服用铁补充剂来补铁；铁水平过高的人则可以通过献血来降低体内的铁水平。

其他微量元素

复合维生素中常见的矿物质还有以下几种。

- 钼是维持生命的必需元素，在土壤中的含量极低。虽然没有证据显示健康人缺钼，但每周补充 150 µg 钼是明智之举。复合维生素一般每天能为人体提供 45 µg 钼，相当于每周提供 315 µg 钼。

- 硼有助于维护骨骼健康 [27] 和大脑功能 [28]，并能预防癌症 [29]。复合维生素一般每天能为人体提供 150 µg 硼，每周差不多能提供 1 mg 硼。我们建议每周补充 3 mg 硼。

- 镍也是复合维生素中的一种矿物质。复合维生素一般每天能为人体提供 5 µg 镍。由于 PHD 纳入的食物中镍的含量丰富，我们不建议额外补充镍。

- 硅可促进胶原蛋白合成，帮助伤口愈合，并能提高骨骼强度。[30] 弗雷明汉后代研究显示，膳食硅摄入充足的人（每天摄入超过 40 mg）的骨骼最强壮，而每天膳食硅摄入量不足 14 mg 的人骨骼最脆弱。[31] 复合维生素通常一天只能为人体提供 2 mg 硅，远没有膳食所能提供的多。不幸的是，硅并未被列入美国农业部的营养数据库，所以我们无从得知人体能够通过 PHD 获得多少硅。我们认为，硅是你应该合理补充的微量元素。

- 钒在维持甲状腺功能和控制血糖方面发挥着重要的作用。[32] 复合维生素一般每天能为人体提供 10 µg 钒。每天摄入这么多的钒较为合理，但钒的最佳摄入量目前尚不明确。建议服用铬钒复合补充剂。

- 锂是一种有趣的微量元素。美国人每日的锂摄入量介于 0.65~3 mg 之间，具体取决于他们蔬菜的食用量和当地饮用水中锂的含量。锂对大鼠的健康至关重要：缺锂会导致大鼠每胎产仔量减少 20%~30%，而且仅有一半的幼鼠能活过第一周。锂摄入不足的人患神经症、精神分裂症和其他精神疾病，因精神疾病入院，杀人，自杀，实施性侵害行为和入室盗窃的概率更大。[33] 此外，日本人的寿命与他们自来水中锂的含量有关：自来水中锂的含量越高，人的寿命越长（蠕虫同样如此）。[34] 小剂量补充锂——每天补充 2~5 mg——似乎对人体比较有益。但该剂量远小于双相情感障碍患者的治疗剂量——一百至数千毫克不等。但小剂量的锂会干扰免疫系统，并抑制甲状腺功能。例如，每天服用 5~10 mg 锂即会造成甲状腺功能受损。在一项研究中，秘鲁受试者每天摄入 2~30 mg 锂。结果显示，锂摄入较多与甲状腺功能受损有关。[35] 但大多数美国人，尤其是饮用水中锂含量较低的美国人，适合小剂量补充锂——每天的补充剂量不超过 2.5 mg。不幸的是，市售的锂补充剂每片含 5 mg 锂。由于锂会影响人的昼夜节律，最好在早上服用锂补充剂。因此，你可以将一片锂补充剂一切两半，每天早上服用半片。

最后，虽然大多数复合维生素不含牛磺酸，但它绝对是值得考虑的营养素。由前文可知，牛磺酸是波廷杰的猫急需的氨基酸。人类同样需要它：牛磺酸是胆汁的重要组成成分，而人体需要充足的胆汁才能维持消化健康。牛磺酸主要存在于生肉中，所以喜食熟肉的人应特别注意补充牛磺酸。市售的牛磺酸补充剂每片一般含牛磺酸500 mg，你可以按周或按天补充。牛磺酸的最佳补充剂量目前尚不明确。

第三十七章

搭配补充微量营养素

我们有充分的理由相信，优化微量营养素的摄入能改善人的健康状况，降低死亡率。在美国，癌症和心血管疾病是致死率最高的两种疾病。临床试验和前瞻性研究表明，营养不良和过剩均会极大地提高癌症和心血管疾病的发病率。

读者反馈：微量营养素与睡眠

在重新开始食用椰子油并服用 PHD 建议的所有补充剂之后，现在的我可以一觉连续睡 6 小时，接下来还能继续眯 2 小时，这对我来说是巨大的进步。顺便说一下，我还增加了碳水化合物的摄入量！结果真让人兴奋！

来自华盛顿州伯灵顿的凯西（Kathy）

有些食物是极理想的营养来源，我们应该像服用某些补充剂一样经常食用它们。以下为每天应食用的"补充剂型"食物：

- 3 个蛋黄（补充胆碱、叶酸、维生素 A、硒和维生素 B_{12}）；
- 1 碗汤、炖煮的菜肴或用骨头汤煮的咖喱饭（补充钙、磷和胶原蛋白）；
- 蔬菜和水果，如西红柿、鳄梨、土豆、红薯、香蕉、绿叶蔬菜和海菜（补充钾和其他多种营养素，包括类胡萝卜素和叶酸）。

以下为每周应食用的"补充剂型"食物。

- 肝脏和巧克力（补充维生素 A、胆碱、叶酸、镁、适量的铜和其他营养物质）。你可以选择每周食用 110 g 牛肝或羊肝，以及（可选）至多 110 g 鸡肝、鸭肝或鹅肝，此时应将巧克力的食用量减至最低。你也可以选择每周食用 110~225 g 鸡肝、鸭肝或鹅肝，外加 200 g 黑巧克力（可可脂含量最好为 85%，以减少糖的摄入）。

- 7 只牡蛎（或者每周服用 50 mg 锌补充剂以补充锌）。
- 鱼类、贝类、蛋类和肾脏（补充硒）。
- 发酵食品，比如熟奶酪（补充维生素 K_2）。

饮食中的有些矿物质（如镁）含量有限，你需要额外服用相关补充剂。有些营养素，如维生素 D、维生素 K_2、碘和维生素 C 对健康极其重要，而且较为安全，你也应额外补充。

因此，我们建议每天补充下列营养素：

- 维生素 D_3（同时需要晒太阳，以便将 25OH–D 的水平维持在 40 ng/mL）；
- 100 μg 维生素 K_2；
- 500 mg 维生素 C（或 900 g 柑橘类水果、甜椒、西蓝花和绿叶蔬菜）；
- 200 mg 镁；
- 225 μg 碘（食用海鲜时不需要补充）；
- 2.5 mg 锂（可选）；
- 5~25 mg 硅（可选）。

以下营养素应每周补充 1 次：

- B 族维生素（50 mg 维生素 B_1、50 mg 维生素 B_2、50 mg 维生素 B_6、500 mg 维生素 B_5、5 mg 生物素和 500 μg 维生素 B_{12}）；
- 50 mg 锌（在不吃牡蛎时补充）；
- 300 μg 铬（搭配补充 2.5 μg 钒）；
- 150 μg 钼（可选）；
- 3 mg 硼（可选）；
- 500 mg 牛磺酸（可选）。

最后，虽然我们认为服用上述补充剂对大多数人有益，但你也应该注意到，在谨慎选择食物的前提下，仅靠饮食也能获得最佳营养。其部分原因是，食物比补充剂更有利于肠道菌群健康。因此，通过饮食补充营养是最健康的选择。有多名读者称他们只通过饮食补充营养。

读者反馈：不服用补充剂一样能维持健康

我是从 2011 年开始实行 PHD 的，实行不久后就发现我的健康状况有所改善：所吃的食物更加可口，更容易增肌，而且再也没有感冒过。我开始做实验，并有了一些发现。米饭是我的必备美食（发芽米是我的最爱），而且我会将米饭与土豆搭配食用。吃富含钾和维生素 C 的食物至关重要。绿叶蔬菜具有滋补作用。乳制品，甚至澄清黄油（即酥油），都会引发健康问题；鸡蛋也会。跟着直觉摄入宏量营养素效果最好。当我不服用补充剂、只从食物中获取营养时，我感觉无比健康。

为了达成从食物中获取所有微量营养素的目标，我采用了下列策略：为了补钾，我吃大量西红柿和土豆，并把椰子油当作主要脂肪来源。至于补充维生素 C，我喜欢吃酸橙、西红柿和绿叶蔬菜。我选择通过吃绿叶蔬菜和喝骨头汤来补钙。我偶尔也会吃些鹅肝以补充维生素 K_2 和维生素 A。

自从开始实行 PHD，我至今没得过一次感冒，但之前的一年我感冒了 3 次。我以前经常骨折，但在实行 PHD 之后我再也没有出现过任何与运动相关的损伤，尽管我经常赤脚跑步，还进行其他运动。

我将不需要任何补充剂的 PHD 称为 "改进版 PHD"，实行改进版 PHD 让我感觉好极了。非常感谢你们，是你们启发了我。

约翰尼斯·克里马科斯（Johannes Climacus）

第五部分

....

健康生活的秘诀

第三十八章

疾病的感染根源

- 所有人都有慢性感染的问题，而且感染会随着年龄的增长愈发严重。如果任其发展，人体内寄生的微生物会引发严重疾病。
- 帮助免疫系统控制慢性感染，进而改变你的"内环境"是一种可取的做法。

人体遍布细菌。人肠道内的细菌有 1 000 多种，数量达 100 万亿，总重约 1 kg。[1] 此外，皮肤、鼻窦、肺和身体其他地方还生活着数万亿细菌。它们大多是友好或"益生"的细菌。

但人体内同样居住着没那么友好的微生物：已知至少有 300 种致病菌可导致人类患病。

有些急性感染会在几天或几周内自行消失。但更多的感染是慢性的：病原体会寄生在宿主的细胞或细胞膜中。它们不仅窃取葡萄糖和其他营养物质供自身使用，而且破坏宿主的免疫系统以确保自身能够生存下去；它们的数量也可能逐渐增加，有的甚至能存活数十年。

我们曾在本书的开头提到，疾病和不适在很大程度上是由三大因素——营养缺乏、毒素和慢性感染——引起的，而这些问题均可以通过饮食来解决。我们在前文已经讨论过营养不良和食物毒素的应对措施。那么，我们又该如何摆脱感染呢？

微生物暴露的普遍性

避免暴露不是摆脱感染的方法，因为我们周围充满微生物。

- 人在户外每呼吸一次空气，身体就会吸入 5 万个微生物。[2]
- 在室内时的情况更加严峻：一个人每小时都会向室内空气释放 3 700 万个细菌和 700 万个真菌，这些微生物很快就会传播到室内其他人体内。[3]
- 1 茶匙海水中大约有 2.5 亿个病毒。这些病毒每天都会杀死约 20% 的海洋生物。[4]

虽然这些微生物大多不会导致人类患病，但它们确实增加了人类免疫系统的工作量。此外，环境细菌暴露的确会增大人生病的概率。[5]

慢性寄生虫感染

对人类健康危害最大的并不是海水或空气中的微生物，而是人类自身携带的微生物。人体内的有些微生物已经进化出了能够在人体内安然生存的能力——规避和阻断人体的免疫防御，并从人体细胞中窃取自身增殖所需的营养。这些微生物才是人类健康的头号威胁物。

引起慢性感染的微生物在成功感染人体之初通常会使人出现一些轻症，并且这些症状不久后就会完全消失。但症状消失只是假象：这些微生物进入人体后会先造成轻微的功能损伤，再在人体内寄生，并开始繁殖。

有些慢性感染具有普遍性，几乎所有人都会出现。例如，大约 95% 的美国人感染了巨细胞病毒。

估计造成慢性感染的某种病原体的流行程度的一种方法是计算抗体数量超过滴定阈值的人数。抗体研究表明，许多感染都具有普遍性。一项针对阿拉斯加因纽特人的研究[6] 有如下发现。

- 巨细胞病毒抗体、1 型单纯疱疹病毒抗体、2 型单纯疱疹病毒抗体、幽门螺杆菌抗体、肺炎衣原体抗体携带者分别占总人口的 94%、90%、38%、80% 和 42%。
- 82.1% 的人至少携带以上 5 种抗体中的 3 种。

- 血清病原体阳性率随着年龄的增长而提高。18 岁人群中，2 型单纯疱疹病毒和肺炎衣原体的感染率分别为 16% 和 27%；但在 45 岁的人群中，这两种微生物的感染率均超过了 50%。

世界不同地区的人的肺炎衣原体感染率大致相同。

- 在 15~19 岁的芬兰人中，肺炎衣原体的感染率为 70%，但老年男性的感染率为 100%。[7]
- 59%~73% 的日本人携带肺炎衣原体抗体，而且日本大约每 6 年会暴发一次流行病。[8] 宫下直幸（Naoyuki Miyashita）博士指出，"肺炎衣原体分布广泛，几乎所有人都会感染"。[9]
- 在以色列儿童和成年人中，肺炎衣原体血清检查结果为阳性的人分别占 31% 和 74%。[10]
- 29% 的意大利学龄儿童携带肺炎衣原体抗体，而且肺炎衣原体的感染率随着年龄的增长稳步提高。[11]
- 新加坡男性和女性肺炎衣原体抗体的携带率分别为 75% 和 65%。18~29 岁人群的携带率为 46.5%，40 岁以上人群的携带率为 78.9%。[12]

由于许多肺炎衣原体感染者并未产生抗体，所以根据上述数据我们可以推测，40 岁以上的人几乎全部感染了肺炎衣原体。

原生动物和真菌感染也很常见。在大多数国家，弓形虫感染的比例高达 20%~60%。弓形虫可以在人的大脑和身体各处形成囊肿，并对人的行为造成影响。

读者反馈：真菌感染

10 个月前，我开始将一直实行的低碳水化合物旧石器时代饮食法替换成 PHD。当时我的脚趾已经感染了真菌，右脚趾甲几乎全部变黑，整个右脚也呈半麻木状态。后来情况逐渐恶化，我甚至无法长时间散步——散步是我一直以来的习惯。在坚持实行 PHD 约 6 个月后，真菌感染的症状开始消失，我的右脚也逐渐有了知觉。后来我在你们的博客上读到一篇有关泻盐的帖子。之后，我开始每天晚上用泻盐泡脚。这种方法的使用效果可谓立竿见影，我右脚的麻木感一下子就减轻了。现在，我的右脚已经恢复了大部分（虽然不是全部）知觉。虽然我认为这些改善主要是泻盐的功劳，但其他措施，包括间歇性禁食、实行 PHD、服用补充剂等可能也起了作用。

柯克·康登（Kirk Condon）

慢性感染对人类健康的影响

有关慢性感染和人类疾病之间关系的医学研究尚处于起步阶段。

2005 年，巴里·马歇尔（Barry Marshall）和 J. 罗宾·沃伦（J. Robin Warren）因发现幽门螺杆菌可引发胃溃疡而获得诺贝尔生理学或医学奖。2008 年，该奖项颁发给了哈拉尔德·祖尔·豪森（Harald zur Hausen），以表彰他发现了人乳头状瘤病毒与宫颈癌之间的关联。因此，感染很可能是大多数人患癌症的根源。

PHD 科学依据
感染是患癌症的根源

有观点认为，感染可能是导致人患大多数癌症的一大原因。[13] 病原体会随着宿主细胞的死亡而死亡，随着宿主细胞的增殖而增殖。因此，如果病原体进化出一种能够抑制宿主细胞死亡、促进其增殖的能力，它们就会因此受益。而永生和能无限增殖恰恰是癌细胞的特征！

一项最新研究发现，全球有 1/6 癌症患者患病的病因是感染了幽门螺杆菌（胃癌）、乙肝病毒（肝癌）、丙肝病毒（肝癌）或人乳头状瘤病毒（宫颈癌）。[14]

可以肯定的是，胃癌、肝癌和宫颈癌之外的其他癌症也可能是由感染引起的，只是病原体尚不明确。例如，核糖核酸酶 L（RNase L）是一种防御病毒感染的先天免疫系统分子。已知携带核糖核酸酶 L 突变基因的男性更容易患前列腺癌，这表明病毒感染是许多人患前列腺癌的原因，只是目前我们尚不清楚搞破坏的是哪种或哪些病毒。[15]

肺炎衣原体与多种疾病，包括动脉粥样硬化症、脑卒中、阿尔茨海默病、多发性硬化症和关节炎有关。人们的发现如下。

- 97% 的多发性硬化症患者的中枢神经系统中存在肺炎衣原体。[16]
- 89% 的阿尔茨海默病患者的大脑中存在肺炎衣原体，但仅有 5% 的非阿尔茨海默病患者的大脑中存在肺炎衣原体。[17]
- 71% 的动脉粥样硬化症患者和 67% 的早期动脉粥样硬化症患者体内存在肺

炎衣原体，仅有 9% 的非动脉粥样硬化症患者携带肺炎衣原体。[18]

肺炎衣原体携带者患出血性脑卒中的风险是正常人的 3.62 倍。[19]

巨细胞病毒感染者患糖尿病的风险是正常人的 12 倍。[20] 帕金森病与诺卡氏菌感染有关联。[21] 肌萎缩侧索硬化，又名"卢伽雷氏症"，与蓝细菌感染有关联。[22] 刚地弓形虫感染与精神分裂症、心境障碍和认知障碍有关联。[23] 刚地弓形虫能够诱导人做出鲁莽行为：感染者发生车祸和自杀的风险分别是普通人的 6 倍 [24] 和 7 倍 [25]。感染刚地弓形虫的大鼠甚至不再惧怕猫。[26]

读者反馈：幼年型类风湿性关节炎

在我人生的前 32 年里，我辗转服用过各种药物，只为赶走"我不爱的爱人"——幼年型类风湿性关节炎。3 岁那年，我被医生误诊为病毒性感冒，之后便开始年复一年地服用阿司匹林（确切地说是每天嚼 24 片阿司匹林咀嚼片）、金制剂、非甾体抗炎药（NSAID）和抗风湿药（DMARD）。我被这些药折磨得几近抓狂！

自从 3 年前发现长寿者的饮食奥秘以来，我尝试过韦斯顿·普赖斯推荐的圣经时代饮食法，还服用过各种各样的补充剂。在我尝试重拾健康的过程中，这些新措施的确起了一些作用，让我摆脱了那些药。但有些症状仍然无法消除，我体内的失衡依然存在。

幸运的是，我遇到了一位整合医学医师。他给我做了粪便 DNA 检测，结果提示存在寄生虫和真菌感染（请自行想象）。于是，我不情愿地放弃了之前的饮食法，开始一轮又一轮地服用甲硝唑（抗生素）、制霉素（抗真菌药）和益生菌，并实行低碳水化合物或无果糖饮食法。至于结果，我只能用"太棒了"来形容！

我一想到自己被这种退行性疾病夺去了许多大好年华就感到愤怒无比。但如果这些讨厌的"虫子"当年没有侵袭那个 3 岁的小女孩儿，我现在就不会参加自然疗法项目了，我也无法用自己重新对生活燃起的激情感染那些病友了。

感谢你们发起了这个项目，感谢你们将你们的饮食法和恢复生命活力的法宝公之于众！

来自佐治亚州亚特兰大的詹娜·L.（Jenna L.）

PHD 科学依据
不少人的肥胖是由感染引起的

有间接证据表明感染会引发肥胖症。

- 有些手术，如扁桃体（免疫器官）切除术，通常会导致体重增加，引发肥胖症。[27]

- 器官移植者和自身免疫性疾病患者使用的免疫抑制药物也会造成体重增加。[28]

- 慢性感染（如肺炎衣原体感染）与肥胖症有关联。[29]

此外，人们还发现了一些直接证据。[30]

- 犬瘟热病毒、劳斯相关病毒 7 型（RAV-7）、博尔纳病毒、羊瘙痒因子可通过大脑感染中枢神经系统，导致多种动物患肥胖症。

- 一种名为 SMAM-1 的禽腺病毒会感染人类，还会造成鸡肥胖。SMAM-1 可直接作用于脂肪细胞。

- AD-36、AD-37 和 AD-5 是 3 种人类腺病毒，可直接作用于人类脂肪细胞，导致人类患肥胖症。研究表明，AD-36 可诱导鸡、小鼠和猕猴患肥胖症。

AD-36 是造成人类肥胖的一大主要因素。22% 的肥胖儿童为 AD-36 感染者，仅有 7% 的非肥胖儿童感染了 AD-36。相对于其他肥胖儿童，感染 AD-36 的肥胖儿童胖得多。[31]

有些岛上的居民几乎不患任何疾病。

- 一项针对 2 300 名基塔瓦人的调查显示，他们不会患脑卒中、糖尿病、阿尔茨海默病、心脏病、肥胖症、高血压或痤疮。[32] 他们何以如此健康？是因为他们的饮食非常健康，还是因为岛上不存在病原体？

- 在第二次世界大战期间英军驻扎下来之前，法罗群岛从未有过多发性硬化症病例。但在战后，有些在童年时期居住在英军驻扎地的人患上了多发性硬化症。[33]

如果慢性感染真的更容易导致老年人患病，那么我们可以得出结论："衰老"并非人体的自然退化，而是长年累月的慢性感染造成的身体虚弱。

心血管疾病、痴呆、失忆、神经病变、失去平衡感和频繁跌倒、德 - 格罗乌稀综合征、频繁感冒、炎症（包括关节炎）都可能是由慢性感染造成的，而非由衰老引起的。

当宿主患重病后，寄生虫会释放毒素，想方设法寻找新宿主。寄生虫通常会引起肺炎，因为打喷嚏是一种有效的传播途径。由各种病原体引起的慢性感染是老年人死亡的常见原因。

读者反馈：肠道感染、关节感染、关节炎

粪便检测帮了我大忙。根据检测结果，我服用药物治疗真菌感染，并补充益生菌控制细菌过度生长。之后的粪便检测显示，我对麸质不耐受。这促使我下定决心迈出关键的一步，和麸质彻底说再见。

我的弓形虫检测结果呈阳性。但由于治疗成本和疗效的问题，我没有优先治疗弓形虫感染，这个问题留待以后再解决吧。

2008年以后，我的关节炎突然加重，自此我开始小剂量服用多西环素，并取得了积极效果。

随着身体的康复，我的甲状腺功能也得到改善。我猜想，这是我补充碘和其他微量营养素，并消除了体内的感染的缘故。

此外，我的贫血问题也消失了。

看着逐渐改善的检测结果，我深受鼓舞，你们可能无法体会这种心情。众多检测结果均表明，我的病情正在改善。

米歇尔（Michelle）

我们该如何应对慢性感染？

克劳德·伯纳德（Claude Bernard）称："'内环境'决定一切，微生物不足为虑。"现代医学赋予了我们击败微生物的能力。我们是应该用抗生素治疗感染，还是应该试着改变身体"内环境"，即身体的免疫防御能力呢？

PHD 科学依据

抗生素、疾病与"内环境"

抑制细菌合成蛋白质是许多抗生素的起效机制。由于急性疾病的病原体会与免疫系统直接竞争，使用抗生素通常可以确保免疫系统轻松获胜。免疫系统很容易发现急性疾病的病原体，并能迅速杀灭它们。所以在增殖能力受到抗生素抑制后，急性疾病病原体的数量会骤减。

但慢性疾病的病原体实施的是一种隐性策略：它们会避开免疫系统，且增殖速度缓慢，需要数年或数十年才会引发疾病。遇到抗生素后，它们会蛰伏起来，待抗生素疗效消失后再恢复活动。

由于慢性疾病的病原体并不活跃，抑制其活性可能不会对其造成太大伤害，而服用抗生素会产生副作用。

- 人类细胞的线粒体与细菌是近亲，抗生素会抑制细菌的蛋白质合成能力。因此，服用抗生素会造成线粒体损伤。
- 抗生素还会破坏肠道菌群，造成肠道微生态失调，从而使病原体更容易通过肠道感染人体。

改善人体"内环境"的策略对消除慢性感染更加有效。为了破坏免疫系统，慢性疾病的病原体牺牲了自身增殖的速度，所以慢性感染发展为显性疾病可能需要几十年的时间。因此，我们有足够的时间通过改善"内环境"逐步治愈慢性感染。

我们可能需要在改善"内环境"的同时抑制病原体。对慢性感染而言，改善"内环境"是至关重要的一步。

在大多数情况下，慢性疾病的病原体会缓慢地增殖，并在6~8年内引发疾病。如果能找到一种既可以延缓微生物增殖又能增强免疫力的饮食法和生活方式，那么慢性感染可能需要更长的时间——20年甚至30年——才会发展为显性疾病。

如果从感染病原体到发病需要20年甚至30年的时间，那么我们的感染可能直到我们老死都不会发展为显性疾病！

第三十九章

提高免疫力的方法

- PHD 的原则——不多也不少，一切刚刚好——不仅适用于减肥，还适用于杀灭病原体。

抵御感染最基本的饮食策略是，在为免疫系统提供营养以使其发挥最佳功能的同时使病原体处于饥饿状态，从而削弱它们的增殖能力。

下面列举了一些具体的营养物质。我们可以通过补充某些营养物质为免疫系统提供支持，也可以通过有效地限制某些营养物质的摄入来"饿死"病原体。

为免疫系统提供营养

营养充足对免疫功能的发挥很重要，其中脂溶性的维生素 A 和维生素 D、碘、抗氧化和促氧化矿物质尤为重要。

抗菌分泌物

黏液、眼泪和唾液中含有许多可以杀灭致病菌的化合物，以下是其中两种重要的化合物。

- 抗菌肽。抗菌肽是一种小型蛋白质,可以破坏微生物的细胞膜,干扰其新陈代谢,破坏其细胞结构。凡是病原体所及之处——口腔、肠道、皮肤、鼻窦和肺——都有抗菌肽的身影。组织蛋白酶抑制素和防御素是人体主要的抗菌肽。
- 溶菌酶。溶菌酶是一种能破坏细菌细胞壁和细菌体内糖类化学键的酶。眼泪、唾液、黏液和母乳中含有大量溶菌酶。喝缺乏溶菌酶的配方奶的婴儿发生腹泻的风险将增加 2 倍以上。[1]

这些化合物的分泌建立在下列营养素充分供应的基础上。

- 维生素 D。人体最重要的抗氧化剂——组织蛋白酶抑制素和防御素——是由维生素 D 诱导合成的。[2]
- 维生素 A。人缺乏维生素 A 时,呼吸道分泌物会减少 35%,溶菌酶的浓度降低,从而导致人对病原体的易感性大大增强。[3]
- 水。脱水会抑制黏液、唾液和抗菌肽的分泌。[4]

呼吸爆发

吞噬性白细胞,如单核细胞和中性粒细胞,能够吞噬细胞外的病原体,并通过呼吸爆发产生活性氧来消灭它们。

呼吸爆发杀灭病原体的机制是:葡萄糖氧化酶利用葡萄糖生成过氧化氢。[5]接着,髓过氧化物酶(一种铁基酶)会与卤化物(最好是碘)结合,将过氧化物转化为一种致命的酸。[6]这种髓过氧化物酶 – 过氧化氢系统对抑制真菌、细胞外细菌和癌症极其重要。

为了增强杀灭病原体的能力,免疫细胞需要以下物质。

- 抗氧化剂,特别是谷胱甘肽、铜锌超氧化物歧化酶和过氧化氢酶,以保护免疫细胞免受呼吸爆发的伤害。谷胱甘肽需要硒和维生素 C 的支持、过氧化氢酶需要铁的支持,铜锌超氧化物歧化酶则需要锌和铜的支持。
- 碘。碘是对增强免疫杀伤作用最有效的卤化物。[7]免疫细胞通过吞噬作用对抗感染时会剥夺甲状腺激素中的碘。[8]因此,毫无疑问,慢性疾病患者一般会因缺碘而甲状腺功能减退;而服用大剂量的碘往往能够治疗传染病。这就印证了阿尔伯特·森特 – 哲尔吉博士和他的同学们吟的那句打油诗——“遇到疑难病,就开碘化钾”。[9]在阿尔伯特·森特 – 哲尔吉博士所处的时代,医生通常让急性感染者每天服用 770 mg 碘。我们建议健康人每天摄入 1 mg 碘,但慢性感染者每天需要摄入 12 mg 碘。

- 充足的碳水化合物。或许是出于保存葡萄糖的需要，进行低碳水化合物生酮饮食的话，人体会抑制免疫细胞利用葡萄糖 – 髓过氧化物酶代谢机制杀灭病原体。[10] 因此，避免葡萄糖缺乏和酮症有助于治疗各种感染，尤其是真菌感染。[11]

"饿死"病原体

通过隔绝或破坏营养物质以"饿死"病原体是一种重要的免疫防御机制，其中色氨酸破坏和铁隔绝是两个典例。

色氨酸和烟酸

细菌、衣原体（如肺炎衣原体）和原生动物（如刚地弓形虫）的增殖高度依赖某些氨基酸，如色氨酸、酪氨酸和苯丙氨酸。[12] 例如，色氨酸是蛋白质合成和制造烟酸必需的氨基酸，而烟酸是细菌能量代谢必需的维生素。

人体在针对细胞内感染发生免疫反应时会产生高水平的干扰素，并诱导产生一种名为"吲哚胺 2,3– 二氧化酶"（IDO）的化合物。这种化合物的作用在于尽可能地剥夺细胞中的色氨酸，从而抑制细菌繁殖以及烟酸或蛋白质合成。[13] 这一策略效果很好。[14]

但这种策略也会产生副作用，尤其会引起血清素和褪黑素缺乏，因为二者都是由色氨酸构成的。这也是为什么大脑感染者会出现血清素和褪黑素缺乏的症状，如抑郁和失眠。但总体而言，避免细菌获得色氨酸所带来的益处远大于所付出的代价。

我们可以通过采取下列措施为免疫系统助力。

- 摄入适量（而非大量）蛋白质。
- 进行抗阻训练，将蛋白质用于增肌。
- 避免长期补充烟酸。

铁

铁是包括病原体在内的几乎所有生命必需的矿物质。铁在自然形态下是不溶于水的，所以人体有多种方式来运输或储存铁。

人体免疫系统会通过剥夺铁使病原体"饿死"。细胞外液和血液中铁的浓度会在人感染病原体后的数小时内急剧降低。从红细胞中"回收"铁的细胞停止释放已"回收"的铁；被感染细胞将细胞内的铁储存在铁蛋白中，后者是大多数病原体无法利用的一种含铁化合物。此外，被感染组织中的中性粒细胞也会分泌能与铁螯合的蛋白质，如乳铁蛋白。[15]

但这种免疫策略会因人过量摄入铁而失效。

- 补铁或铁水平升高会使结核病恶化。[16]
- 铁超载会使包括 HIV 和丙肝病毒在内的一些病毒造成的感染加剧。[17]
- 血液中铁的含量可用来预测 HIV 感染者的死亡率——铁蛋白、转铁蛋白和其他含铁物质的含量越高，HIV 感染者的死亡率越高。[18]
- 血色素沉着病（铁超载引起的一种疾病）患者更容易发生感染。[19]

维持较低水平的铁有助于预防很多传染病，如疟疾。[20]

因此，为了将免疫力保持在最佳水平，最好将体内的铁维持在较低水平。如欲达到该目的，大多数人都不应服用铁补充剂，并经常献血。月经正常的女性和孕妇是个例外，因为她们更有可能缺铁。

读者反馈：胃病、疲劳、体重增加、贫血

从大约 5 年前开始，我陆续出现了胃痛、胃胀、极度疲劳和贫血等问题，体重也增加了 7 kg。我因此尝试过很多传统疗法，但无一奏效。最后，我找到了一位自然疗法医生，他给我制订了严格的饮食计划：不吃含糖食物（比如水果），不吃除大米以外的谷物，不吃乳制品，不吃豆科植物，不吃坚果。这种饮食法其实与 PHD 大同小异。

4 个月后，我感觉自己的病情减轻了 80%。我不再感到疲劳，成功减了肥，（在铁补充剂的帮助下）贫血的问题也消失了。胃病也只是间歇性、短时间地发作。就这样，这一饮食法我坚持了约 2 年。

2 年前，我开始接触旧石器时代饮食法。这种饮食法与我之前的饮食方案类似，只是做了一些小调整：增加膳食脂肪摄入量、不吃米饭和红薯、多吃水果。但一年之后，胃再次出现不适，胃胀、胃痛卷土重来。我去寻求医生的帮助；但令我没想到的是，情况反而更糟了。

自从 2010 年 10 月开始实行 PHD 以来，我的胃病几乎完全康复了，这令我感到无比兴奋。正寻求健康饮食方式以及在采用旧石器时代饮食法后仍然受到胃病困扰的人，都试试 PHD 吧。

J. 斯潘塞（J. Spencer）

"内环境"改善策略

接下来，我们系统地谈谈滋养免疫系统和"饿死"病原体的策略。

为了确保免疫系统正常工作，我们需要将所有营养物质的摄入量维持在最佳摄入范围内。

为了"饿死"病原体，应避免营养过剩。因此，我们需要将所有营养物质的摄入量均维持在最佳摄入范围的下限，即将体内的各种营养物质维持在最低水平。

这正是 PHD 的策略，而且这一策略与我们为避免肥胖和减肥制订的策略（避免过量摄入宏量营养素，同时将所有营养素的摄入量维持在最佳摄入范围内）几乎如出一辙！

这种饮食策略不但具有均衡性和滋补性，还能避免营养过剩。

PHD 是一种消灭病原体的饮食法吗？

《啤酒肚综合征》（*The Potbelly Syndrome*）的作者拉斯·法里斯（Russ Farris）称，PHD "消灭病原体能力有余，但减肥属性不足"。[21] 但他只说对了前半句，因为能消灭病原体的最佳饮食策略同样可以助你甩掉多余的脂肪！

我们并非最先意识到这一点的人。一篇营养免疫学综述指出："最佳且均衡的饮食能够确保人健康和长寿，而不均衡且营养过剩的饮食……只会引发传染病。"[22]

第四十章

禁食

每天进行间歇性禁食有助于杀灭各种病原体，延长寿命，改善健康状况。

有些病原体生活在人类细胞外部，它们在血液或细胞外液中循环。这些细胞外病原体会被白细胞杀灭。

但如何杀灭生活在人类细胞内的病原体呢？白细胞可以而且确实会进入细胞内部，比如通过血管内皮细胞到达被感染或受损的组织，但这并非人体杀灭细胞内病原体的主要方式。

细胞内病原体的主要杀伤机制是一种名为"自噬"或"自食"的过程。所有细胞都有一种名为"溶酶体"的细胞器，这种细胞器专门回收细胞中的"垃圾"（被破坏的蛋白质和细胞器，细菌、病毒等病原体）。溶酶体将"垃圾"分解成各种成分——脂肪酸、氨基酸、葡萄糖等，这些成分会被细胞重新用来制造有用的蛋白质和细胞器。

为了保持脂肪酸、氨基酸和葡萄糖的水平不变，当这些成分充足时（比如在饭后），细胞的自噬作用会受到抑制；当这些成分不足时（比如在禁食期间），自噬会被激活。

这意味着，大多数细胞对细菌的杀灭会在饭后中止。只有在禁食一段时间之后，它们才会回收细菌和其他"垃圾"，并将其转化成自身的食物。

该机制表明，禁食能够预防细胞内的感染。

我们接下来详细探讨自噬对人体的保护作用及其诱导方法。

自噬与感染

作为一种复杂的免疫防御机制，自噬有如下作用[1]：

- 识别、捕获和消灭细胞内的病原体；
- 将抗菌分子输送到藏匿病原体且抗菌分子难以到达的区域；
- 承担免疫监测工作，监测外来病原体，为人体提供相应的微生物成分以产生抗体。

因此，自噬是细胞杀灭病原体的一种机制，它可以召唤免疫系统抵御感染。

研究表明，自噬可有效对抗多种感染。例如，自噬能快速破坏链球菌；当自噬被阻断后，链球菌很容易在细胞内存活。此外，自噬还能作用于分枝杆菌、李斯特菌、沙门菌、土拉热弗朗西丝菌和刚地弓形虫。[2]

PHD 科学依据
病原体对人体细胞自噬的反作用机制

进化是人体和病原体双方赛跑的过程，病原体也进化出了对抗人体细胞自噬的机制。

因此，可能只有那些能够阻碍人体细胞自噬的微生物才会导致感染。发表在《自然》（*Nature*）上的一篇高被引综述指出：

在进化上取得成功的细胞内病原体能够干扰人体调节自噬的
信号通路或阻断自噬介导的病原体向溶酶体运输的过程……成功
规避细胞的自噬作用可能是病原体致病的关键。[3]

已知可抑制细胞自噬作用的病原体包括 1 型单纯疱疹病毒（HSV-1）、爱泼斯坦 - 巴尔病毒[4]和巨细胞病毒[5]。

1 型单纯疱疹病毒对细胞自噬的抑制作用不仅阻碍细胞清除自身，还

阻止被感染的细胞清除蛋白质缠结——阿尔茨海默病病例中常见的淀粉样斑块和神经原纤维缠结。[6]1 型单纯疱疹病毒与阿尔茨海默病密切相关，甚至与斑块和缠结有关：阿尔茨海默病患者大脑中 90% 的淀粉样斑块含 1 型单纯疱疹病毒，而且 72% 的 1 型单纯疱疹病毒的 DNA 位于淀粉样斑块内。[7]

病原体有时候也会促进人体细胞自噬，以便利用人体细胞释放的氨基酸和脂肪酸增殖。会促进人体细胞自噬的病毒包括脊髓灰质炎病毒、乙肝病毒、丙肝病毒和登革热病毒。[8] 小 RNA 病毒既能通过促进人体细胞自噬来支持自身的繁殖，又能通过抑制人体细胞自噬来防止自身被杀灭。[9]

如果自噬机制被破坏，细胞内的威胁物未被成功清除，其结果可能是感染继续在体内肆虐，而免疫系统也会因试图弥补自噬的不足而引发一系列炎症。这就是克罗恩病（一种炎症性肠病）的发病机制。克罗恩病患者细胞的自噬能力较弱，不少患者的自噬基因甚至发生了突变。[10]

自噬发生障碍会造成许多疾病或问题：癌症、神经退行性变性疾病、感染以及早衰。[11] 研究发现，40%~75% 的癌症患者体内的一个关键的自噬基因发生了突变。[12]

既然自噬基因发生突变会诱发癌症，那么能够抑制自噬的微生物，如巨细胞病毒，也可能诱发癌症。事实确实如此，微生物感染与癌症之间存在较强的关联。[13]

禁食多久才能激活自噬？

自噬会在人体缺乏宏量营养素时迅速启动。新生儿体内的自噬在出生后 30 分钟内便启动了，以便弥补失去胎盘供养造成的营养损失。成年人的自噬具有较强的昼夜节律，自噬水平在禁食一晚后达到高峰，并在早餐后降至最低。[14]

小鼠禁食 24 小时相当于人类禁食数天，会引发全身性自噬，包括大脑中的"深层神经元自噬"。[15] 禁食的诸多益处似乎是因肝脏缺乏糖原而产生的。肝糖原的储备量为 70~100 g，折合热量为 280~400 kcal。由于人体每天需要消耗 125~150 g（500~600 kcal）的葡萄糖，肝糖原储备量会在禁食 12~16 小时后开始减少。这表明，禁食 16 小时足以引起自噬。

相对于短时间禁食，长时间禁食并不能进一步激活自噬。在小鼠体内，自噬水平会在禁食后的第 24 小时达到高峰，并在第 48 小时回归正常。其原因可能是，细胞内的蛋白质在人禁食 24 小时后逐渐减少，持续的高水平自噬会损害细胞功能。[16]

长时间禁食非但无法进一步提高自噬水平，还会导致自噬水平在人恢复进食后大幅度下降。已禁食 48 小时的小鼠恢复进食后，细胞的自噬完全被抑制。[17] 自噬在挨饿 5 天的大鼠恢复进食的第一天完全被抑制，大鼠细胞的自噬水平需要数天的时间才能恢复正常。[18]

其实，此时自噬被抑制有助于细胞内的蛋白质水平恢复正常和细胞尺寸恢复如初。但自噬被抑制也意味着病原体可以自由繁殖。

一项针对遭遇饥荒的人的研究发现，在饥荒发生期间体重减轻 25%、之后又得到不限量食物供应的人群中，有 4.9% 的人在重新开始进食时被检测出明显携带病原体，但这一比例在 2 周后便增至 29.1%。突然暴发的感染均为细胞内感染——正是自噬所对抗的感染类型。在所有细胞内感染性疾病中，疟原虫（一种原生动物）引起的疟疾最为严重。[19]

这项研究的研究人员总结道：严重营养不良会抑制某些感染，主要是由细胞内病原体（尤其是疟原虫）引起的感染。而重新进食则会激活被抑制的感染，人对病原体（尤其是病毒）的易感性也可能因此增强。

读者反馈：边缘型人格障碍、情绪改善、间歇性禁食、雷诺综合征

我是边缘型人格障碍患者，正在小剂量服用利培酮（大剂量服用利培酮可用于治疗精神分裂症）。

实行 PHD 后我的症状大大减轻了，我感觉自己像换了一个人。

情绪改善

我发现，实行 PHD（尤其是摄入足量的 ω–3 脂肪酸，避免 ω–6 脂肪酸摄入过量，食用有益淀粉类食物，去除饮食中的谷物、豆科植物、植物油等，服用推荐的补充剂，间歇性禁食）对我帮助极大。我现在感觉好多了：情绪得到改善，活力和耐心十足，思路更加清晰，性格更加开朗，心情更加平静，不再感情用事，焦虑感减轻，处理问题（如应对难缠的人）的能力也更强了。

营养均衡，满足口腹之欲

PHD 是一种超级健康的饮食法，为实行者提供了丰富的选项：肉类、鱼类、非淀粉类蔬菜（包括豌豆和四季豆）、坚果（不包括属于豆科植物的花生）、水果、有益淀粉类食物（米粉、红薯、土豆和白米）、酒（我爱饮酒，但服用处方药期间需要禁酒)、健康的油脂(如猪油、黄油、奶油、橄榄油、椰子油)、乳制品、巧克力、蛋类、发酵食品和一些安全的甜味剂(如大米糖浆)。PHD纳入了各种健康食物(包括有益淀粉类食物)的好处是我们能满足自己的口腹之欲了。

间歇性禁食——小菜一碟

间歇性禁食虽然是个可选项,但我很高兴有这个选项。禁食听起来很难实施,这会令人联想到挨饿、痛苦和需要强大的意志力,但事实并非如此。禁食并不一定意味着挨饿,我甚至完全没感到饥饿或者难受。相反,在实施间歇性禁食(在16小时的禁食期间只食用椰子油,并在一天内的其余8小时内进食)期间,我每天早上都感到棒极了,我的思维更加清晰,精力更加充沛(即使在服用利培酮的情况下,以前,服药多年的我早上总是一副无精打采的样子)。在一天16小时的禁食期结束后,我会正常吃饭——在8小时的进食窗口期吃两顿正餐外加一顿小食,有时候只吃两顿正餐。令人惊讶的是,我在吃饭时并不会狼吞虎咽。虽然确实有点儿饿,但并没到饥肠辘辘的地步。有时,我一天禁食的时间甚至超过了16小时。我每天还会在禁食期间锻炼——身体并无不适,只是精力欠佳。我也不会因为4小时吃一次饭而担心,因为我过去在实行低碳水化合物饮食法时也是这样做的。事实上,我已经树立起了一种更健康的饮食观念——饭并不是非吃不可,如果有需要,我可以完全不吃。我摆脱了食物对我的束缚,生活也因此简单了很多。

雷诺综合征

实行PHD的另一个益处是,我的雷诺综合征有了较大的改善,我不再像之前那样畏寒了。我认为这是摄入ω-3脂肪酸在内的更多健康脂肪的功劳。

如果你想改善自己的健康状况,那就实行PHD吧。强烈推荐这种饮食法,因为它真的有效。

匿名者

这说明,为了最大限度地提高免疫力,一次禁食最好不要超过24小时。短时间禁食足以诱导细胞将自噬维持在最高水平,从而最大限度地发挥免疫防御作用。长时间禁食非但不能令自噬水平提高,反而会在禁食结束后增加免疫系统受抑制的时间。因此,长时间禁食只会加重而非减轻感染。

有人对不足 24 小时的禁食持不同的意见。自噬具有较强的昼夜节律性，因此与生物钟存在协调关系。打乱生物钟不仅会导致免疫力下降，加速衰老，缩短寿命，而且会造成骨质疏松、肌肉流失以及许多疾病（包括白内障、神经退行性变性疾病和癌症）的发病率上升。一篇有关自噬与昼夜节律之间联系的综述总结道："自噬之所以具有昼夜节律性，是为了……预防神经退行性变性疾病……代谢性疾病……DNA 损伤和衰老加速。"[20]

因此，禁食应保持昼夜节律性：隔夜禁食，并将进食安排在白天。

有助于激活自噬的食物

饮食也会影响自噬水平。

- 减少蛋白质摄入可促进溶酶体自噬[21]，进而杀灭细菌和病毒。
- 因食用 MCT 或椰子油而引起的酮症也可以促进自噬。[22]

生酮饮食已经成功通过检测，成为治疗阿尔茨海默病的方法之一。一项安慰剂对照研究显示，食用椰子油的阿尔茨海默病患者在标准认知能力测试中表现更好。[23]另一项随机安慰剂对照研究也发现，生酮饮食组受试者的认知能力有了显著改善。[24]阿尔茨海默病患者认知能力的改善可能归功于某种抗菌作用，或者自噬提高了淀粉样斑块的清除率。

喝咖啡可以缓解禁食引起的不适。在咖啡中加入椰子油或 MCT 有助于引发酮症，从而减轻饥饿感，提高自噬水平。

此外，禁食期间补充水分和电解质同样有益于健康。（加少许盐的）骨头汤、西红柿汤、海带汤或菠菜汤能够为身体提供钾、钠、钙和其他矿物质。

禁食与健康、长寿

来自蠕虫和苍蝇的有力证据表明，一切可以诱导自噬的方法（如禁食），都具有延年益寿的功效。[25]

动物实验显示，限制热量摄入会刺激自噬，延长动物的寿命。但这种方法存在诸多弊端，如阻碍生长发育。持续限制热量摄入会使动物身体虚弱，更容易患病。

事实证明，一次时间小于 24 小时的有规律的禁食可以在不限制热量摄入、不阻碍生长发育、不引发疾病的情况下延长大鼠的寿命。[26]

动物实验表明，隔日禁食———一般禁食 24 小时———可以延长寿命，预防疾病。[27]

短时间禁食还能预防小鼠肥胖。饮食都是致肥性高脂肪饮食的两组小鼠中，可以随时进食的小鼠患上了肥胖症，而只在 8 小时内进食的小鼠却没有。即使两组小鼠的热量摄入量相同，结果仍然不变。[28]

可见，短时间禁食能在提高自噬水平的同时避免长时间禁食产生的不良影响。

读者反馈：间歇性禁食有助于减肥

我去年 6 月份购买了这本书，并在之后 99% 的时间里都按 PHD 的建议行事，包括实施间歇性禁食（每天将进食时间限制在 6 小时内）、服用营养补充剂和多进行运动。

现在我不但成功瘦身，健康状况也有所改善。

乌尔夫·本亚明松（Ulf Benjaminsson）

过量进食会缩短寿命

既然禁食有益，那么过量或正常进食定然有害了。

正常进食和缺乏锻炼会弱化临床危重病患者细胞的自噬作用。研究显示，危重病患者自噬泡的数量减少了 62%，而通常通过自噬降解的蛋白质浓度达到正常浓度的 97 倍。此外，自噬水平低与患者器官衰竭有关联。[29]

为了增加肌肉量而过量进食的健美运动员和力量型运动员的寿命较短很能说明问题。这些运动员坚持锻炼，身体健康，但正是过量进食缩短了他们的寿命。美国职业橄榄球大联盟（NFL）球员的平均寿命不到 60 岁；在联盟多服役 1 年，球员的寿命就会缩短 3 年。前锋的体形最大、身体最壮，寿命也最短。[30]

何时避免禁食

有些感染最好通过进食来预防。

"伤风宜吃，发热宜饿"的说法虽然有些陈腐，但也有一定的科学依据。限制饮食不仅会加重流感——一种与普通感冒症状类似的病毒性感冒[31]，似乎还会使肌萎缩侧索硬化加速恶化[32]。作为限制热量摄入的先驱，罗伊·沃尔福德（Roy Walford）博士在 79 岁时死于肌萎缩侧索硬化。这为我们敲响了警钟：一切极端饮食最终都会加速病原体繁殖。

间接性禁食一般比较容易实现，而且不会对身体造成压力。但因禁食而不适或在禁食期间感到饥饿难耐的人应该及时进食。

本章小结

禁食是增强机体对抗细胞内病原体能力的有效途径。

但一次禁食时间应小于 24 小时。经常性地、短时间地进行禁食更有益。长时间禁食实际上会抑制自噬，进而引发细胞内感染。此外，长时间禁食还会打乱昼夜节律，维持昼夜节律离不开人每天的饮食。

我们认为，每天禁食 16 小时是禁食的黄金时间。16 小时足够短，短到你每天可以禁食一次；16 小时又足够长，长到足以诱导人体将自噬维持在高水平。动物实验发现，每天禁食 16 小时并在剩余的 8 小时内进食显著改善了实验动物的健康。

有禁食习惯的人均以健康和长寿著称。[33] 虽然有关地中海式饮食的早期研究认为这种饮食方式极为健康，是经常禁食的一些人的主要饮食方式，但真正发挥作用的可能是禁食，而非地中海式饮食本身。[34]

基塔瓦人每天坚持禁食，他们最大的特点是不生病。一本民族志是这样描述基塔瓦人的饮食习惯的：

> 待到日落，在园艺工作完成后，他们会吃上一顿主食，也是唯一的熟食，通常包括山药和芋头，偶尔有鱼肉、野禽肉、猪肉或海鸟蛋。白天工作时，他们主要以芒果、面包果、香蕉、青椰子和椰子奶为食。[35]

基塔瓦人的饮食习惯表明，禁食期间吃一些零食是相当合理的做法。要想获得禁食的益处，关键在于长期坚持，而非一味地自我克制。

如果禁食引起了饥饿或其他营养不良的迹象，如口干、眼干、易怒、愤怒或焦虑，则应及时停止。

第四十一章

血脂

实行 PHD 通常足以优化血脂状况，但在饮食方面采取一些额外的措施可以进一步提高 HDL 的水平，并增强免疫力。

大多数人在体检时都听过一些血脂指标——LDL、HDL、甘油三酯、总胆固醇等，但对它们的作用却不甚了解。制药公司的广告提醒我们，血清胆固醇水平过高会引发心脏病！

事实上，这些脂质颗粒有两种功能：输送脂肪和胆固醇，参与免疫防御。

HDL 的最佳水平

HDL 颗粒携带了 24 种不同的免疫分子，包括载脂蛋白，比如聚集素（载脂蛋白 J）、凝血因子和补体因子。[1]

对能够代谢脂肪的病原体，如原生动物、真菌和寄生虫而言，HDL 颗粒看起来更像是食物。因此，这些病原体会吞噬 HDL 颗粒并试图吃掉它们。但它们哪里知道，自己吞噬的其实是"特洛伊木马"。一旦进入病原体，隐藏在 HDL 颗粒中的免疫分子就会杀死它们，或者召唤白细胞来完成这项工作。

例如，有些 HDL 颗粒携带的分子——载脂蛋白 L–1 和触珠蛋白相关蛋白——是锥虫的致命杀手。锥虫是一种寄生虫，可引起神经系统非洲锥虫病和南美锥虫病。许多造成动物患病的锥虫对人类并没有威胁，因为 HDL 会破坏它们。而导致人类患病的锥虫已经进化出了一种识别携带抗锥虫分子的 HDL 颗粒并避开它们的能力。[2]

除了杀灭病原体，HDL 还能通过以下方式清除毒素。

- HDL 与细菌内毒素，特别是脂多糖结合，中和后者的毒性。HDL 水平高的感染者炎症更轻。[3]此外，注射重组 HDL 可缓解内毒素血症和脂多糖引起的炎症。[4]

- HDL 吸收人体循环内的毒素，如被氧化的胆固醇，并将毒素运至肝脏。携带毒素的 HDL 颗粒比未携带毒素的 HDL 颗粒更容易被肝脏吸收。[5]

大多数美国人的 HDL 水平过低，从而导致免疫功能受损和排毒能力不足。保持高水平的 HDL 对人体有益。

- HDL 水平高的人患肺炎的风险将减小 5/6。[6]荷兰莱顿大学医学中心针对 85 岁以上人群开展的研究（Leiden 85–Plus Study）显示，HDL 水平高的人的感染死亡率降低了 35%。[7]

- 欧洲癌症与营养前瞻性研究表明，HDL 的水平每增加 16.6 mg/dL，人患肠癌的风险就减小 22%。[8]

- 退伍军人管理局开展的相关研究显示，"体内 HDL 胆固醇的水平每增加 10 mg/dL，人在 85 岁前死亡的风险就减小 14%"。[9]

人体内 HDL 的最佳水平大约为 70 mg/dL，但是美国人 HDL 的平均水平仅为 50 mg/dL。

如何提高 HDL 的水平

幸运的是，很容易将 HDL 的水平提高至最佳水平。下列方法可将 HDL 维持在最佳水平。

- 多摄入饱和脂肪。虽然 PHD 所包含的各种宏量营养素的比例刚刚好，但多摄入膳食脂肪仍然有益，因为膳食脂肪会被包装成一种名为"乳糜微粒"的颗粒。在将膳食脂肪输送至脂肪组织后，乳糜微粒一般会转化为 HDL。[10]黄油和奶油中含有的脂肪就是最能有效提高人体 HDL 水平的饱和脂肪。[11]

- 实施间歇性禁食，食用椰子油。这么做有助于生酮，可以促进肝脏产生酮体。酮体会刺激受体，使肝脏分泌更多的 HDL。[12]（烟酸代谢具有相同的刺激作用，这就是医生要求患者服用烟酸来提高 HDL 水平的原因。但烟酸具有肝毒性，所以椰子油是更好的选择。）

- 锻炼。一次为期 12 周的试验发现，中等强度步行组受试者和高强度步行组受试者的 HDL 水平分别上升了 24.8% 和 20.9%。[13] 进行阻力训练也有效果。[14] 但锻炼不可长期中断：连续卧床 20 天会导致体内的 HDL 水平降低 20%。[15]

- 适度饮酒。[16] 每天饮用 1 杯啤酒和半瓶葡萄酒可将 HDL 的水平分别提高 4.4%[17] 和 17%[18]。

LDL 的免疫功能

与 HDL 颗粒一样，LDL 颗粒也是免疫系统的一部分，但它们扮演的角色不同。HDL 可以对抗病原体，清除体内的毒素；LDL 相当于哨兵，专门侦察有无入侵者。

LDL 的结构较脆弱，因此很容易发生氧化反应而被破坏。最容易氧化 LDL 的化合物是细菌的细胞壁成分，如脂多糖。LDL 在氧化过程中会与脂多糖结合，从而帮助清除体内的脂多糖。

氧化型 LDL 颗粒与正常 LDL 颗粒的归宿不同。当需要脂肪和胆固醇时，细胞会吸收正常 LDL 颗粒；而氧化型 LDL 会被一种名为"巨噬细胞"的白细胞吸收。这一机制会造成下列影响。[19]

- 巨噬细胞会寻找并杀灭会使 LDL 氧化的特定病原体。
- 巨噬细胞提取脂多糖或其他会使 LDL 氧化的化合物，并利用它们促进抗体分泌，从而抵御入侵的病原体。

因此，LDL 是免疫系统的重要组成部分。

但如果饮食不当，LDL 的侦察功能反而会造成麻烦。果糖和 ω–6 脂肪酸可以直接氧化 LDL，或者通过造成代谢性内毒素血症使肠道细菌产生脂多糖来使 LDL 氧化。高水平氧化型 LDL 会引起慢性、全身性炎症，将巨噬细胞转化为"泡沫细胞"，从而造成动脉粥样硬化。当巨噬细胞开始拒绝氧化型 LDL 时，它们只能在血液中积聚，造成血脂指标异常。

血脂的最佳水平

以下是血脂指标的理想水平。[20]

- 总胆固醇水平：200~260 mg/dL。

- LDL 水平：大于 100 mg/dL。

- HDL 水平：大于 60 mg/dL。

- 甘油三酯的水平：50~60 mg/dL。

大多数人的甘油三酯水平过高，而 HDL 水平过低。而甘油三酯水平低 [21] 和 HDL 水平高 [22] 与长寿密切相关。HDL 水平高有助于老年人加快步行速度，增强平衡感 [23]，改善认知能力 [24]。

总胆固醇水平低于 200 mg/dL 提示免疫功能受损。以婴儿为例，新生儿的 LDL 水平极低，血清总胆固醇水平约为 72 mg/dL。[25]（LDL 水平低能够防止子宫内的胎儿针对母体形成抗体。）由于 LDL 水平过低，婴儿形成抗体的能力有限，他们的免疫功能受到了抑制。

母乳喂养的婴儿的血清总胆固醇水平会迅速升高，在他们 1 月龄时即可达到 163 mg/dL，到 6 月龄时就能上升至 194 mg/dL。[26] 此时婴儿的血清总胆固醇水平已接近维持正常免疫功能所需的水平，即 200 mg/dL。

配方奶喂养的婴儿的血清总胆固醇水平上升较缓慢，在他们 6 月龄时还仅为 140 mg/dL。[27] 这也是配方奶喂养的婴儿频繁感染的一大原因。

解决血脂异常问题

血脂还是具有诊断价值的指标。在饮食正常的情况下，血脂水平不佳表明检测对象患上了需要医治的特定疾病。

造成血清总胆固醇水平较低（<200 mg/dL）的原因可能如下。

- 饮食，如养生性的饮食，缺乏脂肪。如果你也存在该问题，那就多吃点儿高脂肪食物！

- 甲状腺功能亢进。可以通过补充锂来缓解。

- 体内存在以脂蛋白颗粒为食的真核病原体——原生动物、真菌或寄生虫。[28]

如果你饮食健康，但血清总胆固醇水平仍然较低，请要求医生检测你的血液和粪便，看是否提示存在原生动物和蠕虫感染。

总胆固醇和 LDL 水平较高通常意味着人体清除血液中 LDL 颗粒的速度减缓。可能造成该现象的原因包括以下几点。

- 甲状腺功能减退（碘或硒缺乏）。需要补充甲状腺激素来激活 LDL 受体，帮助细胞从血液中提取 LDL。补充碘可以显著降低总胆固醇、LDL 和甘油三酯的水平。[29]

- 日照不足，抑制身体利用血清胆固醇制造维生素 D 和其他甾醇的能力。[30]

- LDL 氧化的速度超过巨噬细胞清除氧化型 LDL 的速度。具体原因如下。

  —— 缺铜或锌，而铜和锌是铜锌超氧化物歧化酶的成分。铜锌超氧化物歧化酶是一种主要的细胞外抗氧化剂（与细胞外基质和血管内壁结合，从而清除活性氧）。缺铜是造成 LDL 水平高的常见原因。[31]

  —— 由肠道微生态失调或全身性细菌感染引起的内毒素血症，造成体内脂多糖和其他氧化剂水平升高。

医生可以帮你确定和解决上述问题。一般而言，找出造成血脂异常的根源并从根源上解决问题比强行使用药物（如他汀类药物）调节胆固醇水平效果更好。

第四十二章

改善昼夜节律

为了维持最佳健康状态，有必要调节并改善昼夜节律。

- 白天多晒太阳，晚上避开强光。
- 睡觉时保持房间黑暗，睡到自然醒。
- 合理安排饮食，摄入碳水化合物，以最大限度地改善昼夜节律。
- 早晨和下午进行适度户外活动。

人体机能是以"日"为周期运转的。有些机能在晚上，即在我们睡觉时运转，有些则在白天运转。所有细胞内部都有一个能告诉它们当前时刻的"时钟"。如果一个人身体健康，那么这些"时钟"会保持同步，身体处于协调状态。

当昼夜节律被打乱后，疾病往往随之而来。例如，长期昼夜颠倒的夜班工人患癌症[1]、心脏病[2]、代谢综合征和糖尿病[3]、甲状腺功能减退[4]以及其他疾病的风险更大。

不孕一般也是由昼夜节律紊乱引起的。昼夜节律被打乱的小鼠很难成功受孕；即便受孕，它们也很难足月妊娠。[5]

肥胖也可能是由昼夜节律紊乱引起的。在出现代谢异常和患肥胖症之前，小鼠肝脏和脂肪组织的生物钟已被破坏。[6] 整天给啮齿类动物投喂黄油会诱发啮齿类动物的肥胖症，因为不停进食会打乱其昼夜节律。[7] 但如果只允许它们在 8 小时的窗口期进食，且进食时间符合它们的昼夜节律，它们就不会患肥胖症。[8]

免疫系统的工作同样具有昼夜节律性：参与产生抗体的白细胞在夜间工作，从而使炎症在白天得到控制。[9] 这也是保持良好的睡眠对免疫功能如此重要的原因：睡眠不足会抑制抗体形成。[10]

昼夜节律被打乱往往伴随着免疫功能受损。存在类似飞行时差反应问题的小鼠更有可能死于感染或内毒素血症。[11]

感染发生的时间很重要：如果感染发生在免疫功能最弱的时候，小鼠的死亡风险更大。[12] 免疫力在傍晚，即蚊子等开始出没时最强。

人的昼夜节律受多重因素的影响，其中最重要的是光照和饮食；睡眠情况和体力活动同样重要。

接下来，我们将详细探讨如何通过控制光照、睡眠、吃饭的时间和锻炼来调节昼夜节律，增强免疫功能。

光照

光照是影响昼夜节律最重要的因素。光照强度越大，人接受光照的时间越长，人的昼夜节律就越有可能发生改变。在改变昼夜节律方面，蓝光和紫外线的能力最强。此外，比蓝光强度小得多的红光足以改变人的昼夜节律。以蓝光和紫外线光谱衡量的话，阳光的强度是室内灯光的数百倍，因此阳光在改变昼夜节律方面的能力更强。

阳光主要通过视神经输入——而非维生素 D 的水平、皮肤或血液的变化——影响人的昼夜节律。视交叉上核（SCN）病变会破坏光对人昼夜节律的影响。视交叉上核是大脑中负责接收视神经输入信息的区域，它功能众多，比如控制着夜间褪黑素的释放和早晨皮质醇的释放。

视交叉上核损伤对死亡率有较大的影响，尤其是对野生动物而言。视交叉上核受损后，金花鼠的昼夜节律改变，它不再对光敏感，因而更容易被黄鼠狼捕食。[13]

造成老人昼夜节律改变的原因之一是，老化的眼睛会"过滤"蓝光和紫外线。即使经常进行户外活动，老人也会因眼睛丧失光感而导致记忆力丧失、反应迟钝、失眠和抑郁。[14] 眼睛患白内障后会阻挡蓝光，因而对健康构成极大的威胁。

白天应获得充足的光照

为了促进身体健康，我们应该每天将眼睛暴露在明亮的蓝光下，以此来调节生物钟。[15]

除了蓝光之外，紫外线也可能有所帮助。因此，在户外活动时最好不要戴眼镜（包括隐形眼镜），因为眼镜会阻挡紫外线。在阳光的作用下，皮肤和血液将产生有益于人体的化合物，如维生素 D、β–内啡肽和一氧化氮。这是白天应该晒太阳的另一个原因。[16]

我们认为，人最好每天晒几次太阳，而且其中一次应在清晨，原因如下。

- 早晨晒太阳最安全。人体的 DNA 修复机制具有昼夜节律性，活动高峰期在早上 7 点前后。研究显示，当 DNA 修复机制最活跃时，紫外线导致小鼠患皮肤癌的可能性最小。于是，研究人员推断，"人类……在早上因紫外线辐射致癌的可能性最小。因此，人类应尽可能将职业性、治疗性、娱乐性和美容性紫外线暴露降低至早晨阳光中紫外线的水平"。[17]
- 早晨的阳光最有利于维持人体的生物钟。心理学家赛思·罗伯茨所做的维生素 D 实验表明，夜间摄入维生素 D 会造成失眠，而清晨摄入则会改善睡眠和情绪。[18] 上午晒太阳有助于人体产生维生素 D，同时也是最健康的维生素 D 补充方式。

在白天，室内应尽量保持光照充足。例如，将电脑显示器的亮度调至最高，将所有灯打开也是个好主意。

晚上应避免光线暴露

人类的眼睑膜是半透明的，眼睛闭合后仍能感光。因此，在夜间，即使是少量光线也会扰乱人的昼夜节律，影响人的睡眠质量。[19]

睡前的光线暴露会抑制褪黑素的释放，扰乱昼夜节律。研究发现，在室内灯光的作用下，褪黑素的分泌减少了 50%。[20] 更重要的是，极小强度的光，如昏暗的灯光，就能抑制褪黑素分泌。[21]

由于蓝光最容易扰乱昼夜节律，戴上可过滤蓝光的护目镜有助于维持正常的褪黑素分泌节律。[22]

为了维持昼夜节律，睡觉时应保持房间黑暗：使用不透光的窗帘，将闹钟倒扣在桌子上，以便遮住光线。研究显示，只需施以一次高强度光照即可破坏小鼠大脑的细胞分裂过程，并促进与癌症相关的基因表达。[23]

晚上，电脑显示器和电视发出的蓝光或强光同样会抑制褪黑素的分泌。[24] 为电脑安装色温调节软件是个好办法，这类软件会在日落之后将电脑显示器的色温调成红色，并减小其亮度。

我们不清楚是否也可以在电视上安装类似的软件，但这样做的确有所帮助。大多数人在夜间看电视。流行病学研究显示，看电视会对健康产生严重的不良影响。

- 每天看电视时间最长的 50~71 岁成年人，即使调整运动量，他们的死亡风险仍然比看电视时间最短的同龄人的死亡风险大 61%。即便是每天运动量超过 1 小时的运动员，延长看电视的时间仍然会使其死亡风险增大 47%。[25]
- 澳大利亚研究人员发现，每多看 1 小时电视，人的预期寿命就减少 22 分钟。[26]

看电视的不良影响常常被认为是由运动量不足造成的。但我们认为，它的不良影响更有可能是夜间看电视打乱了人的昼夜节律造成的。相比之下，久坐并不会产生类似的影响；久坐不动的办公室职员只需进行少量运动即可保持身体健康。

夜间看电视对昼夜节律的干扰可能源于明亮的屏幕以及人与电视画面或声音的互动。（相比之下，白天的社交活动，哪怕是与电视中的虚构人物互动，会改善人的日间节律。）避免夜间看电视对健康造成影响的方法包括：

- 晚上戴橙色护目镜过滤蓝光，或将屏幕和房间灯光调暗或调成红色，以减少蓝光辐射；
- 避免晚上观看人类互动节目，自然风光和舒缓的音乐更适合在晚上欣赏。

如果"观看人类互动节目会改善日间节律"的观点是正确的，那么白天看电视应该对健康有益，尤其是对社交活动有限的人（如独居老人）而言。

读者反馈：由莱姆病或巴尔通体菌诱发的自闭症

我女儿 10 岁了。莱姆病或巴尔通体菌诱发了她的自闭症和免疫失调，她现在正在接受治疗。服用抗生素和补充剂并在 80% 的时间里实行你们设计的饮食法后，她的病情发生了可喜的变化：她的语言、运动能力、写作能力、声和光的敏感性都有了较大的改善。非常感谢你们的辛勤付出，你们确实帮了很多人。

来自加拿大安大略省的路易丝·斯坦利（Louise Stanley）

睡眠与褪黑素

睡眠专家威廉·德门特（William Dement）认为，睡眠质量是"寿命最重要的预测指标，可能比抽烟、锻炼或血压等指标更加重要"。[27] 一篇论文总结道："长远来看，（睡眠不足）会致人生病。越来越多的科学数据表明，睡眠不足会对免疫功能产生不良影响。"[28]

睡眠不足可能造成显著的不良影响。

- 在 25 年间每晚睡眠不足 6 小时的人的死亡风险比每晚睡 6~8 小时的人的死亡风险大 12%。[29]
- 失眠会导致大脑灰质逐渐减少。[30]
- 睡眠呼吸暂停综合征患者的端粒缩短，这是早衰的迹象；他们更容易患高血压、脑卒中和心脏病，全因死亡率也更高。[31] 威斯康星睡眠队列研究（Wisconsin Sleep Cohort Study）对受试者进行了 22 年的随访。结果显示，睡眠呼吸暂停综合征病情严重的癌症患者的死亡率是睡眠正常的癌症患者的 4.8 倍。[32]

睡眠不足的不良影响会立刻显现。

- 年轻男性连续一周睡眠不足会造成体内的激素水平与老年糖尿病患者的相似：胰岛素抵抗、应激激素水平高、睾酮和生长激素水平低。[33]
- 连续一周限制睡眠会导致人体内的抗体水平降低 50%。[34]
- 睡眠不足会激起健康的年轻人的饥饿感和食欲，从而引发肥胖。[35]

患了影响睡眠质量的疾病（如睡眠呼吸暂停综合征）应及时治疗。持续气道正压通气（CPAP）可大大减小呼吸暂停引发的死亡风险。[36]

如果睡眠不足或每天处于黑暗环境的时间缩短，人体便无法分泌足够的褪黑素，这是一些不良影响发生的根源，可以通过补充褪黑素来解决。

夜间激素

如果说维生素 D 是日间激素，那么褪黑素就是夜间激素了。褪黑素是人在睡觉期间产生的，其水平通常在凌晨 2 点左右达到峰值。

百岁老人长寿的秘诀之一便是成功地维持褪黑素分泌的规律。[37]

褪黑素是一种抗菌激素，可给人体带来诸多益处。

- 提高生长激素的水平，增强抵抗力，促进肌肉生长。[38]
- 杀死肿瘤细胞，延缓肿瘤生长。[39] 延长癌症患者的生存期。一项转移性肺癌试验研究显示，仅仅接受化疗的患者无法存活 2 年，但接受褪黑素联合化疗疗法的患者中，有 6% 的人在 5 年后仍然存活。[40]
- 夜间工作者的患癌率较高，而盲人的患癌率较低，这表明褪黑素的确具有抗癌作用。[41]
- 具有抗菌功能，可预防衣原体感染。[42]

- 对肠易激综合征、高血压、黄斑变性、青光眼和糖尿病等疾病有疗效。[43]

如果大脑内存在慢性感染或其他炎症，细胞内的免疫反应会阻断色氨酸，进而抑制褪黑素的分泌。

由于褪黑素对健康和免疫功能至关重要，褪黑素分泌受抑制的人应考虑补充褪黑素。服用褪黑素缓释片可以让这些人体内的褪黑素水平在夜间相对均衡，防止他们因褪黑素水平降低而早醒。此外，褪黑素不会产生毒性。[44]

吃饭的时间

昼夜节律也受到吃饭时间的影响。如果你经常在晚上吃饭或饮用高热量饮料（如酒精饮料），并在白天禁食，身体便会"黑白颠倒"。[45]

按照"应始终保持身体各方面的昼夜节律同步"的一般原则，我们应让进食与光照水平相适应。因此，我们应尽量在白天吃饭，或者至少在休息前数小时停止进食。

碳水化合物似乎对人的昼夜节律有极强的影响，而且与一般食物对昼夜节律的影响相反的是，高碳水化合物食物会促进夜间节律和睡眠。

例如，瘦素的分泌具有较强的昼夜节律性。瘦素的水平在早上很低，随后开始上升，并在半夜达到峰值。[46]瘦素的分泌同样受到食物的影响：脂肪对人体内的瘦素水平几乎没有影响，但在人摄入碳水化合物后的4~9小时内瘦素的水平会升高。[47]这表明，为了改善瘦素分泌的节律，我们应该在日落时摄入大部分碳水化合物。

这一结论得到了以色列研究人员的支持。他们对两种减肥饮食进行了测试——一种晚餐的主要成分为碳水化合物，另一种晚餐不含碳水化合物。结果发现，晚餐含碳水化合物组的受试者减掉了更多的脂肪，腰围也缩小了几厘米；他们的饥饿感不强，血糖和胰岛素水平更低，炎症更轻，HDL 的水平更高。[48]

早餐摄入脂肪和蛋白质、晚餐摄入淀粉和脂肪似乎是改善昼夜节律的好办法。例如，咖啡、熏肉加鸡蛋就是不错的早餐搭配！

微量营养素的摄入时机也会影响人的昼夜节律。

- 维生素 D_3 最好在早上服用。[49] 维生素 D 对昼夜节律的重要性一点儿也不比其滋养作用差。不过令人迷惑的是，保持较高的维生素 D 水平似乎对全球大多数人都有益，但维生素 D 摄入水平极低的斯堪的纳维亚人的死亡率最低。[50]

- 与阳光的作用类似，锂也可以促进生物钟相关基因有益表达。[51] 锂补充剂最好在早上服用。锂对昼夜节律的改善作用可能是它有益于治疗双相情感障碍（昼夜节律紊乱引起的一种疾病）的原因。[52] 任何能改善昼夜节律的行为，比如早上观察人脸图片，对双相情感障碍都具有治疗作用。[53]

- 不少人发现，镁具有镇静作用，而且晚上服用效果最好，可以促进睡眠和改善昼夜节律。另外，镁是一种对生物钟的正常运转不可或缺的元素。[54]

锻炼与休息

运动是身体最大的能量源泉，而步行是最佳的运动方式。

托马斯·杰斐逊（Thomas Jefferson）

运动对健康和寿命有着巨大的影响。

适量运动，受益无穷

令人好奇的是：定期锻炼具有显著的益处，哪怕锻炼看上去并未让人更加健康。研究已经明确地证明了这一点。通过探索运动量与健康之间的关系研究人员发现，保持健康无须大量运动！

- 研究人员在 31 年的时间里对 52 656 名美国人进行了追踪，结果发现，跑步者的死亡风险比不跑步者的小 19%。但就减小死亡风险而言，每周以每千米 6~7 分钟的速度慢跑 1~30 km 的人与速度更快的跑步者并无差异。[55]
- 哥本哈根心脏研究（Copenhagen City Heart Study）显示，每周锻炼 2~3 次、总锻炼时长为 1~2.5 小时的丹麦人的死亡率降低了 44%，男性和女性的寿命分别延长了 6.2 年和 5.6 年。此外，如果强度过大或过小，锻炼的效果均会打折扣。[56]
- 一项涵盖 416 175 名成年人的研究发现，每周适度锻炼 1.5 小时（每天 13 分钟）可以将锻炼者的死亡率降低 14%，寿命延长 3 年。如果每天多锻炼 15 分钟，锻炼者的死亡率只会再降低 4%；锻炼的健康效益在每天锻炼 50 分钟时达到顶峰。[57]

基于上述研究，每天慢跑 3 km 可以将寿命延长 3~6 年。高强度锻炼虽然能提高身体素质，但对寿命的影响甚微。

低强度的运动还能强化免疫功能。每天只需跑 800 m 即可治愈老年大鼠因感染而引起的记忆和大脑功能损伤。[58] 如欲获得同样的效果,人类每周需要跑 9 km——每周 3 次,每次 3 km。

可见,运动的确具有实实在在的益处。其实运动的益寿效应可能在很大程度上源于昼夜节律的改善。运动会提醒人体内的生物钟,告诉它们现在是白天,而不是晚上。正是这种提醒延长了人的寿命。

日间运动改善昼夜节律的证据之一是,运动会影响睡眠质量。白天每多运动 1 小时,儿童就会早睡 3 分钟,睡眠时间也会延长 20 分钟。[59] 成年人的情况类似。[60]

支持该观点的另一个事实是,在自然环境中锻炼对健康的益处最大。例如,在户外锻炼的人患心理疾病的概率仅为在室内锻炼的人的一半。[61]

这种现象十分有趣,因为动物研究显示,自然环境会改善动物的昼夜节律。以携带特定突变基因的苍蝇为例,生活在室内的苍蝇昼夜节律紊乱,而生活在自然环境中的苍蝇则没有这个问题。[62]

适度锻炼是抗癌的良方——癌症患者适度锻炼可以延长寿命 [63],减轻疲劳感 [64];改善影响昼夜节律的其他因素,如光照和维生素 D 水平,也具有同样的效果。在自然环境中锻炼的抗癌效果最佳。例如,约翰·马茨克(John Matzke)是晚期黑色素瘤患者,而且肿瘤已经转移到了肺部,但在山区长期远足后,他的癌症竟然不治而愈了。[65]

类似的癌症自愈现象还有不少。挪威的一项研究显示,在不加治疗的情况下,多达 1/4 的乳腺癌患者癌症自愈了。[66]

PHD 科学依据
运动始终有益而无害吗?

适度运动对几乎所有人有益,但凡事都有例外。

通过观察人运动后代谢指标——血压、HDL、甘油三酯和胰岛素水平——的变化研究人员发现,90% 的人在运动后代谢指标有所改善,且效果颇为突出。但约 7% 的人在运动后至少有两项指标发生了不利变化。[67] 虽然事情的发生都存在一定的偶然性——即使生活规律的人也会患传染病或出现其他健康问题,但这同时也说明,有些人的运动不益于健康。

有些疾病的患者的确应多休息。我们的建议是,跟着自己的感觉走。如果身体认为你需要放松,适当放松对你更有利。但步行对所有人都有益。

运动不足很常见

进化方面的证据表明，人类只有进行少量运动才能保持健康。该观点的依据是什么呢？进化并没有让人类大脑的奖赏机制偏向运动，即没有让人喜爱或渴望运动。

不少人喜欢完全坐着的生活。43% 的美国人不锻炼，每天步行的时间不足 20 分钟；扩大到全球范围，31% 的人不锻炼。[68]

日常运动对人类健康至关重要，如果旧石器时代的采猎者有机会逃避体力活动，现代人类的大脑也许会产生运动的欲望。我们现在缺乏运动的欲望，可能说明旧石器时代采猎者的运动水平高于保持健康所需的水平。

旧石器时代的采猎者每天步行 8~16 km，而且通常需要背着食物、水和木材。他们一周大约有两天的时间进行更剧烈的活动，包括跑（如狩猎时）、推拉物体（如建造或维修住处时）等。[69] 相对现代人而言，旧石器时代采猎者的活动水平更有益于健康。但由于进化并未让人类建立起对更大运动量的渴望，采猎者的运动量可能大于现代人对运动的需求量。

过度运动也很常见

适度运动有益健康，但剧烈运动具有风险。

白细胞在人运动期间和运动后增多，但随后会减少，并在 24 小时内回到正常水平。[70] 只要在两次运动之间充分休息，这些变化似乎都是有益的。有观点认为，运动会促进组织中衰老的白细胞进入血液，从而被清除。因此，白细胞的质量和人体的免疫功能会随着时间的推移而改善，进而产生延缓衰老的功效。[71]

但过度运动——有规律地进行高强度运动且休息时间不足——会造成免疫功能下降。人在剧烈运动下的免疫反应类似于患败血症和身体出现创伤后的免疫反应。[72] 如果每天进行高强度运动，白细胞的功能就会持续受到抑制。在不进食的情况下长期持续剧烈运动的免疫抑制作用最强。[73] 因此，耐力型运动员的免疫功能最容易受到抑制。

娱乐性竞技运动员患病的概率仅为久坐不动者的一半。但训练强度大的精英运动员患病的概率是业余运动员的 4.5 倍。[74] 运动对身体而言是一种压力，高水平运动会产生毒素；适当运动才能强身健体。因此，多倾听自己身体的需求，让感觉成为运动的向导。

希望获得奥运会奖牌或从事职业体育运动的人有必要进行高强度训练，但他们的成绩是他们牺牲健康换来的。即便是奥运会选手也应避免过度训练。奥运会跳高运动员埃米·阿卡夫（Amy Acuff）此前是一名举重运动员，她认为举重有悖于"运动有益健康"的理念。现在,她每周只花 2 天跳高,其余 5 天进行短跑和做普拉提。[75]

最佳健康锻炼计划

作为现代人的我们又该如何保持健康呢?旧石器时代的人类每天花 2~3 小时步行 8~16 km,但大多数现代人没有如此充裕的时间。

如果你的目标是保持身体健康,那么在清晨和下午锻炼身体以改善昼夜节律是关键。

- 每天清晨,花 10~20 分钟的时间进行低强度户外运动,如散步、慢跑、骑自行车、做瑜伽、跳健美操、跳舞、跳绳和做田径热身运动。这些运动相对轻松且容易实现。运动之后,你会感觉神清气爽,而非疲惫不堪。

- 只要有时间,在中午、下午或傍晚之前再进行 10~20 分钟的户外运动。你可以选择自己喜欢的任何运动项目,以不产生疲劳感为宜。进行户外运动的目的有两个:一是改善日间节律,二是多晒太阳。

在坚持一段时间之后,你会逐渐体会到运动的乐趣,并且希望自己坚持下去。如果你决定投入更多的时间,或者意欲提高健身水平,可以延长下午或傍晚的锻炼时间。

- 每周进行一次心血管活化运动,如跑 5~6 km。体力输出有益于心脏健康,快速流动的血液在血管两侧形成的剪应力能够促进血管损伤的愈合。建议先从步行和慢跑开始,然后逐步增加短跑的频率。如果你愿意,还可以骑自行车或开展其他任何可以提高心率的运动。

- 每周进行一次高强度力量训练。下半身力量训练主要有髋部训练(如硬举、壶铃摇摆)和膝盖屈曲训练(如蹲坐、压腿)。上半身力量训练主要有拉伸训练,如俯卧撑、卧推、引体向上、划船等。而平板支撑适合用于腰腹部训练。所谓"高强度",是指训练应使肌肉达到或接近衰竭状态。

- 在一周的其他 5 天里,进行一些积极的休息性运动,如散步、慢跑、打球、跳舞、远足等。也可以做一些能提高灵活性的运动,如做瑜伽、打太极、练气功或普拉提。这些运动应以低强度为主,以提高精力、改善思维为原则。

那么,何谓"积极的休息性运动"呢?灵活性训练的大部分动作与健身训练一致,只是对负重和强度不做要求。瑜伽的一些拜日式动作(如直腰、直腿)就与硬举的动作类似。这种低强度运动有利于人体恢复,可防止肌肉损伤,能增强力量。[76]

如欲进一步促进身体恢复,达到健身的目的,可将血管活化运动和高强度力量训练分 3 天进行,每次锻炼后立即吃饭,并在接下来的 24 小时内过量进食——食量比平时增加 25%。

远离压力，保持心情愉悦

长期承受压力（慢性应激）会导致几乎所有健康问题恶化。压力会加速衰老，并抑制免疫功能。

压力大和焦虑会损害小鼠的免疫功能，让它们更倾向于躲在黑暗的走廊或隐蔽的通道里。这些小鼠更容易患致命性更强的癌症；它们的免疫系统无法抑制癌症进一步恶化，体内应激激素的水平也更高。[77]

主要应激激素（如皮质醇）的分泌同样具有昼夜节律性。慢性应激带来的一个问题是，它会扰乱激素分泌的节律性。就拿皮质醇来说，皮质醇的水平会因慢性应激而持续升高，从而造成细胞节律紊乱。[78]皮质醇水平升高和昼夜节律紊乱是抑郁症的早期表现。[79]

睡眠中断会影响皮质醇的水平，导致人体开启慢性应激模式。皮质醇的分泌具有昼夜节律性——其水平白天高，晚上低。因此，人体皮质醇的水平会在人睡眠不佳时上升。[80]这是失眠症患者的皮质醇水平高于正常人的原因。[81]

皮质醇水平升高的另一个影响是，端粒（DNA 端部具有稳定作用的帽状结构）的长度更不易维持。端粒缩短会损害细胞功能，破坏 DNA 的稳定性，并缩短人的寿命。端粒缩短的免疫细胞不再对病毒产生免疫抑制作用。[82]

前文曾提到，早上摄入锂能够改善昼夜节律。研究显示，高水平的皮质醇抑制昼夜节律的途径与锂在体内代谢的途径相同，二者具有互斥关系。因此，早上摄入少量锂可能有助于缓解慢性应激。[83]

事实上，几乎一切可改善昼夜节律的手段——锻炼、晒太阳、夜间避光和合理的饮食安排——都能缓解慢性应激。

以下是缓解慢性应激的一些额外措施。

- 缓慢深呼吸。多数瑜伽课程都会教授的膈肌呼吸——缓慢、放松、深度呼吸，是降低皮质醇水平和提高褪黑素水平的有效手段。[84]全天缓慢深呼吸可以显著地减轻压力。
- 多参加社交活动。百岁老人具有的特征之一是，性格外向，善于交际。[85]一项研究发现，经常社交的人寿命更长。[86]其实，我们甚至不需要真的去交朋友——观看带人脸的图片和视频，让大脑误以为我们有朋友也有助于恢复昼夜节律，改善情绪！心理学家赛思·罗伯茨发现，"晨脸疗法"——早上看带人脸的照片——可以改善情绪，缓解压力，治疗抑郁症和双相情感障碍。[87]

- 心怀感恩。心怀感恩可以缓解抑郁，改善睡眠质量。[88] 人会在祷告时回想许多值得感恩的事情，这可能是信教者更加长寿的另一个原因。
- 保持心情愉悦。快乐和乐观的人更加长寿。

　　—— 修女研究（Nun Study）对比了 180 名天主教修女年轻时的心情笔记及其 60 年后的生活状态，结果发现年轻时心态最积极的修女在75~95 岁之间的死亡率降低了 6 成。因此，年轻时的好心情似乎与 60年后的长寿有关。[89]

　　—— 研究人员发现，高寿老人精神放松，待人友好，生活态度认真、乐观。他们经常开怀大笑，社交生活也很活跃。[90]

　　良好的健康状况当然会带来愉悦的心情。我们认为，健康的身体和大脑会自然地产生愉悦、乐观的情绪。上述研究似乎在启示我们，身体健康的人更加快乐，而年轻时身体健康的人在 60 年后更有可能保持健康。

　　但我们认为上述因果关系是双向的——愉悦的心情也有益健康。

　　诺曼·考辛斯（Norman Cousins）在《疾病的解剖》（Anatomy of an Illness）中描述了他患心脏病和关节炎后的历程。他认为自己的关节炎是通过服用大量维生素 C 和观看马克斯兄弟的电影治愈的。用他的话说，"大笑十分钟能换来两小时的无痛睡眠"。[91]

　　但需要注意的是，如果你晚上看 1 小时电视，即便观看的是马克斯兄弟的电影，你也会少活 22 分钟！

读者反馈：身体健康，心情愉悦

　　令我始料未及的是，仅仅 3 个星期，PHD 就改变了我的人生观。以前的我（以现在的标准来看）并不健康，但现在的我能更多地看到事物积极的一面。万分感谢。

来自加利福尼亚州圣何塞的 P. C.

本章小结

健康不仅取决于我们的行动，而且取决于我们行动的时机。

现代生活使人很难保持健康的昼夜节律。办公室职员大部分时间待在室内，因此无法晒太阳。他们锻炼的时间被推迟到了晚上，晚餐时间也由傍晚推迟到了夜里，昼夜节律紊乱。

昼夜节律健康对维持免疫功能至关重要。人昼夜节律紊乱后，癌症、许多传染病和自身免疫性疾病的发病率就会上升。

幸运的是，改善昼夜节律并不需要花费太多的时间和精力。

- 清晨运动 10~15 分钟，同时晒晒太阳。
- 下午再运动一次。
- 吃饭时间集中在白天和傍晚。
- 晚上避开强光，特别是白光和蓝光；睡觉时保持卧室黑暗。
- 设置一个能让自己睡一整晚且早上自然醒来的就寝时间，每天坚持。

维持昼夜节律，值得你去努力！

第四十三章

健康减肥

本书并未详细介绍具体的病症，肥胖症除外。由于很多超重者采取了错误的减肥策略，我们有必要提供一些指导。

肥胖症在现代社会流行并不是由人暴饮暴食或缺乏锻炼造成的，因为暴食和懒惰古已有之，但肥胖却是个新事物。

肥胖症的发端

在 19 世纪 80~90 年代，每个马戏团里都有一个胖子；人们肯花重金去看他们，是因为胖子在当时十分稀罕。

有兴趣的读者不妨上网搜索昌西·莫兰（Chauncy Morlan）的照片，他是"巴纳姆和贝利马戏团"（Barnum & Bailey Circus）的胖子。[1] 但如果放在今天，肯定没人去看他哪怕一眼。

人类在 20 世纪发明了很多新食品，如从有毒种子中提取的植物油、高果糖玉米糖浆，以及以提纯营养物质为原料制造的各种加工食品。与此同时，人类也"发明"了肥胖症。

本书讨论过诸多导致肥胖的因素。

- 毒素。果糖和 ω-6 脂肪酸很容易通过使肝脏中毒和引起内毒素血症导致实验动物肥胖。小麦毒素同样会造成肥胖，食品加工过程中产生的各种毒素也是如此。
- 营养不良。缺乏胆碱 [2] 和缺乏矿物质 [3] 的高糖饮食会诱发小鼠和大鼠患肥胖症。肥胖者体内通常缺乏各种微量营养素。营养不良会增加饥饿感，促使他们食用更多的食物，从而摄入身体无法处理的过多的热量。

- 感染。肝脏中的细菌内毒素水平是代谢综合征和肥胖症的预测指标。各种感染可引起全身性炎症，进而引发肥胖症。最近，研究人员发现了病毒与肥胖症之间的联系。腺病毒 AD-36 可引起脂肪细胞增殖。AD-36 感染者患肥胖症的概率是非感染者的 3 倍；感染 AD-36 的肥胖者比未感染该病毒的肥胖者胖得多。[4]

- 昼夜节律紊乱。少量的运动、晒太阳、夜间避光和避免夜间进食有助于维持健康的昼夜节律。但有不少人根本不锻炼，白天在光线昏暗的室内工作，晚上大吃大喝，看电视。这些因素扰乱了他们的昼夜节律，肥胖症于是趁机找上了门。

毒素、营养不良、感染、昼夜节律紊乱和身体自愈能力受损是一切疾病的根源。和其他疾病一样，肥胖症也是由多重因素造成的，其中饮食和生活方式不健康是主要因素。

由感染之外的因素引发的肥胖症一般不适合通过药物治疗，保持饮食和生活方式健康才是解决之道。

限制热量摄入很危险

大多数人将减肥饮食等同于热量限制型饮食，认为减肥的秘诀就是保持饥饿。

但限制热量摄入是一种危险的策略，因为营养不良是导致肥胖的原因之一，而节食只会加重营养不良。所以饥饿型饮食反而会加重肥胖。

人们已得出如下经验。

- 通过节食减肥的人往往以体重反弹告终。加州大学洛杉矶分校的研究人员通过分析 31 项长期饮食研究发现，大多数为了减肥而节食的人后来反弹的体重甚至比他们减掉的体重还多。[5]

- 在遭遇过饥荒的国家，当饥荒结束后，肥胖症便开始流行。因此，一旦摄入足够的营养，营养不良者更容易发胖。[6]

既然长期饥饿会导致死亡，那么限制热量摄入这一错误做法也应该被叫停。如果营养不良在你节食期间对你的身体造成了足够大的破坏，那么肥胖将卷土重来且变本加厉。

虽然保持热量不足确实是减肥的必要条件，但这并不意味着要限制热量摄入。如果食物的质量得到了提高，那么我们轻而易举就能在无饥饿感的前提下制造热量不足的假象。

没必要通过限制热量摄入来让自己饥饿

我们完全可以在保证热量摄入正常的情况下减轻体重，恢复正常的体形。

其原理是，热量消耗会随着体重的增加而增加。肥胖者每天消耗的热量比苗条者每天消耗的多。肥胖者需要做的功也更多，而皮肤表面积更大意味着有更多的能量以热量的形式散失。

一项研究发现，苗条者（平均体重为 66 kg）每天消耗热量 2 481 kcal，而肥胖者（平均体重为 131 kg）每天消耗热量 3 162 kcal。[7]

因此，在每天摄入 2 481 kcal 热量的情况下，肥胖者仍然能以稳定的速度减肥。如果热量的日消耗量和日摄入量分别为 3 162 kcal 和 2 481 kcal，那么脂肪会以每天约 75 g、每周约 550 g 或每年约 27 kg 的速度减少。

读者反馈：既能吃饱，又能减肥

我今年 65 岁，自成年以来就一直与赘肉做着不懈的斗争。但当我于 2011 年 1 月开始实行 PHD 之后，我毫无饥饿感地甩掉了 18 kg 的赘肉，这令我感觉好极了。谢谢你们！太谢谢你们了！我将你们博客上的不少文章打印了下来，并与其他有类似问题的网友分享。我丈夫现在也在实行 PHD，而且取得了不错的效果。现在，PHD 成了我们生活的一部分——我们减肥的效果不再像过去那样起起伏伏了。

南希（Nancy）

正常饮食才最有利于减肥

各路饮食专家针对减肥和维持体重提出了五花八门的饮食法。

但我们完全没必要这样做。因为可以通过摄入与正常人相同的热量来减肥，所以没有必要采取另类的饮食法。

我们认为，采取另类饮食法减肥本身就是个错误。毕竟，肥胖正是由饮食不健康造成的。此外，新饮食法实施起来困难重重，让一个胖子同时实行两种饮食法——"减肥"饮食法和"维持体重"饮食法——只会增加他们不必要的负担。

我们认为，虽然减肥让人动力十足，但自始至终保持饮食健康才是最可取的做法。如果长期实行 PHD，减肥更容易取得成功。

读者反馈：糖尿病与肥胖症

在我采取旧石器时代饮食法，并根据本书的建议开始食用有益淀粉类食物后，我的体重从 155 kg 降到了 123 kg。你们可能不知道这意味着什么。我是一名 2 型糖尿病患者，还患有严重的代谢综合征。更严重的是，我还因为视网膜毛细血管爆裂而失明。但得益于成功减肥，现在的我一切向好，不用再吃药了。

J. 希普曼（J. Hippman）

减肥的关键步骤

无论你采取何种减肥计划，下列做法都是重中之重。

1. 避免食用含 ω-6 脂肪酸的油脂，代之以黄油和椰子油。通过食用牛肉、羔羊肉和海鲜获取蛋白质，减少 ω-6 脂肪酸的摄入。减少添加糖的摄入；食用有益淀粉类食物以获取碳水化合物，从而减少果糖的摄入。

过量摄入 ω-6 脂肪酸可能是肥胖症流行的主要原因。添加糖中的果糖和谷物中的毒素则起了推波助澜的作用。因此，将含有这些成分的食物从饮食中去除对解决肥胖问题大有裨益。

你可以食用下列食物。

- 动物性食物：牛肉、羔羊肉、三文鱼、贝类。
- 油脂：椰子奶、黄油。
- 有益淀粉类食物：白米、土豆、红薯、芋头。

2. 摄入正常水平的碳水化合物和蛋白质，限制脂肪的摄入。

人体不会大量储存碳水化合物和蛋白质，所以二者摄入不足会导致营养不良。相反，脂肪在人体内有所储备——就是减肥者希望甩掉的部分！所以我们无须摄入太多脂肪。如果你的饮食中缺乏脂肪，那么身体在需要任何脂肪成分时都会从脂肪组织中提取。你只需吃一些海鲜、肝脏和蛋黄来获取 ω-3 脂肪、脂溶性维生素和胆碱，即大幅度减少脂肪的摄入，且无须担心营养不良。

因此，减肥版 PHD 与普通版 PHD 极为相似，只是在脂肪摄入量上略有不同。

- 如果你之前在烹饪或调味时使用 2~4 汤匙油脂，那么现在将用量减至每天 1 汤匙。将烤土豆上的大块黄油或酸奶油用小块黄油、醋和盐代替。

- 用瘦肉代替肥肉。做肋眼牛排时，将多余的脂肪去除。

减肥版 PHD 仍与普通版一样容易实施。实行减肥版 PHD 时，饮食中碳水化合物的含量应与之前保持一致，因为你仍然需要摄入正常水平的碳水化合物和蛋白质。由 125 g（500 kcal）碳水化合物、75 g（300 kcal）蛋白质和 56 g（500 kcal）脂肪（主要由蛋黄、肝脏、海鲜、牛肉、羔羊肉和椰子奶提供）构成的饮食是在保证正常营养摄入的前提下热量水平最低的饮食。

3. 保证良好的营养。建议食用我们推荐的"补充剂型"食物，必要时服用维生素和矿物质补充剂。

感到饥饿时应大胆地吃。营养不良是造成肥胖的原因之一。为了保证组织的康复能力和功能正常，请确保摄入充足的营养。

饮食中的营养富足还能降低人的食欲。因此，为了身体健康和快速减肥，请务必食用高营养食物，如鸡蛋、骨头汤、肝脏、贝类、土豆、西红柿和绿叶蔬菜。此外，还应确保所有营养的摄入都在最佳摄入范围内。

4. 实行间歇性禁食法。

将每天的进食时间限制在 8 小时内。禁食引发的自噬作用不仅有助于对抗一切导致肥胖的细菌和病毒感染，而且能促进有益的代谢适应。为了维持昼夜节律，进食应全部安排在日落之前。

在 16 小时禁食期间你可以吃以下食物：

- 一勺椰子油或 MCT（饥饿时）；
- 一碗骨头汤，可加一些西红柿和绿叶蔬菜，加点儿盐或醋调味；
- 无热量饮料，如水和咖啡。

可以在咖啡中加一勺椰子油调味。MCT 或椰子油具有生酮作用，可为人体快速自噬提供支持。我们在此还借鉴了香格里拉饮食（Shangri-La Diet）理念——在禁食期间摄入无味热量，以降低食欲。骨头汤中含有丰富的营养，而且骨头汤的热量极低。

5. 改善昼夜节律。

每天早上 7 点去户外，在阳光下进行 10~20 分钟的低强度锻炼，并在下午重复一次。户外运动的目的不是燃烧热量，而是改善昼夜节律。因此，出门好好玩一下吧。

晚上应避免强光照射。睡觉时保持房间黑暗；必要时购买不透光的窗帘。

6. 确保甲状腺功能正常。

甲状腺功能失调者不健康，也很难减肥。此外，很多甲状腺功能减退患者未得到有效诊断和治疗。

恢复甲状腺功能的第一步是排毒，补充碘、镁、维生素 C 和维生素 D，同时食用富含硒和铜的食物。如果上述措施还无法恢复你的甲状腺功能，则应考虑补充甲状腺激素（可要求医生开处方药）。TSH 的理想水平应小于等于 1.0 mIU/L。

读者反馈：成功减重 30 kg

14 个多月前，我从朋友那里第一次了解到 PHD 的概念。当时我的体重是 129 kg，但现在我的体重已经降到了 99 kg，这是我成年以后首次这么轻。我还想进一步减重，PHD 正在帮我逐步实现这一目标。

来自马萨诸塞州波士顿的洛克希·罗克（Roxy Rocker）

有点儿耐心

肥胖者更应关注的是优化健康，而非减肥速度。过度限制热量摄入确实会造成体重迅速减轻，但进而会导致营养不良和体重反弹。

快速、健康减肥对许多人来说是可行的——不少实行 PHD 的减肥者称他们能够以每周 900 g 的速度快速、容易、持久地减肥。但并非所有人都能得偿所愿，因为不同肥胖者的健康问题各异。例如，感染性肥胖者的减肥速度比因摄入过量 ω-6 脂肪酸而肥胖的人的减肥速度更慢。"体重增加—稳定—持续下降"是 PHD 实行者体重变化的另一种常见模式。之所以出现这一模式，是因为肥胖者营养不良，在实行 PHD 初期，他们食欲增强，从而导致体重增加，这是大脑在努力帮助身体补充所缺营养的表现。在（通过食用蛋黄、肝脏和贝类等高营养食物）达到最佳健康状态后，肥胖者的食欲开始下降，体重也随之减轻。

你可以通过下列指标来判断自己是否走在正确减肥的道路上。

- 无饥饿感。饥饿是营养不良的征兆，所以如果你在减肥时产生了饥饿感，说明某些方面一定出了差错。限制热量摄入可能使你的食欲稍微增强，但很容易通过运动或吃一勺椰子油来消除饥饿感。如果上述措施无法消除饥饿感，则说明你某些营养素摄入不足。此时你需要找出自己缺乏哪些营养素，并通过吃相应的食物来补充。

- 运动变得富有乐趣。随着健康状况改善，锻炼和运动不但让你感觉更有乐趣，而且也更容易帮助你增肌。

- 睡眠质量得到改善。睡眠质量是衡量昼夜节律好坏的标尺，所以睡眠质量得到改善说明昼夜节律正在改善。

达到上述指标，你离成功减肥就又近了一步。

第四十四章

饮食方案与食谱

前文我们已经对吃什么以及何时吃进行了讨论，现在是时候制订具体的饮食方案了。

本章将向你介绍一些基本食谱。

在此之前，有必要说明以下两点。

- 一想到要做饭，几乎没有任何烹饪经验的人可能感到头痛。不要害怕！PHD 涉及的食物不但容易制作，而且菜肴很可口。你会发现，自己在家做饭，你的伙食水平一点儿也不亚于之前每晚常去的三星级美食餐厅的水平，且花费更少。尽管做饭在最初可能成为你的负担，但随着时间的推移，这种负担会转化成一种令人愉快的消遣——做饭成了快乐的源泉。

- 有人认为，保持饮食健康需要购买昂贵的食材——有机农产品、草饲（或散养）动物的肉以及野生鱼。这些食材虽然的确是优选项，但并非必选项。我们强烈建议你购买来自草饲或散养动物的骨头、内脏（尤其是肝脏）、蛋类和乳制品。此外，对许多肉类和蔬菜，如牛肉、羔羊肉、猪瘦肉和大多数农产品而言，有机食品与非有机食品相比并不具有多大的优势。因此，如果你的经济条件不允许你购买昂贵的食材，也没关系，你仍然可以选择非有机食品来达到既改善健康又享用美味的目的。

膳食安排原则

我们的饮食方案和食谱是基于一个在工作日每天最多只能抽出 30 分钟来做饭的

忙碌家庭的情况制订的。

以下是膳食安排应遵循的规则。

- 工作日做的唯一的饭是晚餐（即大餐，见后文）。
- 工作日的其他几餐均通过用微波炉加热剩饭来解决。
- 周末留出专门的时间来做饭，方便批量制作需要长时间烹饪的食物，以备接下来的一周食用。

为了保证营养均衡，一周内要准备多种主菜，具体如下。

- 牛肉、羔羊肉和无脂肪鱼类——饱和脂肪含量较低，每周食用 2 次。
- 含脂肪冷水海鱼，如三文鱼、沙丁鱼、鲱鱼和北极鲑鱼——可提供 ω–3 脂肪，每周食用 1 次。
- 贝类，比如牡蛎、蛤蜊、贻贝等，以及虾、蟹和龙虾等甲壳类动物，每周食用 1 次。
- 肝脏和其他内脏，每周食用 1 次。肝脏每人每周的食用量为 110 g。PHD 要求每人每天食用 340 g 动物性食物，所以如果你某一餐吃了 110 g 肝脏，那么表示你已经吃下了当天可食用的 1/3 的动物性食物。此外，将肝脏和其他肉类搭配食用有助于掩盖肝脏的腥味，避免被不喜食肝脏的人发现。
- 家禽肉——有机鸡肉、鸭肉、鹅肉等，每周食用 1 次。
- 剩余的时间可以食用猪肉和蔬菜，或者上述含脂肪冷水海鱼和肝脏（不可过量食用）以外的食物。应避免食用猪肝、猪血和猪肠，因为它们通常携带传染病病原体；火腿也应避免食用。我们最常吃的猪肉有猪五花肉、猪排骨和猪排。

根据经验，每次应大致按照每人 340 g 动物性食物、3 个蛋、450 g 有益淀粉类食物和 900 g 其他植物性食物的分量购买食材。这些食材足够你准备一个人当天的晚餐和第二天的早餐、午餐。

提前批量制作食物

预先准备好一些食物以备不时之需是改善伙食质量、减轻做饭压力的一个好办法。可以提前准备的食物如下。

（1）有益淀粉类食物。我家主要吃白米饭、土豆、红薯和芋头。我们通常用电饭锅一次做出够我们吃 2~3 天的米饭，然后将其放进冰箱冷藏。我们也会提前煮好 2~3 天的量的土豆、红薯和芋头并冷藏。煮土豆等（可以用计时器计时以提醒自己）或用电饭锅煮饭时不需要人特别照管，所以可以在吃晚饭期间或吃完晚饭后操作。一批淀粉类食物吃完后，就再做一批。这种批量制作的好处是，熟淀粉在冷藏后会产生更多的抗性淀粉——一种有益的膳食纤维。

（2）骨头汤。骨头汤用途多多，我们用它来做汤、炖菜和煮咖喱饭。关节中含有大量明胶，骨骼能为人体提供更多的矿物质（主要为钙和磷）。带关节的骨头富含胶质，而大骨头中间的部分虽然缺乏胶质，但含有营养价值极高的骨髓。每人每天宜喝 1 碗（300 mL）骨头汤。以下是骨头汤的制作方法和注意事项。

①取一口带盖陶瓷锅。锅的容量最好为 2~3 L，以便制作高汤或者直接连锅带汤放进冰箱冷藏。注意：骨骼和关节最容易滋生细菌，如果被转移到新容器中，汤很快就会坏。连锅带汤保存的好处是，在煮汤时其实就用沸水和蒸汽对锅进行了消毒，从而有利于汤长期保存。

②可以从屠宰场或饲养场购买骨头。通过天然方式饲养的动物，如草饲牛的骨头味道更好，也更加健康。煮汤时应尽可能多放骨头。

③将买来的骨头放进陶瓷锅中小火慢熬一会儿。起初，血会从骨头中流出，将水染红，然后慢慢变成棕色。当血不再流出后，将水倒掉，将骨头清洗干净并放回锅中，重新倒入清水。这道工序能去除骨头中会破坏汤口味的血液和细菌，从而起消毒的作用。

④盖上锅盖，小火慢炖 3 小时。第 1 次熬煮会从骨头中提取大部分脂肪，并将关节物质溶解，形成富含明胶的高汤（第 1 锅汤），非常适合用来制作越南米粉之类的食物。

⑤第 1 锅汤用完后，再向骨头中加水熬第 2 锅汤。这次可以加入 1~2 茶匙酸性调料，如醋，以帮助提取骨头中的矿物质。通常来说，同一批骨头可以熬 4~5 锅汤。随着熬煮次数的增加，你会发现骨头越来越轻，因为其中的明胶和矿物质逐渐流失。每一锅汤应炖 3~8 小时。一口 2 L 的锅足够你一次炖出够一家三口吃 2~3 天的骨头汤。如果家庭成员众多，你可以买一口更大的锅或一次炖更多的骨头，以免频繁熬制骨头汤。

（3）发酵蔬菜。泡菜和其他发酵蔬菜无须烹饪，但同样好吃又健康。发酵蔬菜的制作费不了你多少精力，你只需将蔬菜洗净并控干水分，然后切碎、加盐、放入容器密封，接着耐心等待即可。蔬菜一般需要 2~3 天发酵，之后保存至少一周都不会腐坏。如此，我们每餐都可以将发酵蔬菜当作简单的配菜少量食用。例如，晚餐时从发酵罐里取出 1~2 杯发酵蔬菜，在每个人的餐盘里放一些。

（4）预加工肉类。建议购买用天然方式饲养的动物的内脏。肝脏应以草饲的牛、小牛、羔羊，以及野生或散养的鸭、鹅、鸡的肝脏为主。（以传统方式饲养的动物在被屠宰前会被增肥，因此易出现脂肪肝和肝脏纤维化、发炎的问题，肝脏不太健康。）为了省时省力，你可以批量购买内脏，以合适的分量将其分别放入袋子冷藏，制作时直接取出即可。如果不将肝脏与其他食物搭配食用，也可以将其做成肝酱，用胡萝卜或芹菜蘸着吃。周末适合批量制作牛肉或羔羊肉。例如，每周吃两次牛肉的三口之家可以在周末煮一块牛肉（约 3 kg），将其一切两半，分别装袋并放入冰箱冷藏，在烹饪时取出解冻后即可快速做出各种菜肴。此外，慢炖菜和好吃的馅饼也是适合周末批量制作的美食。

（5）方便食品。我们一般会一次煮一打鸡蛋并放进冰箱冷藏。我们还会提前准备好胡萝卜，方便随时蘸肝酱吃。此外，酸奶、水果、奶酪和米饼是我家的零食。我们饥肠辘辘地回到家后，开始做饭之前，会倒上一杯酒，吃一些奶酪和米饼，或者用胡萝卜蘸肝酱吃。不要担心因此坏了胃口，只要实行的是 PHD，哪怕是剩饭，也照样好吃。

食谱

接下来，我们先从简单的餐食，即用剩饭和现成食物制作的餐食——早餐和午餐开始介绍，再介绍一些复杂的餐食。

早餐

我们建议大多数成年人实施间歇性禁食法：每天禁食 16 小时，在剩余的 8 小时内吃两顿饱饭，即午餐和晚餐（对大多数职员而言）。

并非所有人都适合禁食。如果你在禁食期间感到饥饿，则应该吃早餐。儿童、运动员、孕妇、哺乳期女性和肾上腺功能障碍患者也应吃早餐。

早餐不必面面俱到，也不需要像其余两顿饭一样营养均衡。相反，早餐应以补充在禁食期间快速消耗的营养物质为目的，主要是：

- 蛋白质；
- 电解质——钠、氯和钾。

排在蛋白质和电解质之后的是碳水化合物。

富含蛋白质的食物包括鸡蛋、酸奶、奶酪和前一天晚餐吃剩的肉和鱼。土豆、西红柿和鳄梨是钾的良好来源。当然，盐是钠和氯的来源。所以早餐应由富含蛋白质和钾的食物以及盐组成。

以下是一些优选的早餐食物（按制作的复杂程度排序，越靠后的食物制作过程越复杂）。

（1）1根香蕉和2个煮鸡蛋。如果鸡蛋已经提前煮熟，则可以省略煮鸡蛋的步骤。香蕉富含钾。可以用鸡蛋蘸海盐吃。

（2）酸奶和莓果。在原味全脂酸奶里放些莓果增甜即可食用。莓果和酸奶可以按1：1的量准备。用手指蘸点儿盐尝尝，确定自己是否需要补充盐。如果觉得盐味道可口，可以在酸奶里加点儿盐。

（3）用黄油煎鸡蛋、土豆（或芭蕉）和西红柿。这是我们家周末常吃的早餐。先将鸡蛋用黄油和盐煎熟，然后从冰箱中取出熟土豆，切成丁，放进同一口锅中煎成棕色，再放入西红柿丁即可。

（4）汤饭。从冰箱中取出一碗骨头汤，加入米饭（或熟土豆丁）、一个鸡蛋、上一餐剩的肉（或鱼、贝类），再加一些海菜（裙带菜最佳）及/或其他蔬菜（比如西红柿丁）；撒一点儿盐调味，然后放入微波炉加热。这是亚洲的一种常见的早餐。

（5）粥。粥是另一种常见的亚洲早餐。粥和汤饭很像，唯一的不同之处是粥需要煮1~1.5小时，直到变浓稠。当粥煮好后，打入鸡蛋，加入上一餐剩的肉（或鱼）、海菜等你喜欢的蔬菜和适量的盐，再煮几分钟，直至鸡蛋煮熟、所有食材变温热。

（6）梅式薄煎饼。本书读者梅格留言称："我家孩子喜欢煎饼，多年来，我家周末的早餐一直是煎饼或薄煎饼。在刚开始实行PHD时，我尝试了大量无麸质食谱，但孩子们就是不吃。直到我学会做煎饼，情况才开始改变。"在常温下，将6个鸡蛋、半杯奶油、1杯全脂牛奶、1/4杯熔化的黄油、1杯米粉、2汤匙木薯淀粉、2汤匙右旋糖粉、1/4茶匙盐、1茶匙香草精放入食物料理机，搅拌至所有食材混合均匀。取一口平底锅，锅内表面抹一层黄油，小火加热。舀一大勺搅拌好的面糊薄薄地摊在平底锅中，煎大约2分钟，然后用刮刀轻轻翻面，继续煎，直到面糊呈浅棕色。煎好所有的煎饼后搭配新鲜莓果、鲜奶油或杏仁酱食用。

当然，有些早餐准备起来相当简单：将前一晚剩余的食物倒进盘子后放入微波炉加热即可。建议淋适量熔化的黄油和醋调味，也可以加点儿水，以弥补因冰箱冷藏或微波炉加热而失去的水分。

午餐

大多数人周末都有时间在家做午餐。但在工作日，大多数人需要在早上早早准备好午餐，然后装进餐盒带到公司供中午食用。

最好选择带有密封盖的耐热玻璃或者陶瓷碗作为午餐盒。例如，康宁餐具（CorningWare）公司可提供容量为 0.5~1.5 L 的圆形带密封盖的陶瓷碗。午餐盒必须可微波加热，可冷藏，易清洁，且底部宽而平整。宽阔的底部和密封的盖子可以确保午餐盒能够安全地盛放各种汤和固体食物。

以下是你可以在早晨或前一天晚上用剩饭制作并方便装进午餐盒的午餐。

（1）剩饭。将前一晚剩的肉、鱼或煮鸡蛋平铺在午餐盒底部，然后依次放入有益淀粉类食物和绿叶蔬菜，最后淋上黄油和醋，撒一点儿盐。密封之后带到单位，在午餐时间用微波炉加热后食用。如果食物太干，可以再加一点儿水、醋和柠檬汁，或者放几片西红柿。

（2）煎蛋饼。取一个碗，打入鸡蛋，倒入牛奶并搅拌均匀。在煎锅内表面抹一层黄油，将上一餐剩的肉（或土豆丁、米饭）和蔬菜切小丁后放入煎锅，文火煎片刻。接着，将鸡蛋牛奶液倒在肉和蔬菜上，放几片芝士，然后盖上锅盖将蛋饼煎熟。几分钟后，当鸡蛋牛奶液凝固后，揭开锅盖，将蛋饼卷成卷，放进午餐盒中。

（3）炒饭。炒饭是一道经典中式美食。由于米饭是熟的，所有配菜均已提前炒好，所以炒饭炒起来很快。炒饭好吃的秘诀就在"炒"上，既然是炒饭，势必需要油和高温烹饪。需要先将米饭之外的所有原料都单独炒好，然后再混合在一起，以确保油均匀地包裹在所有原料上。炒饭的原料一般包括健康油脂（黄油、椰子油、牛油）、鸡蛋和剩饭，你还可以自选一些蔬菜、肉及/或海鲜——我们一般会选虾、牛肉、培根、鱼肉、香菇、西红柿、葱和胡萝卜。取一口炒锅，倒入油，先将鸡蛋炒好，盛出备用。再倒入油，将蔬菜、肉及/或海鲜炒熟，盛出备用。再次倒入油，倒入剩饭，不停地翻炒，直到米粒与油混合均匀。最后，将所有食材混合起来，加盐等调料调味。

（4）石锅拌饭。石锅拌饭是一道经典韩式美食。石锅拌饭的原料包括少量米饭（或土豆丁）、一个煮鸡蛋及/或 1~2 个蛋黄，外加切末或切丁的肉（或海鲜）、蔬菜丁和酱汁。传统韩式酱汁又辣又甜又酸，由辣椒粉（或辣椒面）、辣椒酱、甘甜的蜂蜜和柠檬汁、米醋（或苹果醋）混合而成。可以额外淋一些香油、撒一些盐和胡椒粉调味。

（5）保罗的蛋挞。蛋挞一般是用牛奶（或奶油）和蛋黄的混合物制成的。不同的是，保罗用椰子奶代替了牛奶（或奶油）。做"保罗的蛋挞"的好处是，你可以加入各种有营养的原料——骨头汤、醋、柠檬汁、西红柿汁等。蛋液在微波炉中会快速凝固，因此方便制作。取一个能耐受微波炉加热的大碗，倒入约 130 g 米饭或土豆丁，加入 3 个蛋黄和肉末（或海鲜，约 100 g），根据个人口味加一些蔬菜（保罗一般选择菠菜和泡菜），再倒入 1 汤匙骨头汤、4 汤匙椰子奶、1 汤匙酸性调料（如苹果醋、米醋或柠檬汁），最后撒上适量盐。将碗放进微波炉中加热，不时取出搅拌，直到混合物完全凝固。但要注意的是，土豆、肉、菠菜等可能需要提前煮熟，请自己定夺。你可以将做好的"保罗的蛋挞"放进冰箱冷藏，然后在午餐时用微波炉再次加热。

（6）吉式鱼蛋烩饭。吉比是我们博客评论区的活跃分子，他的鱼蛋烩饭被埃伦·尤塞里（Ellen Ussery）推荐给了我们。鱼蛋烩饭是一种混合了米饭和鱼肉的美食，与炒饭类似。人们认为，鱼蛋烩饭是殖民者从印度带到英国的。在煮鸡蛋的同时，取一口平底锅，倒入酥油或黄油，放入洋葱、大蒜、姜和咖喱粉，炒至洋葱变软（约 5 分钟）。将上一餐剩余的米饭倒进锅中，翻炒均匀。将米饭和洋葱的混合物盛入午餐盒，倒入椰子奶，放入上一餐吃剩的鱼肉和半熟的鸡蛋片，再淋一些熔化的黄油以提高脂肪的含量。为了改善口味，你还可以额外加点儿泡菜或腌海菜。

寿司、越南春卷、日式烧饼和土豆煎饼

寿司、越南春卷、日式烧饼和煎饼也可以用剩饭来做。这些美食的主要优势是，无须大费周章即可解决许多人的用餐问题。

此处所说的寿司和越南春卷的吃法是家庭自助式的。先准备好各种食物，吃的时候用有益健康的卷皮将食物卷起来即可。你可以自行搭配食物。寿司和越南春卷是最容易制作的食物。

寿司的卷皮主要是海苔片。你也可以直接用市售的烤海苔片来制作寿司，只是味道有点儿清淡。寿司的做法如下。

（1）用勺子背将约 1 茶匙的椰子油或橄榄油均匀地涂抹在每片海苔上，再加少量香油和海盐调味。将涂好油的海苔片平铺在烤盘上，然后放进预热至 350 ℉（177 ℃）的烤箱中烤 2 分钟。重复上述步骤，直到将一大沓海苔片烤完为止。待海苔片冷却后，将其切分成适当的大小（比如每张切 4 片）。

（2）在海苔片上一一摆上用米醋调制的米饭、一小片肉（或鱼）、鳄梨片，以及自选的蔬菜。卷好即可食用。

越南春卷的做法与寿司如出一辙，只是用大米制作的越南春卷皮更大，能卷的食物也更多。越南春卷皮需要预先煮好并晾干。取用时，先在一个浅盘中倒些水，然后把越南春卷皮逐张在水中浸几秒钟，再将其取出并放在盘子里备用。将煮熟的切成小块的肉（或鱼、虾）、蔬菜、鳄梨丁和炒蛋放在春卷皮上，中间撒一些芳香植物，如香菜叶或薄荷叶，卷好即可。用半个酸橙打出的汁和 1 茶匙鱼酱做成酱汁，再在酱汁里放些坚果碎。最后，淋上酱汁即可食用。

比萨与日式烧饼的制作方法相似，只是比萨的饼皮更厚。

将米粉、土豆淀粉和木薯淀粉混合而成的无麸质混合物存在一大弊端——黏性差，所做的比萨饼皮容易裂开，无法承受肉、蔬菜、西红柿酱和奶酪的重量。

针对该问题，我们找到了几种解决办法。一种是制作日式烧饼——本质上就是比萨。日式烧饼使用日本山药来增加黏性，具体做法如下。

将米粉、土豆淀粉和木薯淀粉的混合物，发酵粉，骨头汤，鸡蛋以及日本山药碎混合均匀。将各种肉、海鲜和蔬菜——虾、扇贝、培根、卷心菜、大葱、香菇和甜姜切丁，倒入面糊，搅拌均匀。在锅内表面抹一层黄油，将上述混合物倒进锅中，中火煎 5~10 分钟，然后翻面继续煎。煎好之后，将烧饼切成比萨角的样子，涂上酸奶油即可享用。

做土豆煎饼也是一个不错的解决办法。土豆煎饼和日式烧饼的做法相同，只是所用的原料有所不同。做土豆煎饼的基本原料包括少量米粉、土豆淀粉和木薯淀粉的混合物，土豆，鸡蛋，洋葱，盐以及胡椒粉。你也可以加入肉、海鲜和蔬菜，如虾、扇贝、卷心菜、香菇等。

你还可以选择用荞麦粉来制作比萨饼皮。荞麦比萨的制作方法我们还在测试，网上有类似的食谱，你可以查阅。

周末大餐

周末有充裕的时间进行长时间烹饪。但这并不意味着你要在厨房里待很久，因为很多食谱并不需要做太多的准备工作，烹饪过程中也不需要时刻照管，你只需将食物放进锅中或烤箱里炖或烤几个小时，直至肉质变软、肉与骨头分离、蔬菜和高汤的味道完美地融合即可。

我们喜欢在周末做出至少一道足以满足接下来 2~3 天需求的美食，以保证我们连续几个工作日都不需要为吃饭费神。

炖菜制作起来很容易。按照每人每天食用 340 g 动物性食物的原则，为一家四口准备 2 天的炖菜共需要 2.7 kg 动物性食物。450 g 动物性食物一般需要配 900 g 蔬菜；高汤和葡萄酒以没过食材为宜。以下是我们常吃的几种炖菜。

（1）炖牛肉。将一大块牛肉切片。取一口荷兰炖锅或其他锅，在锅内表面抹一层黄油或牛油，放入牛肉片，两面煎至变色。如果牛肉较多，可以分批煎。将煎好的牛肉片盛出备用。锅里倒入洋葱翻炒，炒至洋葱变软。加入大蒜、土豆丁、西红柿、胡萝卜和芹菜，倒入红酒、骨头汤和牛肉片，再加入海鲜和芳香植物调味。盖上锅盖，炖 1.5 小时。

（2）炖牛膝。在意大利语中，Osso Bucco 的意思是"带孔的骨头"，指横切带骨牛小腿肉。取一口大号荷兰炖锅，在锅内表面抹一层黄油或牛油，倒入带骨的小牛肉、羔羊肉或牛小腿肉，两面煎至呈棕色后盛出。锅里倒入洋葱、胡萝卜、芹菜和另外一种蔬菜（土豆、萝卜、南瓜、蘑菇、西红柿、甜椒、大蒜、欧洲防风草和甜菜都可以），再加入芳香植物调味。待蔬菜变软出水后，将肉倒回锅中，加入白葡萄酒和骨头汤，以刚好没过肉和蔬菜为宜。盖上锅盖，炖 2 小时，或者转入预热至 250 ℉（121 ℃）的烤箱烤 5 小时。可搭配土豆泥或米饭食用。

（3）罐焖鸡。罐焖鸡的传统做法使用的是整只鸡，由于关节物质全部溶解在高汤中，因此味道极佳。如果你不喜欢食物中带一堆小骨头，也可以使用鸡腿和骨头汤来做这道美食。小火加热平底锅，放入黄油，待黄油熔化后放入鸡腿，将鸡腿各面煎成棕色。用漏勺将鸡腿盛出备用。锅里倒入洋葱、大蒜和香菇，炒软。将鸡腿倒回锅中，加入白葡萄酒、骨头汤、西红柿块和调料，转大火。待汤水烧开后盖上锅盖，转文火炖 40 分钟至 1 小时。可以搭配米饭食用。

千层面也适合批量制作。我们经常使用多口砂锅批量制作千层面，以便满足所有孩子的口味。千层面的面条可以用市售的扁状米粉代替；面条中间夹的蔬菜可以选择煮熟的卷心菜叶。用牛肉糜以及切碎的西红柿、菠菜、洋葱、大蒜和蘑菇自制酱料。然后取一口陶瓷锅或派莱克斯（Pyrex）耐高温玻璃砂锅，铺一层酱料、一层米粉、一层卷心菜叶、一层乳清干酪和马苏里拉干酪，如此交替铺下去，最后以一层酱料结束。烤箱预热至 325 ℉（163 ℃），将整个砂锅放入烤箱烤 45 分钟左右即可。

美味馅饼也是我们周末常做的美食。

（1）鱼肉馅饼。将土豆（或红薯）、椰子油和椰子奶放入食物料理机搅打成泥。取一口锅，倒入椰子奶，放入胡萝卜、韭菜和其他蔬菜，快速煮熟。倒入鳕鱼、虾或扇贝，煮 5 分钟。将海鲜和蔬菜混合物倒入耐高温砂锅，铺一层熟鸡蛋片，倒入土豆泥或红薯泥，撒一些帕尔玛干酪或马苏里拉干酪。连砂锅一起放入烤箱烤 20~30 分钟。

（2）羊倌馅饼。羊倌馅饼可以用牛肉或羔羊肉制作。我们倾向于购买大块肉，如牛肩肉或沙朗牛排，然后将其放入食物料理机中打碎。因为与市售的牛肉糜相比，大块牛肉中含有的细菌更少。先将土豆煮熟，加入黄油和奶油，并将土豆捣成土豆泥。然后用少许黄油将牛肉糜或羔羊肉糜煎成棕色，盛出备用。锅里倒入熔化的黄油，加入胡萝卜、洋葱、芹菜、香菇、大蒜和西红柿，炒熟。再倒入少许高汤，撒一些芳香植物，转文火煮几分钟收汁，然后倒入牛肉糜（或羊肉糜）和豌豆。将混合物转盛至耐高温砂锅中，再铺上土豆泥，然后连砂锅一起放入烤箱烤 30~40 分钟即可。

内脏宴

在所有内脏中，肝脏的味道通常令大多数人无法忍受；但肝脏的营养是其他内脏无法匹敌的。一般而言，牛肝和羊肝的味道最重，口感最差；小牛肝的味道较淡，但营养成分与牛肝的相似。鸭肝、鹅肝和鸡肝的味道更温和，大多数人能够接受。因此，我们建议：

- 每周吃 110 g 牛肝或羊肝，如果不吃巧克力的话；
- 每周吃 110 g 鸭肝、鹅肝或鸡肝，外加每天吃 30 g 黑巧克力或坚果补充铜。

凝固的血液和细菌会令肝脏的味道明显变差。为了去除血液、杀灭细菌，我们建议你将肝脏放在牛奶中浸泡一段时间，或者放在沸水中小火慢煮，或者放在柠檬汁、酸橙汁等酸性液体中浸泡一段时间。

肝脏和其他内脏（如肾脏和心脏）通常可以替代所有食谱（如千层面食谱、羊倌馅饼食谱）中的牛肉糜。还可以用内脏做以下食物。

（1）肉丸。将牛肉糜、肝脏糜、土豆淀粉、鸡蛋、蒜末、盐、胡椒粉和切碎的芳香植物（如香菜和莳萝）混合做成肉丸。将肉丸放入水中煮熟，然后与米饭、海菜等蔬菜搭配食用。

（2）汉堡肉饼。按照上文中肉丸的配方制作汉堡肉饼，我们还喜欢在汉堡肉饼中加入虾仁和香菇。你可以用煎熟的汉堡肉饼搭配米饭、蔬菜食用，也可以用生菜或越南春卷皮将煎熟的汉堡肉饼包起来食用。

（3）意大利面。意大利面酱料和千层面酱料的制作方法类似，把食材中的牛肉糜换成内脏糜即可。应选择用米粉而非面条充当意大利面。（如果没有米粉，山药粉也可以。）但米粉比面条易熟，因此在煮时应小心。米粉只需煮 1~2 分钟即可熟（具体取决于它的厚度），煮得太久会坨。为

　　　了避免煮过头，建议将水煮沸后再放入米粉，一旦煮熟，立刻关火，然
　　　后迅速将米粉捞出并过冷水使其冷却。

（4）肝脏配洋葱，这是一道长期以来一直受人追捧的美食。取一口平底锅，
　　　倒入熔化的黄油，放入洋葱，文火煎熟。如果你不愿意等，可以改大火
　　　煮至洋葱失水；如果你有耐心，就用文火将洋葱煎至呈焦糖色。肝脏切
　　　薄片，倒进锅中，再倒一些熔化的黄油和酱油等调料，继续煮 1~2 分钟，
　　　直至肝脏呈棕色。

　　更多与内脏相关的食谱请阅读萨利·法伦（Sally Fallon）和玛丽·埃尼格（Mary
Enig）合著的《传统营养法》（*Nourishing Traditions*）。

牛羊肉宴

　　牛肉和羔羊肉做起来最容易。切得较薄的牛排在几分钟内就能煎好；较厚的牛
排则需要借助砂锅和烤箱烤制。

　　我们最常吃的是肋眼牛排配奶油酱汁，食谱具体如下。

- 先用牛油煎肋眼牛排，然后用奶油、黄油、洋葱、大蒜、蘑菇、芳香植物
  和香料制作奶油酱汁。

　　另一道适合明火烹饪的美食是俄式炒牛肉，食谱具体如下。

- 将牛肉切成薄片，用椰子油、黄油或牛油将其煎至表面呈棕色，盛出备用。
  锅中倒油、蘑菇和洋葱，炒至蔬菜失水。再倒入骨头汤、少许红酒和芥末。
  然后将牛肉倒回锅内，小火炖 30 分钟，或炖至肉质变软。最后关火，慢
  速拌入奶油。俄式炒牛肉适合用来搭配涂抹了黄油的土豆或米饭食用。

　　有些食物的制作还需要用到烤箱。

- 烤羊排。由于肉质较厚，羊排很难用明火彻底煮熟，用烤箱烤能使其更加
  酥脆。在用橄榄油将羊排煎成棕色后，再抹一层第戎芥末酱。将澳洲坚果、
  开心果、欧芹、帕尔玛干酪和少许黄油倒进食物料理机中，搅打成泥，然
  后将其涂抹在第戎芥末酱上。最后，将羊排放在烤盘上，并将烤盘放在预
  热至 400 ℉（204 ℃）的烤箱里烤 20~25 分钟。

　　较厚的肉最好使用烤箱烤制。我们一般使用既能放在明火上加热又能放在烤箱
里烤的砂锅装肉。用烤箱烤肉时，先用蔬菜（胡萝卜、芹菜、洋葱）或洗净的木签
将肉撑起来，然后在砂锅里加一些水，防止烤的过程中滴下的肉汁被烧焦。肉烤好
之后，将肉装盘。将砂锅转到炉灶上，加入蔬菜（如前面已加蔬菜，这里可不加）、
芳香植物、黄油和酒，即可做成酱料。烤肉的另一个方便之处是，可以将蔬菜（如
甜菜和土豆）和肉一起烤熟。

海鲜宴

我们建议每周吃一次富含 ω–3 脂肪的海鲜，其中以三文鱼为佳。将三文鱼煮熟后淋上酱汁即可，非常简单。

- 太平洋糖醋三文鱼。用蜂蜜、柠檬汁、米醋（或苹果醋）、龙蒿、迷迭香、蒜末和辣椒酱（可选）制成酱汁。用椰子油将三文鱼煎熟，然后淋上酱汁，即可搭配米饭食用。

另一种做法是直接用酱汁烹制三文鱼，比如孟加拉咖喱鱼，具体做法如下。

- 先用姜黄、盐和柠檬汁腌三文鱼。在热锅中加椰子油，倒入三文鱼，将鱼两面各煎 2 分钟，盛出备用。锅里倒入洋葱、智利辣椒、西红柿和生姜，煮至西红柿变软。倒入 2 杯骨头汤，然后将三文鱼鱼皮朝下放进锅里。盖上锅盖，煮 10~15 分钟。孟加拉咖喱鱼适合与黄油或酥油炒饭搭配食用。

含脂肪海鲜每周最多食用一次，但无脂肪海鲜我们可以大量食用，这使得我们的饮食有了更多的选择。以下是我们喜爱的食谱。

（1）蒜香虾。虾是最容易熟的食物之一，因此蒜香虾是一道可以快速完成的美食。将虾解冻、洗净并且擦干。最好在虾表面裹一层无麸质面粉。取 4 瓣大蒜，拍碎；中火加热一口陶瓷锅，放入黄油，待黄油熔化后放入大蒜，炒香。将虾逐只放进锅中，防止其互相粘连。每面煎 1 分钟，盛出。待所有虾煎好之后，再放入少量黄油，倒入蔬菜（如菠菜）翻炒，炒熟后与蒜香虾一起装盘。这道菜适合与涂抹了酸奶油的熟土豆或黄油炒饭搭配食用。

（2）扇贝。和虾一样，先将扇贝洗净并擦干，然后加盐和胡椒粉调味。取一口平底锅，倒入酥油、牛油、椰子油或橄榄油，将扇贝逐个放进锅中，大火每面煎约 1.5 分钟，煎熟后盛出。用橄榄油、米醋、芥末、盐、胡椒粉和香菜叶制作酱汁，淋在扇贝上。建议和米饭、蔬菜搭配食用。

除了虾和扇贝，其他无脂肪海鲜也可以。贻贝价格便宜，而且一年中的大部分时间你都可以买到，所以我们经常吃贻贝。

（1）蒸贻贝配咖喱酱。咖喱酱的做法如下：取一口锅，倒入牛油、黄油或椰子油，放入洋葱，炒至洋葱变软；放入甜椒和香菇炒一会儿；倒入椰子奶、咖喱粉、盐、胡椒粉和其他调料即可。另取一口蒸锅，倒入数厘米深的水，烧开。将贻贝上锅蒸 2~5 分钟，直到全部打开为止。（如果蒸了 5 分钟，有些贻贝仍未打开，则将这些未开口的贻贝丢弃。）接着立即取下蒸笼，将贻贝全部倒入咖喱酱中，搅拌均匀。建议与米饭和蔬菜搭配食用。

（2）肉菜饭。用橄榄油将洋葱和大蒜炒香，然后放入红辣椒、藏红花粉、红辣椒粉和白米翻炒。当米粒均匀地裹上油之后，倒入白葡萄酒和骨头汤，小火煮 15 分钟，其间米粒会吸水膨胀；如果汤汁不够，可以再加一点儿骨头汤。待米饭煮好后，加入海鲜和肉——虾、鱿鱼、贻贝、三文鱼和意大利辣香肠（切成适口大小）。待肉煮熟后，拌入欧芹、柠檬汁（取自 1 个柠檬）、盐、胡椒粉和其他调料。

禽肉、猪肉、素食和其他大餐

除了罐焖鸡，你还可以使用其他方法制作禽肉类菜肴，其中以烤鸡或烤鸭最为简单：在鸡肉表面涂上橄榄油和盐，然后放进烤箱烤制即可。鸭肉在烤制时会析出大量油脂，所以你需要小心处理，但烤鸭味道极佳。此外，还可以用鸡肉做汤。以下是一些经典的鸡肉类菜肴的食谱。

（1）鸡翅。将购买的鸡翅清洗干净，并用厨房纸巾擦干。将米粉、土豆淀粉、木薯淀粉、盐和胡椒粉混合均匀，然后均匀地裹在鸡翅上，放入保鲜袋腌制一段时间。将腌制好的鸡翅整齐地摆在烤盘上，将烤盘放入预热至 400 ℉（200 ℃）的烤箱烤 20~25 分钟；取出烤盘，将鸡翅翻面，继续烤 20~25 分钟。我们一般用大蒜、帕尔玛干酪、芥末、黄油、蜂蜜、盐和胡椒调酱汁，有时候也搭配辣味野牛肉酱和太平洋糖醋酱（见前文"太平洋糖醋三文鱼"的做法）。将酱汁倒进锅中加热，然后均匀地淋在鸡翅上即可。

（2）咖喱鸡。咖喱鸡是全世界最受欢迎的菜肴之一。热锅，放入牛脂肪或其他健康动物脂肪，待其熔化后加入辣椒、洋葱、生姜和大蒜，翻炒 5 分钟。加入咖喱粉、辣椒粉和姜黄粉。翻炒均匀后，加入西红柿丁，再煮 15 分钟。煮熟后，将混合物倒入食物料理机打成糊，此即酱汁。另取一口锅，倒入橄榄油，放入鸡肉，煎至鸡肉呈棕色。鸡肉变色后，倒入酱汁，加入欧芹，继续煮 15 分钟，最后倒入一些希腊酸奶。咖喱鸡适合与米饭搭配食用。

用谷物喂养且不运动的猪的脂肪组织中会堆积大量 ω–6 脂肪酸。这种猪肯定不健康，而且其内脏通常会被病原体感染。以天然方式饲养的不存在感染问题的猪是极佳的食物来源。以下是我们常吃的猪肉类菜肴的食谱。

（1）肋排。用厨房剪刀将肋排剪成小段。参照上文鸡翅的做法，在排骨表面裹一层混合物后放进烤箱烤熟。之后，用烤排骨淋下来的肉汁制成酱汁即可。

（2）东坡肉。东坡肉是中国最受欢迎的美食之一，得名于中国著名诗人苏东坡。买几条厚度在 1 厘米以上的五花肉，切成 3 cm 见方的方块。将五花肉、姜片和葱放进沸水中煮 30 分钟，然后将五花肉捞出，沥干。用 2 汤匙天然酿造酱油和半杯白葡萄酒调制腌料。如果备有八角茴香，可以放一颗。取一口锅，倒入牛油、椰子油或橄榄油，小火加热。然后加入 2 汤匙蜂蜜或大米糖浆，炒出糖色，放入五花肉，翻炒至五花肉表面均匀上色。然后立即加入生姜、葱、红酒和酱油。盖上锅盖，将火稍稍调大，将酱汁煮开。转文火炖 30~60 分钟，直至酱汁几乎全部收干。建议与米饭和蔬菜搭配食用。

（3）意大利团子配意式肉酱或青酱。意大利团子是一道素食。将土豆煮熟，捣碎，过筛以去除其中未被捣碎的部分。土豆泥冷却之后，打入鸡蛋，加入盐和少许土豆淀粉。将混合物揉成团，擀成长条，并切成小块，搓成小团。将土豆团子倒入沸水中煮至其浮起来，捞出后搭配意式肉酱或青酱食用。

甜点和零食

甜点和零食往往含有大量碳水化合物和脂肪，但微量营养素和蛋白质的含量极低，因此大多数成年人不应该多吃，但它们可以为儿童和运动员提供大量的热量和乐趣。

我们常吃的甜点和零食如下。

（1）巴西芝士面包。锅里倒入 2 汤匙黄油、200 mL 全脂牛奶和 1 茶匙海盐，加热至接近沸腾。缓慢倒入 400 g 木薯淀粉，边倒边搅拌，直至淀粉与牛奶混合均匀。待面糊冷却后，打入 2 个鸡蛋并搅拌均匀，倒入 200 g 帕尔玛干酪碎，揉面，直至混合物混合均匀。然后将面团分成一个个重 30 g 左右小团子，放入预热至 400 ℉（204 ℃）的烤箱烤至表面金黄，大约需要烤 20 分钟。趁热就着黄油食用。

（2）焦糖蒸蛋。将 1 杯重奶油、1/4 杯蜂蜜、橙子皮和香草精倒入平底锅，小火加热，直至液体冒泡，但不要煮沸。分离出 4 个鸡蛋的蛋黄，倒进一个大一点儿的容器中。将奶油混合物缓慢地倒进装蛋黄的容器中，边倒边搅拌，直至二者均匀混合。将蛋奶混合物倒进事先准备好的蒸碗中。取一口能放进烤箱烘烤的平底锅，锅里倒数厘米深的热水，然后将蒸碗一个个放进热水中。烤箱预热至 325 ℉（163 ℃），将整口锅放进烤箱中烤 25 分钟，直至蛋奶混合物凝固。烤好之后，将蒸蛋放入冰箱冷冻至少 2 小时。一般最后一步是用喷灯烤出焦糖色，但我们建议省略这一步，直接撒一些可可粉即可。

（3）米布丁。将 125 g 寿司用米用水浸泡 10 分钟，然后淘洗干净，下锅。倒入 1 L 全脂牛奶、1/4 茶匙盐和 1 个香草荚中的所有香草籽（或 1/4 茶匙香草籽）。将水煮开后，转文火继续煮 45 分钟，其间不时搅拌。在煮粥期间，将 1 杯重奶油搅打至起尖角；将半杯杏仁、澳洲坚果或腰果切碎。待粥冷却后，将奶油和坚果碎拌入，最后淋一点儿蜂蜜，撒上蔓越莓、可可粉等即可出锅。

（4）炸薯条。将土豆或红薯切成手指状的条，然后放在一碗水中浸泡。待土豆条或红薯条洗净后，换水，再浸泡，再洗净并换水，直到它们不再粘手、水质清澈。清除淀粉的目的是让成品更加酥脆。将土豆条或红薯条从水中捞出，晾干；务必确保它们表面是干的。取一口平底锅，倒入健康油脂（如牛油），深约数厘米，然后将油加热至 275 °F（135 ℃）。放入适量土豆或红薯条，炸 3~5 分钟，然后用漏勺捞出或用筷子夹出炸好的薯条，再炸下一批，直至炸完。待薯条冷却 10~30 分钟后，将油温提高至 350 °F（177 ℃），分批放入薯条复炸，直至表面金黄、口感酥脆，每批大概炸 2 分钟。再次将薯条捞出，撒上盐。享用吧！

骨头汤相关食物

有了预先熬好的骨头汤，几分钟就可以做出各种可口的美食。含鱼肉、鸡蛋、米饭、土豆（或绿叶蔬菜）的汤完全可以作为你的主食。亚洲人几乎每餐都会喝汤。如果不是很饿，我们会将汤当作每日的晚餐。

我们最喜爱的汤或以骨头汤为原料制作的食物有以下几种。

（1）越南米粉。首先，用富含脂肪和骨髓的牛骨制作高汤。锅里放牛骨，加水，小火煮沸以去除牛骨中的血和杂质。将锅里的水倒掉，另加水，小火炖 3 小时以将骨头中的脂肪和油提取出来。准备一些米粉。由于米粉易坨，宜用沸水煮，只需几分钟即可煮熟。待米粉煮好之后，捞出，过冷水使其冷却。你还需要准备薄牛肉片（火锅牛肉）、鱼酱、辣椒酱、酸橙、罗勒叶、红洋葱和香菜。取一个大号汤碗，底部铺上牛肉片、洋葱丁和米粉，倒入滚烫的高汤——高汤的热量足以将牛肉煮熟。之后加入鱼酱、辣椒酱、酸橙、罗勒叶和香菜，最后根据口味加调料调味。

（2）椰汁汤。椰汁汤是经典的泰式鸡汤，但我们认为椰汁汤与虾和扇贝搭配更好。取一口锅，加入等量的骨头汤和椰子奶，放入高良姜片、酸橙汁（取自 1 个酸橙）、1 汤匙鱼酱和香茅草（香茅草并非食物，因此可将其切成长条状，方便煮好后去除），煮 5 分钟；加入蘑菇、辣椒酱和辣椒，再煮 5 分钟；加入虾和扇贝肉，继续煮 2~3 分钟。关火，去除香茅草，撒上香菜叶。享用吧！

（3）蛤蜊浓汤。将蛤蜊放在盐水中浸泡 30 分钟以去除其中的杂质，之后将水倒掉并将蛤蜊清洗干净。取一口带蒸笼和盖子的锅，锅里加水，深数厘米，放上蒸笼，蒸笼上放一个瓷碗，碗里放蛤蜊，盖上锅盖，将水烧开。约 5 分钟后，蛤蜊壳会张开，关火。将未开口的蛤蜊丢弃；将开口的蛤蜊的肉刮出，放在碗中，保留蒸的过程中蛤蜊渗出的汁水。另取一口锅加热，放入半块黄油，待黄油熔化后倒入洋葱和芹菜炒熟，然后倒入 2 杯骨头汤。土豆切丁，倒进锅中，煮 15~20 分钟。倒入蛤蜊汁、蛤蜊肉和 1 杯重奶油，加入盐、胡椒和其他调料调味。如欲汤汁浓稠，可将 1 汤匙木薯淀粉和 2 汤匙水搅拌成糊，然后将淀粉糊倒进锅中搅拌均匀。

（4）奶油蒸蛋。我们对亚洲流行的一种蛋奶冻做了改进。将等量的鸡蛋、重奶油和骨头汤均匀混合，过筛后倒进碗中，以便将蛋清进一步搅开。根据自身需求在虾、葱、西红柿、香菇、洋葱、烟熏豪达奶酪（或罗马诺干酪）、甜椒、培根、肉、芳香植物中选几样切碎放进碗中。将碗放在蒸笼或托盘上，盖上锅盖，蒸 5~10 分钟，直至混合物凝固。

饮料

我们希望你在阅读完本书之后选择的饮料都是不含热量的。除了水、茶和咖啡之外，用柠檬汁或苹果醋调味的水也是不错的选择。

酒精饮料是个例外，我们建议适量饮用。我们推荐饮用葡萄酒、啤酒和鸡尾酒。

总体而言，实行 PHD 期间你不会缺水，因为 PHD 涉及的食物均为天然食物，含有丰富的水分。此外，汤在我们推荐的每日饮食中占很大的比例，一部分主食更是基于高汤制作的。因此，你在实行 PHD 期间可能无须喝太多的饮料。但如果你确实口渴，请及时喝水。

一周饮食安排示例

PHD 提供的只是一个描述性框架，你可以通过替换部分食材将几乎所有食谱转化为 PHD 版食谱。因此，如果你喜欢某些菜品，只需根据 PHD 的原则将其纳入你的个人饮食计划即可。

我们在表 44-1 中列出了每周可充当晚餐的 3 种主食，以及一些配菜。我们建议每周至少有 4 天的晚餐食用 ω-6 脂肪酸含量低的反刍动物的肉和海鲜；每周吃 1 次富含 ω-3 脂肪的鱼；食用内脏和贝类以丰富饮食。

现在，开启你的美味生活吧！

表 44-1　一周饮食安排示例

时间	早餐	午餐	晚餐
周日	禁食	煎蛋卷（鸡蛋、奶油、洋葱、芝士、西红柿、蘑菇）	**牛肉糜与内脏类主菜（任选其一）：** ·意大利面（米粉、肝脏糜/牛肉糜酱） ·千层面（肝脏糜/牛肉糜酱、米粉和卷心菜叶） ·羊倌馅饼（土豆泥、牛肉糜/肝脏糜、蔬菜） 蔬菜汤
周一	煮鸡蛋、1 碗树莓	用剩菜和剩饭做的石锅拌饭	**牛肉类主菜（任选其一）：** ·土豆炖牛肉（牛肉、土豆、西红柿、豌豆、洋葱和高汤） ·红酒炖牛肉 ·俄式炒牛肉 与白米饭和蔬菜汤搭配食用
周二	禁食	用剩菜和剩饭做的石锅拌饭	**含脂肪鱼类主菜（任选其一）：** ·孟加拉咖喱鱼 ·水煮三文鱼 ·砂锅三文鱼 黄油土豆泥 烤甜菜 酸奶油南瓜汤
周三	汤、海菜、米饭、鸡蛋	用剩菜制作的越南米粉	**禽肉类主菜（任选其一）：** ·咖喱鸡配酸奶油 ·烤鸭 ·泰式咖喱椰子奶烤鸡 黄油红薯 蒸花椰菜配帕尔玛干酪 蔬菜汤
周四	禁食	用剩菜和剩饭做的石锅拌饭	**牛肉类主菜（任选其一）：** ·肋眼牛排配奶油酱汁 ·烤羊排 ·烤牛肉 黄油（或酸奶油）香醋烤土豆 香菇、烤甜菜和绿叶蔬菜 酸奶油南瓜汤

时间	早餐	午餐	晚餐
周五	煎鸡蛋、煎芭蕉和西红柿	用剩菜和剩饭做的石锅拌饭	**贝类主菜（任选其一）：** ・烤扇贝 ・椰子奶蒸贻贝或蛤蜊 ・越南米粉（高汤、虾仁、扇贝和蛋黄） 芋头配酸奶油和无花果酱 沙拉
周六	原味全脂酸奶、黑莓	用剩菜和剩饭制作的炒饭	**主菜（任选其一）：** ・比萨（无麸质比萨饼皮、芝士、西红柿酱、自选的肉和蔬菜） ・东坡肉配白米饭和海菜 ・罐焖鸡配白米饭 芋头椰子奶油汤 沙拉

PHD——一切为了生活质量

种种证据均表明，美国人的健康状况正在持续恶化，肥胖症流行仅仅是其一。最新一项分析研究显示，2006 年，美国各年龄段男性和女性患病或伤残的比例与 8 年前相比均有所增加。[1]

现代医学无法治愈慢性疾病。医生也承认大多数疾病是无法治愈的；能够做到缓解症状，他们就心满意足了。

药物和医疗护理对治疗疾病和延年益寿的作用十分微小。相反，有时接受药物治疗和医疗护理反而会缩短寿命：研究人员基于达特茅斯卫生保健图谱（Dartmouth Atlas of Health Care）发现，接受高强度治疗的慢性疾病患者比接受低强度治疗的患者情况更糟。[2]

我们认为：

- 几乎所有疾病都是可以被治愈的，关键在于找到患病根源，比如摄入毒素、营养不良及 / 或慢性感染；
- 几乎所有人都可以通过食用恰当的食物来实现减肥、长寿和健康生活的目的。

如果有一部分人已经采取了正确的饮食方式，并因此长寿且健康，那么我们如何在现实中学习这些人的经验呢？

长寿老人的饮食

通过阅读关于百岁老人的讣告，我们发现了他们的共同之处——喜欢烹饪。[3]

烹饪可能是通往健康的最重要的一步。在适当的温度下烹饪天然食物，即植物性和动物性食物，可以避开大部分食物毒素。这几乎是健康、长寿的先决条件。

105 岁以上的老人身上还存在其他共同点：饮食中的脂肪含量高（但 ω-6 脂肪酸含量低）、果糖含量低，他们通常还实施间歇性禁食法。

以下是几个长寿老人的故事。

- 加特鲁德·贝恩斯（Gertrude Baines）在世时是全世界最长寿的老人。她的主要食物是脆培根、炸鸡和冰激凌。加特鲁德于 2009 年去世，享年 115 岁。[4]
- 埃德娜·帕克（Edna Parker）是美国印第安纳州的一名教师。在世时也是全世界最长寿的老人，于 2008 年 11 月去世，享年 115 岁。她的饮食以鸡蛋、香肠、熏肉和炸鸡为主。[5]
- 珍妮·卡尔芒（Jeanne Calment）去世时已经 122 岁高龄。她将自己的长寿和健康归功于橄榄油。她说自己不仅将橄榄油与所有食物搭配食用，而且会将橄榄油涂抹在皮肤上。她还喝葡萄酒，吃巧克力——这些都是 PHD 推荐的食物。[6]
- 作为全球最年长的在职儿科医生，利拉·登马克（Leila Denmark）直到 103 岁才退休。她于 2012 年去世，享年 114 岁。她建议避免饮用含糖饮料，包括果汁；天然水果是她唯一的糖分来源。在利拉 100 岁生日时，她拒绝吃蛋糕，只因其中含糖。在 103 岁的生日宴会上，她再次拒绝吃蛋糕，并解释说，她已经 70 年没有碰过蛋糕这类含糖食物了。[7]
- 2010 年，居住在美国弗吉尼亚州弗雷德里克斯堡的拉里·豪布纳（Larry Haubner）去世，享年 108 岁。在他 107 岁生日那天，拉里抱怨大家给他准备了不健康的蛋糕作为生日礼物。[8] 一位访客更是因为给拉里准备了糖果而受到了他的冷眼；之后，她就改送水果了。[9]
- 作为当时全世界最长寿的老人，美国蒙大拿州大瀑布村的沃尔特·布罗伊宁（Walter Breuning）去世时已经 114 岁高龄。他每天禁食 16 小时，只吃早餐和午餐。沃尔特的 114 岁生日是用他最喜爱的食物——肝脏和洋葱——庆祝的。[10]

一个伟大的实验

我们认为，PHD 是一个伟大实验的开始，是医学革命的发端，是人类向自然疗法的转变。你在实行 PHD 的同时，也是在帮助我们检验我们的理论是否正确，以及那些"按照人类原始饮食方式"进食的人能否治愈疾病、改善健康状况，实现长寿的目标。

　　如果你已经尝试过 PHD，无论结果好坏，请及时与我们或身边的人分享经验。让我们通过相互学习早日迎来胜利的曙光，摆脱慢性疾病，重新享受人类与生俱来的权利——健康和长寿。

　　亲爱的读者，感谢你与我们同行。愿你无病无痛，永葆健康，寿与天齐！

扫描二维码，下载本书参考文献目录

书中主要英文缩写中文速查表

完美健康饮食法（PHD）	麦胚凝集素（WGA）
升糖指数（GI）	免疫球蛋白 A（IgA）
高密度脂蛋白（HDL）	维生素 D 受体（VDR）
低密度脂蛋白（LDL）	植物血凝素（PHA）
花生四烯酸（AA）	组织化植物蛋白（TVP）
二十二碳六烯酸（DHA）	杂环胺（HCAs）
二十碳三烯酸（DGLA）	体质指数（BMI）
二十碳五烯酸（EPA）	25- 羟基维生素 D（25OH-D）
亚油酸（LA）	1α,25- 二羟基维生素 D（1, 25-D）
α - 亚麻酸（ALA）	基质 GIa 蛋白（MGP）
二十二碳五烯酸（DPA）	三碘甲状腺原氨酸（T_3）
神经退行性变性疾病伴脑铁沉积（NBIA）	甲状腺素（T_4）
N- 乙酰半胱氨酸（NAC）	促甲状腺激素（TSH）
支链氨基酸（BCAAs）	可耐受最高摄入量（UL）
中链甘油三酯（MCT）	推荐每日膳食供给量（RDA）

致 谢

本书是一段漫长旅程的结晶：我们用了 5 年的时间来改善自己的健康状况，又花了更多的时间来帮助其他人。

常言道，"教会他人是提高自己的最佳方式"，我们深有体会。我们很快就拥有了一群聪明、善良又充满好奇心的读者，并与他们建立了教学相长的关系。此外，我们还通过网友和学者了解了大量有关人类祖先健康和自然康复运动的知识。在书中，我们对有出处的大部分观点和文献都进行了标注。无论具名与否，我们在此都要对给予我们帮助的所有人道一声感谢。

首先，感谢那些尝试 PHD 并将结果反馈给我们的读者，尤其是允许我们在书中分享经历的读者。他们的情谊，我们无以言表！

本书能够出版，离不开众人的鼎力相助。在此感谢华盛顿大学的斯蒂芬·居耶内、澳大利亚悉尼大学的史蒂夫·辛普森（Steve Simpson）和澳大利亚伍伦贡大学的托尼·赫尔伯特（Tony Hulbert）为我们提供数据支持。感谢马克·西森为本书作序。感谢克里斯·克瑞瑟、达拉斯·哈特维希（Dallas Hartwig）、梅利莎·哈特维希（Melissa Hartwig）、赛思·罗伯茨、考特·温（Court Wing）和亚龙·布莱斯德尔（Aaron Blaisdell）为本书撰写书评。感谢丹·帕尔迪（Dan Pardi）、斯蒂芬·居耶内、萨利·法伦·莫雷尔（Sally Fallon Morell）和 J. 斯坦顿（J. Stanton）对我们的手稿发表评论。感谢莫妮卡·查斯（Monika Chas）为本书篇章页设计插图"阴阳苹果餐盘"。感谢本书的代理人道格·艾布拉姆斯（Doug Abrams）、编辑香农·韦尔奇（Shannon Welch）以及出版社其他所有为本书提供支持的人。

最后，我们向两位至亲致敬：保罗的母亲安妮特·玛丽·雅米内（Annette Marie Jaminet）和守卿的父亲史泰广（Tei-Kuang Shih）。

安妮特幼时和一位聋哑邻居成了朋友，后来安妮特更是成了一名聋哑教师。22岁那年，刚结婚几个月、怀着尚未出世的保罗和他的双胞胎妹妹琳达（Linda）的安妮特首次被查出患了癌症。11 年后，癌症夺去了安妮特的生命。现在我们知道，她在与癌症斗争的过程中犯了许多错误：晒太阳和运动对健康至关重要，但她闭门不出，白天也在黑暗的卧室里休息；她将最好的食物留给孩子吃，将富含致癌物的烧焦的食物留给了自己。虽然安妮特不知道如何保持健康，但她身上勇敢、善良的品质却是同龄人无法比拟的。尽管化疗夺去了她的秀发，尽管腹水令她胀痛不堪，她始终面带微笑，开朗地鼓舞他人。保罗至今仍然记得安妮特的笑声。有一次，她给保罗的爸爸拿了一瓶汽水，当时保罗的爸爸正在维修家里经常坏的那辆汽车。保罗喊道："那是什么？"安妮特开玩笑说："泻药。"保罗当时不懂什么是泻药，但他也想来一瓶。于是，安妮特给全家人做了"泻药"，一家人喝得心满意足。

史泰广是一名建筑师兼艺术家。他于 1948 年离开中国，后来辗转去到韩国定居。史泰广在韩国开了一家餐馆。守卿对饮食、中国文化和艺术的热爱便是受了父亲的影响。每天早上醒来，年幼的守卿会将自己的枕头和毯子抱到父亲的床上，然后跟父亲两个人相互给对方讲故事；当然，守卿的故事都是自己编的。史泰广会为家人做可口的饭菜；那时，晚餐时间是他们一天中最美好的时光。尽管自身穷困潦倒，史泰广依然坚持资助韩国宁越的华人社区，并为当地的 40 名儿童创办了一所学校。史泰广社交广，朋友多，对朋友几乎有求必应。62 岁那年，史泰广两次患脑卒中；第二次更是让他昏迷了 6 个月。其间，家人只能用管子给他喂流食，每隔几小时帮他按摩和翻一次身。史泰广弥留之际，守在他床边的守卿发誓要成为一名生物医学家，（如有可能）希望帮助他人免受类似病痛的折磨。守卿十分忌讳动物脂肪，她认为这些脂肪是他父亲患病的根源。直到实行 PHD 并逐渐改善健康之前，守卿一直纳闷为什么自己做的饭菜没有父亲做的那般可口，为什么她的皮肤和头发不如幼时那般健康。

虽然有人对此嗤之以鼻，但我们相信，安妮特和史泰广如今肯定成了朋友，一同保佑着我们。如果本书对人类健康的改善确实有益，那么肯定是他们在以爱之名引导我们发现真理。

保罗·雅米内　守卿·雅米内
2012 年 9 月